DR. JACOB LIBERMAN

Die heilende Kraft des Lichts

DR. JACOB LIBERMAN

Die heilende Kraft des Lichts

Der Einfluß des Lichts auf Psyche und Körper

Ein O. W. Barth Buch
im Scherz Verlag

Ich widme dieses Buch meinen Eltern Sonia und Joseph Liberman. Ihr Leben war auf Wahrheit, Integrität, Hilfsbereitschaft und Liebe gegründet und bildet das Fundament für mein Leben. Und ich danke meinen Kindern Gina und Erik für ihre bedingungslose Liebe und Unterstützung auch in schwierigen Zeiten.

Zweite Auflage der Sonderausgabe 1995
Einzig berechtigte Übersetzung aus dem Amerikanischen
von Hans Finck.
Titel der Originalausgabe: «Light – Medicine of the Future»
Copyright © 1991 by Jacob Liberman, O. D., Ph. D.
Deutschsprachige Rechte beim Scherz Verlag, Bern, München, Wien.
Alle Rechte der Verbreitung, auch durch Funk, Fernsehen,
fotomechanische Wiedergabe, Tonträger aller Art sowie
durch auszugsweisen Nachdruck, sind vorbehalten.
Schutzumschlaggestaltung Bine Cordes

Inhalt

Geleitwort

Meine erste Begegnung mit Dr. Liberman fand 1975 statt. Anlaß war ein Kongreß für Augenärzte, bei dem ich einen Vortrag hielt. Seit damals hat sich unsere Beziehung zu einem kontinuierlichen Austausch von Ideen und Erkenntnissen entwickelt. Uns verbindet vor allem die Begeisterung für das Phänomen «Licht» und seine vielfältige Wirkung auf alles Leben. Es ist, als wären wir zwei Staffelläufer und ich hätte den Stab an Jacob übergeben, damit er ihn um so schneller weitertragen und an andere weitergeben kann.

Bei der Lektüre des vorliegenden Buches war ich fasziniert von den Berichten aus seiner beruflichen Praxis und persönlichen Erfahrung. Liberman bietet hier einen umfassenden, auch für Laien leichtverständlichen Überblick über den aktuellen Stand der neuen, rasch voranschreitenden Wissenschaft der Phototherapie. Aufgrund eigener Erfahrungen und Fallbeispiele macht er auf eine Reihe sehr wichtiger Tatsachen aufmerksam, die die Wissenschaft oft übersieht.

Die Forscher von heute sollten sich klarmachen, daß das Sichten der aktuellen wissenschaftlichen Literatur zu einem bestimmten Thema kein Ersatz für die unmittelbare Erfahrung sein kann. Allzuoft werden wichtige Entdeckungen schon deshalb als indiskutabel oder belanglos eingestuft, weil sie derzeit in der wissenschaftlichen Literatur noch nicht vorkommen. Sollen wir aber unsere eigenen Fähigkeiten zu sehen, zu hören und zu fühlen ganz und gar aufgeben und nur noch den Erkenntnissen anderer Leute vertrauen, die vielleicht einen völlig anderen Begriff von der Realität haben als wir? Magellan entdeckte, daß die Erde rund ist, indem er *persönlich* um sie herumsegelte, obwohl man zu seiner Zeit annahm, sie sei eine flache Schüssel und Schiffe, die zu weit hinaussegelten, würden über den Rand ins Nichts stürzen.

Auch heute noch werden neue Entdeckungen häufig als wertlos eingestuft, wenn sie nicht den Kriterien der «nüchternen» Wissenschaft entsprechen. Vor kurzem schrieb der Chefredakteur einer Gesundheitszeitschrift an ein führendes New Yorker Krebszentrum und bat um Unterlagen über die dortigen Forschungsergebnisse – nicht ohne einen Scheck für eventuelle Auslagen beizulegen. Außerdem schickte er ein Exemplar seiner Zeitschrift mit, in dem es um die positive Wirkung ultravioletter Strahlung ging. Auch ich wurde darin mehrfach zitiert. Zu seiner Überraschung kam der Scheck postwendend zurück, begleitet von einem Brief, in dem es hieß, man weigere sich, ihm irgendwelche Unterlagen zugänglich zu machen, weil die in seiner Zeitschrift enthaltenen Artikel nicht mit dem Standardwissen von Medizinern in aller Welt vereinbar seien ... Es fällt mir schwer zu akzeptieren, daß Wissenschaftler es auch heute noch ablehnen, ihr Wissen mit anderen Interessierten zu teilen, nur weil sie in bestimmten Punkten unterschiedlicher Meinung sind.

Das Leben auf der Erde hat sich unter natürlichem Sonnenlicht entwickelt und ist lange unter dem vollen Spektrum dieses Lichts gediehen. Viele prähistorische Stämme und ganze Zivilisationen verehrten die Sonne wegen ihrer Heilkraft und nutzten ihre Strahlen zur Behandlung körperlicher und geistiger Erkrankungen. Man spricht in diesem Zusammenhang von «Heliotherapie». Heute aber behauptet die moderne medizinische Wissenschaft plötzlich, Sonnenlicht stelle ein Gesundheitsrisiko dar, und man vermarktet alle möglichen Spezialbrillen und Sonnenschutzlotionen, um die Menschen *vollkommen* vor der Sonne zu schützen. Dabei sind beachtliche finanzielle Interessen im Spiel, was die Wahrheitsfindung zusätzlich erschwert.

Die natürliche Sonnentherapie der Vergangenheit ist unglückseligerweise durch zahlreiche künstliche Methoden, wie etwa die Chemotherapie, ersetzt worden. Bei einem Großteil der modernen Therapieformen hat man das Gefühl, auf Gedeih und Verderb eine Wunderpille einnehmen zu müssen, die dann nur die Symptome beseitigt oder die Sinne so weit betäubt, daß man das Problem nicht mehr spürt.

Wie man im Kapitel 12 dieses Buches nachlesen kann, benötigt ein Automotor Treibstoff, Sauerstoff und einen Zündfunken, damit der Verbrennungsvorgang in Gang kommt. Auch der menschliche Körper braucht Treibstoff (in Form von Nahrungsmitteln), Sauerstoff und einen Funken (in Form von Licht), um die Stoffwechselprozesse zu entzünden. Wenn beim Auto die Zündung nicht richtig funktioniert, helfen auch die raffiniertesten Treibstoffzusätze wenig. Dasselbe gilt für den menschlichen Körper: Falls dem Körper Licht einer bestimmten, für die optimale Funktion des Stoffwechsels erforderlichen Wellenlänge fehlt, läßt sich das Problem nicht durch die Einnahme von Vitaminen beseitigen. Für mich besteht kein Zweifel daran, daß der sichtbare Anteil des Lichts ebenso wie verschiedene seiner nichtsichtbaren Anteile, insbesondere die ultraviolette Strahlung, als Zündmechanismus für alle biologischen Funktionen des Menschen dienen.

Auf dem Fundament langjähriger persönlicher und klinischer Erfahrungen mit oft verblüffenden Heilfortschritten seiner Patienten hat Dr. Liberman ein grundlegendes

Modell für ein neues medizinisches Paradigma entwickelt. Ich beobachte mit großer Spannung die zahlreichen neuen Entwicklungen und die unaufhaltsame Ausbreitung dieses neuen Gebietes, zu dessen Wegbereitern ich mich zählen darf. Ich freue mich über Menschen wie Jacob Liberman, die die Fackel weitertragen und wie ich glauben, daß Licht die Medizin der Zukunft ist.

Dr. h. c. John Ott
Sarasota/Florida

Dr. John Ott gilt als Pionier auf dem Gebiet der Photobiologie. Er ist Autor der Bücher *Risikofaktor Kunstlicht* (1989) und *Light Radiation and You* (1982).

Vorwort

1974 hatte ich ein Erlebnis, das mich tief beeindruckte und die Grundlage für meinen späteren Lebensweg und meine enge Beziehung zum Licht schuf. Eines Tages kam in meine Praxis ein siebenjähriges Mädchen namens Aileen, begleitet von ihren Eltern, damit ich seine Sehfähigkeit überprüfte: Auf dem einen Auge betrug die Sehleistung 100 Prozent, auf dem anderen Auge jedoch lag sie trotz optimaler Korrektur nur bei 10 Prozent. Ich arbeitete zwar erst seit knapp einem Jahr als Augenarzt, hatte aber schon damals das Bestreben, nicht nur Brillengläser zu verschreiben, sondern die Sehleistung durch direktes Eingreifen in den menschlichen Organismus zu verbessern. Deshalb versuchte ich, Aileen mit einer neuen Lichttherapie zu helfen. Bei dieser Methode wurden kurze Lichtstöße aus einer Lichtquelle in das bessere Auge des Patienten eingegeben, damit sie von dort auf dem Umweg über das Gehirn auch das andere Auge anregten. Tatsächlich konnte ich auf diese Weise dem schlechteren Auge zu besserer Sicht verhelfen, was offenbar deshalb funktionierte, weil zwischen den Augen Nervenverbindungen bestehen. Es gelang, die Sehkraft von Aileens schwächerem Auge innerhalb von nur 30 Minuten auf etwa 80 Prozent zu verbessern, und schon nach fünf Sitzungen hatte sie auch auf diesem Auge eine Sehkraft von 100 Prozent erreicht, die ihr bis heute erhalten geblieben ist. Sie ist jetzt 22 Jahre alt und kann auf beiden Augen gleich gut sehen.

Im selben Jahr machte ich eine weitere folgenreiche Erfahrung. Ich ließ bei einer Party meine Hände nach der damals brandneuen Methode der Kirlian-Photographie ablichten. Mit dieser Technik lassen sich bestimmte energetische Ausstrahlungen des Körpers abbilden. So erfuhr ich, daß der Körper Licht abgibt und daß wir durch Veränderung unserer geistigen Einstellung tatsächlich den Energiefluß im Körper verstärken, abschwächen und/oder in bestimmte Richtungen leiten können.

1975 begann ich, mit einem Verfahren zur Sehkraftverbesserung zu arbeiten, das ich «offener Fokus» (engl.: *open focus*) nannte. Schon bald wurde mir klar, daß man mit dieser Methode weit mehr als nur die Sehkraft beeinflussen konnte. Die Technik basierte auf einem speziellen Aspekt menschlichen Verhaltens, der mich seit vielen Jahren interessierte: die Art, wie wir gewohnheitsmäßig an neue Erfahrungen herangehen und aus ihnen lernen. Mir fiel auf, daß die meisten Menschen ihr Augenmerk immer auf etwas ganz Bestimmtes richteten und alles andere, worauf sie momentan nicht fixiert waren, übersahen. Die meisten wirklich wichtigen Erkenntnisse im Leben gewinnt man jedoch dann, wenn man gerade nicht nach ihnen sucht bzw. auf sie fixiert ist. Nach und nach wurde mir klar, daß die meisten Menschen sich nicht zutrauen, die Wirklichkeit in vollem Umfang zu sehen und zu erfahren.

Also spekulierte ich, daß wir möglicherweise alles sehen könnten, wenn wir unsere Augen auf nichts fixierten. Ich experimentierte in meinem persönlichen Leben mit dieser Hypothese und kam zu dramatischen Ergebnissen. Mein Gesichtsfeld erweiterte sich, meine Kurzsichtigkeit ging zurück, meine Sehleistung verbesserte sich, chronische Schmerzen wurden geringer, und meine Einstellung zu vielen Dingen änderte sich entscheidend. Plötzlich konnte ich Dinge sehen, die ich nie zuvor gesehen und deren Existenz ich nie für möglich gehalten hätte. Als erstes entdeckte ich, daß ich dank der Veränderung meiner Sehgewohnheit manchmal die Auren um die Körper anderer Menschen wahrnehmen konnte. Als nächstes fiel mir auf, daß die Luft nicht unsichtbar war, wie ich bisher angenommen hatte, sondern von sichtbarer Energie erfüllt, die sich sowohl in Teilchen- als auch in Wellenform beobachten ließ. So erkannte ich, daß die Menschen eigentlich passiv sehen sollten, nicht aktiv, und daß unsere Augen am besten für uns sehen können, wenn wir sie einfach sehen lassen. *Sehen sollte ohne jede Mühe stattfinden.* Wir müssen lernen, das Leben ebenso zu betrachten wie wir einen Film sehen – ohne jede Mühe. Wer eine von Natur aus mühelose Funktion mit bewußter Anstrengung ausführt, nimmt ihr das Fließende und Angenehme und beschränkt seine natürlichen Möglichkeiten. Leider verwenden die meisten von uns aus Gewohnheit sehr viel Mühe auf das Sehen und nehmen deshalb viele der sichtbaren Wunder der Natur und des Lebens niemals wahr.

Aufgrund dieser Einsichten beschloß ich, keine Brille mehr zu tragen, und begann, mit den Vorgängen in meinem Geist zu experimentieren. Bei diesen Experimenten ging es vor allem um die Integration von Geist und Augen. Mein Interesse galt besonders der Frage, *wie* Menschen tatsächlich sehen und *warum* sie so sehen, wie sie sehen. Ich verbrachte mehrere Jahre mit der Untersuchung dieser Fragen und kam dabei zu einer Reihe grundlegender Einsichten. Eine der wichtigsten davon war die Erkenntnis, daß die Augen unsere Aufmerksamkeit auf all das in der Umwelt lenken, was sich nicht am richtigen Platz oder nicht in Übereinstimmung mit unserer Erfahrung befindet – vorausgesetzt, wir erlauben ihnen, so zu sehen, wie sie eigentlich sehen sollten.

Das beste Beispiel dafür ist der Maler, der, während er

ein Bild malt, häufig zurücktritt und den Blick offen und entspannt auf dem Werk ruhen läßt, um ein Gefühl für das Fortschreiten des Kunstwerks zu bekommen. Obwohl er nicht nach etwas Bestimmtem sucht, bleiben seine Augen an allem haften, das «nicht ganz paßt». Das stützt nicht nur meine Hypothese über die Funktion der Augen, sondern läßt vermuten, daß möglicherweise alle unsere Sinne sowie unser gesamter Organismus nach demselben Modell arbeiten.

Bald wurde mir klar, daß hinter meiner neuen Art zu sehen ein tieferer Sinn verborgen war. Alles, zu dem ich intuitiv hingezogen wurde, erwies sich als wichtig und meiner Aufmerksamkeit würdig. Ich begann, die neue «Sichtweise» auch in meiner Praxis einzusetzen, und machte einige überraschende Entdeckungen. Wenn ich zum Beispiel die Krankheitsgeschichte eines Patienten aufnahm, ließ ich die Augen wie zufällig mit «offenem Fokus» auf meinem Gegenüber ruhen. Zunächst fiel mir gar nichts auf, nach ein paar ziellosen Blicken aber spürte ich, wie meine Augen zielgerichtet zu bestimmten Körperteilen des Patienten geleitet wurden. Bei näherer Betrachtung dieser Körperbereiche schien es mir, als ob dort irgend etwas blockiert war, so daß die Körperenergie sich Umwege über angrenzende Bereiche suchen mußte. Anfangs wußte ich nicht, was das zu bedeuten hatte, bei näherer Befragung der Patienten stellte sich jedoch oft heraus, daß gerade diese Körperteile in Beziehung zu tiefen körperlichen und/oder seelischen Verletzungen standen.

Immer mehr wurde mir bewußt, was der Begriff «Körperweisheit» eigentlich bedeutet. Schon bald vertraute ich meinen Wahrnehmungen vollkommen und stellte den Patienten gezielte Fragen, um meine Beobachtungen zu erhärten. Oft waren sie völlig verblüfft und fragten: «Woher wissen Sie das?» In vielen Fällen verstand ich die empfangene Information nur teilweise oder begriff nicht, warum ich sie überhaupt empfing. Nichtsdestoweniger schien eine klare Korrelation zwischen dem, was ich sah, und dem, was mir die Patienten über sich sagten, zu bestehen. So entstand die Grundlage für neues Wissen.

1977 erzählte mir ein guter Freund von seinen Erfahrungen mit einer speziellen Form der Lichttherapie namens Syntonics. Diese schon in den zwanziger Jahren entwikkelte Methode setzt verschiedene Anteile des sichtbaren Lichtspektrums ein, um über die Augen eine Vielzahl körperlicher Beschwerden zu behandeln. Also belegte ich einen Kurs am College of Syntonic Optometry, kaufte mir die entsprechende Ausrüstung und begann mit der Arbeit, die ich noch heute tue.

Meine erste Patientin war meine Mutter, die kurz zuvor infolge einer Sehnerverkrankung die Sehkraft am linken Auge eingebüßt hatte. Das Beängstigende an der Sache war, daß sie vor 25 Jahren bereits einen Teil der Sehkraft des rechten Auges verloren hatte und ihre Mutter aufgrund derselben Krankheit völlig erblindet war. Angesichts dieser düsteren Aussichten unterwarf sich meine Mutter einer sechsmonatigen Behandlung bei mehreren renommierten Augenärzten in Miami und am Bascom Palmer Eye Institute. Da keine Besserung eintrat, sagte man ihr, man könne nichts mehr für sie tun und sie müsse lernen, mit der Behinderung zu leben. Zu diesem Zeitpunkt konnte sie, wenn sie die Hand vor die Augen hielt, gerade noch die Finger schemenhaft erkennen; das periphere Sehfeld hatte sie schon völlig verloren.

Da ich wußte, daß die Farbe Türkis entzündungshemmend wirkt, ließ ich meine Mutter 20 Minuten pro Tag in ein spezielles türkisfarbenes Licht aus einem meiner Geräte blicken. Nach vier Tagen registrierte ich eine meßbare Verbesserung der Sehkraft. Am elften Tag war sie optimistisch und begann, auch Dinge rechts und links wieder wahrzunehmen. Am zwanzigsten Tag konnte sie aus sechs Meter Entfernung zehn Zentimeter hohe Buchstaben entziffern – eine massive Verbesserung – und hatte auf dem linken Auge wieder 80 Prozent der peripheren Sehfähigkeit zurückerlangt. Außerdem bemerkte sie eine beachtliche Verbesserung im rechten Auge, auf dem sie die letzten 20 Jahre immer schlecht gesehen hatte.

Diese «Wunder» waren die Grundlage für mein weiteres Leben und für die Arbeit, die ich in diesem Buch vorstelle.

Wir dürfen unser Wissen und unsere Errungenschaften nicht nur nutzen, um immer perfektere Reparaturen durchzuführen, sondern wir müssen uns *ganzheitlich* entwickeln und alles in unser Leben integrieren, was uns *ganz* werden läßt, die Beziehungen zu unseren Mitmenschen verbessert und das Bewußtsein für unsere globale Verbundenheit und Einheit verstärkt. Unsere Aufgabe ist es, Licht aufzunehmen und anzuwenden, so daß wir mit unserem wahren Selbst und unserer Bestimmung verschmelzen und die Heilung unseres Planeten fördern können. In dem Maße, wie jeder von uns *ganz* wird, wird er zu einer Lichtquelle, die von innen heraus Licht abgibt – ein Licht, das nicht von selbstauferlegten emotionalen und körperlichen Blockaden behindert wird. Die Medizin der Zukunft ist Licht. Wir heilen uns durch die Erkenntnis unseres ganzen und wahren Wesens.

Einleitung

Anschnallen bitte, die Reise geht gleich los. Unterwegs werden Sie Verblüffendes, Lehrreiches, Anregendes, Faszinierendes erleben. Ziel der Reise ist Heilung. Unser Führer ist der älteste Freund des Menschen im Universum: das Licht.

Dieses Buch erzählt die Geschichte einer uralten Wissenschaft, die in letzter Zeit neuen Aufwind bekommen hat: die Wissenschaft vom Licht. Sie überbrückt die Lücke zwischen experimentellem Wissen, intuitiver Erkenntnis, Gesundheit und persönlicher Entwicklung und dient so als Fundament für ein neues Paradigma des Heilens. Sie öffnet die Tür zu einer neuen Ära der Medizin. Im Zentrum der neuen Medizin, der «Energiemedizin», steht das Licht, ein nichtinvasives, machtvolles Werkzeug. In den neunziger Jahren wird deutlich werden, daß Licht die Grundlage ist, auf der alles Leben entsteht, sich entwickelt, heilt und voranschreitet. Diese Erkenntnis ist den Weisen aus den metaphysischen Texten von Vergangenheit und Gegenwart wohlvertraut. Wir aber werden demnächst einer neuen Vermählung beiwohnen: der zwischen den «intuitiven» und den «rationalen» Wissenschaften, eine Vermählung, die durch Licht zustande kommt.

Wir Menschen sind einerseits die Verkörperung des Lichts. Andererseits rühren unsere Probleme und Beschwerden von unserer Unfähigkeit her, das Licht in uns aufzunehmen und es als Startrampe zu benutzen, von der aus wir gesunden, ganz werden und uns weiterentwickeln können. Die Richtigkeit dieser Aussage habe ich buchstäblich Tausende von Malen beobachten können. Wunder über Wunder haben mich überzeugt, daß die Wissenschaft der Zukunft sich eher mit der Erforschung innerer Räume als mit der Erkundung der Außenwelt befassen wird.

Der erste Teil des Buches ist die Basis für unsere Reise. Er beschreibt den Körper als lebende Photozelle, stimuliert und reguliert durch Licht, welches durch die Augen – die «Fenster der Seele» – hereintritt. Die Augen sind die Eingangstüren, durch die das Licht seine tiefgreifende Wirkung auf die Regulierung der physiologischen und emotionalen Funktionen des Menschen und auf die Entwicklung unseres Bewußtseins ausübt. In diesem Teil geht es um die Rolle der Epiphyse, die dem Körper als Lichtmeßinstrument dient und uns zur Synchronisation mit Natur und Universum verhilft. Wir erforschen die Welt der Farben, ihre Heilkraft, und lernen Licht als Nahrung kennen, als Nährstoff, der als Katalysator für die biologische Verbrennung im menschlichen Körper fungiert, so wie er auch die Photosynthese der Pflanzen katalysiert.

Wir Menschen stürzen uns aufs Geratewohl ins Leben. Deshalb finden wir uns mit einer chronischen *Fehlbeleuchtung* ab, die ebenso wie die heutzutage epidemische *Fehlernährung* unsere Fähigkeit zu einem gesunden und heilen Leben in Frage stellt. Es wird immer deutlicher, daß die technologischen Fortschritte der letzten Zeit, fluoreszierendes Licht, Sonnenbrillen, Sonnenschutzcremes und die Tatsache, daß wir immer weniger Zeit im Freien verbringen, uns mehr schaden als nützen.

Im zweiten Teil des Buches stelle ich die Arbeiten einiger früher Pioniere vor, die zu ihren Lebzeiten für ihre Arbeit nur Spott ernteten und oft für verrückt erklärt wurden, da ihre Visionen ihrer Zeit um Jahrzehnte voraus waren. Erst heute erfahren ihre Ideen nach und nach wissenschaftliche Rehabilitierung. Schon vor mehr als fünfzig Jahren schlugen sie Behandlungsverfahren vor, die erst vor kurzem wissenschaftlich erforscht wurden und zur klinischen Anwendung kamen. Heute leisten renommierte Ärzte und Wissenschaftler die neuesten Forschungsarbeiten auf diesem Gebiet und beginnen, Licht auf viele Weise therapeutisch einzusetzen. Licht wird gegenwärtig angewendet zur Behandlung von verschiedenen Krebsarten, Depressionen, Streß, Sehproblemen, Prämenstruellem Syndrom (PMS), sexuellen Störungen und Jet-lag. Im zweiten Teil erfahren wir auch, wie Licht die Lernfähigkeit fördert, Lernschwächen beseitigt, das Immunsystem stärkt und sogar lebensverlängernd wirkt.

Vermutlich haben Sie in letzter Zeit öfter von den schädlichen Wirkungen des Sonnenlichts und speziell des ultravioletten Lichts gehört und gelesen. Auch diese Frage wird im zweiten Teil umfassend erörtert und bewertet. Sie werden erfahren, daß UV-Licht zu den biologisch aktivsten und wertvollsten Anteilen des elektromagnetischen Spektrums gehört. In diesem Teil geht es um die zahlreichen Versuche der Wissenschaft, den Wert (oder die Wertlosigkeit) unseres mächtigsten Verbündeten, des Lichts, zu beweisen.

Licht und Farbe enthalten die Essenz all dessen, was Menschen durch Nahrungsaufnahme und Vitaminpräparate erreichen wollen. Sie wirken als Katalysatoren für die Absorption und Nutzung dieser Nährstoffe durch den Körper. Obwohl Licht auf diversen medizinischen und nichtmedizinischen Gebieten erforscht und therapeutisch eingesetzt wird, vermute ich, daß es seine Kraft am besten entfaltet, wenn es darum geht, den Geist zu öffnen und von Blockaden zu befreien.

Im dritten Teil präsentiert sich die Lichtmedizin als

ganzheitlicher Weg zur Heilung des physiologischen, emotionalen und spirituellen Körpers, so daß der Begriff *Psychoneuroimmunologie* (also die komplexe Beziehung zwischen Geist und Körper) eine völlig neue Bedeutung erfährt. In meiner Arbeit geht es darum, Körper und Geist gleichzeitig zu heilen, indem das Unbewußte bewußt wird, so daß das alte Zellgedächtnis in eine neue Erfahrung der «Erleuchtung» transformiert wird.

Dieser Teil des Buches erklärt, warum wir für gewisse Aspekte des Lebens offen und empfänglich sind, während wir in anderen Fällen mehr oder minder abweisend oder geradezu «allergisch» reagieren. Er zeigt, wie jeder Mensch für jeden anderen als Heilmittel oder Medizin wirken kann – ein Vorgang, den ich «menschliche Homöopathie» nenne. Farben, und zwar gerade diejenigen, bei denen wir uns besonders unwohl fühlen, können zu unseren stärksten Verbündeten werden. Wir können sie nutzen, um an alte ungelöste emotionale Wunden heranzukommen und sie auf die bewußte Ebene zu heben, so daß sie uns als fester Punkt dienen, von dem aus wir das Unkraut, das wir «Krankheit» nennen, mitsamt den Wurzeln entfernen können.

ERSTER TEIL

Es werde Licht

1
Die menschliche Photozelle

Haben Sie sich schon einmal Gedanken darüber gemacht, warum wir die höchste Stufe höchster menschlicher Entwicklung «Erleuchtung» nennen? Oder warum der Teil der Galaxis, in dem wir leben, «Sonnensystem» genannt wird? Beinhaltet nicht dieser Begriff, daß wir Menschen von der Sonne abhängig sind oder sogar von ihr abstammen? Warum sagt man zu einem Menschen, der Liebe und Freude bringt: «Du bist ein richtiger Sonnenschein»? Warum sind für uns «farblose» Menschen der Inbegriff von Langeweile, warum haben wir vor «lichtscheuen» Gestalten Angst? Während «leuchtende» Augen oder ein «strahlendes» Lächeln nur positive Assoziationen wecken. Was ist der Unterschied zwischen einem «Leben im Licht» und der «dunklen Nacht der Seele»? Ist tatsächlich, wie der Physiker David Bohm behauptet, alle Materie «gefrorenes Licht»[1]*? Ist womöglich unsere Evolution auf tief-

---

* Die hochgestellten Ziffern beziehen sich auf die Nummern im Verzeichnis der Anmerkungen und Quellen, Seite 271.

greifende Weise mit unserer Fähigkeit verkettet, Licht aufzunehmen und zu nutzen – sowohl auf spiritueller als auch
auf körperlicher Ebene? Diese Fragen sind keineswegs nur
metaphysischer oder spiritueller Natur, sondern gehören
heute zur Domäne der Wissenschaft. Vielleicht ist der Unterschied zwischen den Visionen der weisen Hellseher von
einst und den wissenschaftlichen Entdeckungen der For-

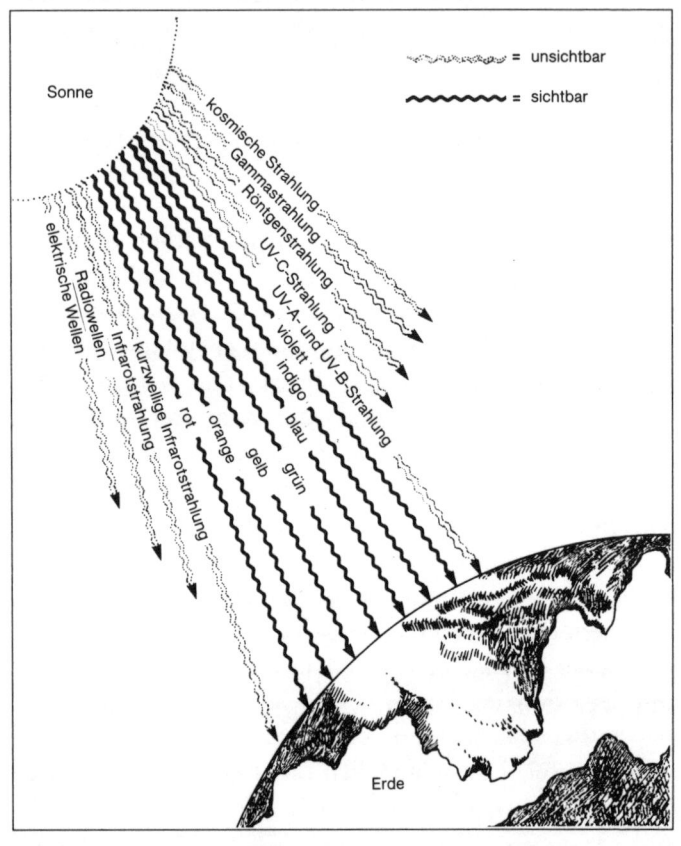

Abbildung 1: Die elektromagnetischen Wellen der Sonne.

scher von heute gar nicht so groß. Wir leben in einer Zeit beschleunigten Fortschritts. Die Lücke zwischen wissenschaftlichen Erkenntnissen und «intuitivem» Wissen wird nach und nach überbrückt.

Seit Urzeiten war offensichtlich, daß das Licht ein integraler Bestandteil allen Lebens und der Schöpfung ist. Das Sonnenlicht, unsere wesentliche Quelle für Licht, Wärme und Energie, erhält nicht nur alles Leben auf der Erde, sondern auch die Erde selbst. Es liefert nicht nur den Pflanzen die Energie für ihre Photosynthese, die wiederum das Leben von Tieren und Menschen erst möglich macht, sondern es ist auch Quelle für einen Großteil unseres Wissens, da fast jedes Lernen über die Augen stattfindet.

Das Sonnenlicht besteht aus einer Vielzahl von Energien, die in Form von elektromagnetischen Wellen zur Erde übertragen werden. Nur ein kleiner Teil dieser Wellen erreicht tatsächlich die Erdoberfläche, und vermutlich nur etwa ein Prozent des gesamten elektromagnetischen Spektrums wird vom Auge wahrgenommen. Dieser sichtbare Anteil des elektromagnetischen Spektrums enthält alle Regenbogenfarben von Violett (mit der kürzesten Wellenlänge) bis Rot (mit der längsten Wellenlänge) und ist ein äußerst wichtiger Schlüssel zur menschlichen Evolution und zu den Funktionen des menschlichen Organismus. Unser Leben, unsere Gesundheit und unser Wohlergehen sind wahrhaft abhängig von der Sonne.

Tag und Nacht

Wenn die Menschen früherer Zeiten morgens die Augen aufschlugen, erkannten sie, daß das Licht jedes Tages einen Neuanfang mit sich bringt. Und stets war ihnen bewußt, daß dieser Neuanfang Inspiration, verstärkte physiologische Aktivität, vermehrte Energie und Tatendrang bedeutet. Jeder Sonnenaufgang ist ein Übergang von der dunklen, der Ruhe vorbehaltenen Nacht zur energiegeladenen Helligkeit des Tages, jeder Sonnenaufgang flößt allem Lebendigen Leben ein. Blüten öffnen sich, Tiere und Menschen erwachen, die Welt badet in Energie, ein neuer Tag beginnt. Der Tag wird repräsentiert durch das Gelb der Sonne, das Blau des Himmels und das Grün der Erde. Mit dem Fortschreiten des Tages verändern sich die Farben der Welt und ebenso ihre Wirkung auf alles Lebendige. Das Ende des Tages beginnt mit dem Rotorange des Sonnenuntergangs und geht über ins Dunkelblau der Nacht. Auf diese Weise wird eine allmähliche Verlangsamung aller physiologischen Aktivitäten ausgelöst, gefolgt von Ruhe und Regeneration. In diesem farbenprächtigen Übergang vom Tag zur Nacht werden wir auf dramatische Weise gewahr, wie alle Lebewesen ihre Aktivität zurückschalten und in eine Ruhephase eintreten. So wie die Natur sich allmählich von einem Ende des Farbspektrums (vom Rotorange des Tages) zum anderen Ende (dem Dunkelblau der Nacht) bewegt, so schaltet unser Körper von einer Funktionsweise (Arbeit) auf eine andere (Ruhe) um.

So wie man bei der Gangschaltung eines Autos zwischendurch immer den Leerlauf passieren muß, so geht auch die Natur am Übergang von Tag und Nacht durch eine «neutrale» Phase, jenes «grüne Leuchten», das so häufig beobachtet wird. Grün, das Zentrum des sichtbaren Farbspektrums, steht für die «neutrale Zone» oder den «Leerlauf», den alle Lebewesen passieren müssen, bevor sie in eine neue Phase ihrer Aktivität oder ihres Lebens eintreten. Von dem Tag an, als der erste Mensch bewußt einen Sonnenaufgang wahrnahm, bis zu den Sonnenuntergängen von heute pflegen wir angesichts der Schönheit und der lebensschaffenden und lebenserhaltenden Kraft, die

26

vom Sonnenlicht ausgeht, andächtig zu verharren. Es liegt nahe, daß unsere physiologischen und emotionalen Zentren über das Licht mit der Natur synchronisiert werden und daß wir tatsächlich aus der Natur hervorgegangen sind.

Der Rhythmus des Lebens

So wie die alltäglichen Farbveränderungen in der Umwelt eng mit den täglichen rhythmischen Veränderungen des Körpers verbunden sind, spiegeln auch die jahreszeitlichen Farbwechsel biologische Veränderungen in allem Lebendigen wider. Aufgrund ihrer Kenntnis dieser Zusammenhänge empfehlen chinesische Akupunkteure oft, die Behandlung beim Wechsel der Jahreszeiten durchführen zu lassen.

Die Jahreszeiten und ihre charakteristischen Farbveränderungen sind die universale Reflexion der Rolle, die die Farbe in verschiedenen Lebensbereichen spielt. Die Bauern haben immer gewußt, daß man in der einen Jahreszeit sät, in der nächsten die Pflanzen wachsen läßt und in der dritten erntet. Sie haben beobachtet, wie die jahreszeitlich bedingten Intensitätsunterschiede des Tageslichts Knospen, Wachstum und Ruhephasen der Pflanzen bestimmen. Ebenso offensichtlich wie die Pflanzen sind die Tiere in dieses solare Zusammenspiel eingebunden, da Winterschlaf, Wanderungen und Brut zu bestimmten Jahreszeiten stattfinden und so in engem Zusammenhang zu Lichtveränderungen in der Umwelt stehen.

Auch beim Menschen übt das Sonnenlicht eine beachtliche Wirkung auf eine Vielzahl physiologischer und psychologischer Funktionen aus. Wohl am stärksten betroffen sind Fruchtbarkeit und Stimmung. Das läßt sich in den nördlichsten Ländern Europas beobachten, wo es im Winter mehrere Monate lang dunkel ist. In diesen Ländern wurde ein direkter Zusammenhang zwischen verminderter Sonneneinstrahlung und vermehrtem Auftreten von Reizbarkeit, Mattigkeit, Krankheit, Schlaflosigkeit, Depression, Alkoholmißbrauch und Selbstmord beobachtet. Interessanterweise hat man festgestellt, daß in Finnland mehr Kinder in den Monaten Juni und Juli empfangen werden, wenn die Sonne etwa 20 Stunden pro Tag scheint, als in den dunklen Wintermonaten.[2]

Sonne – die älteste Heilkraft der Welt

Vom biblischen «Es werde Licht» bis zur Idee der «Erleuchtung» hat Licht in der Entwicklung allen Lebens immer eine wesentliche Rolle gespielt. Die alten Ägypter, Römer, Griechen und auch andere große Kulturvölker setzten Licht in erheblichem Umfang zu medizinischen Zwecken ein. Zwar waren ägyptische Ärzte die ersten, die Farben zur Heilung nutzten[3], doch schriftliche Zeugnisse über die Theorie und Praxis der Sonnentherapie finden wir erstmals bei den Griechen.[4] Heliopolis, die griechische Sonnenstadt, war berühmt für ihre Tempel der Heilung, in denen das Sonnenlicht in die verschiedenen Spektralfarben zerlegt wurde, so daß jeder Bestandteil des Spektrums zur Behandlung spezieller Beschwerden zur Verfügung stand. Herodot, der Vater der Heliotherapie (dt.: Sonnentherapie), schrieb:

Menschen, die sich von einer Krankheit erholen oder an Gewicht zunehmen müssen, brauchen unbedingt die Strahlen der Sonne. Im Winter, Frühling und Herbst sollte der Patient sich der vollen Strahlung der Sonne

28

aussetzen, im Sommer allerdings sollte diese Methode wegen der übermäßigen Hitze nicht zur Behandlung schwacher Patienten eingesetzt werden.[5]

Für diese geschichtlichen Kulturen besaß auch die Farbe als Manifestation des Lichts therapeutische wie religiöse Bedeutung.

Die moderne Wissenschaft erkennt den Wert des Lichts

Die therapeutische Anwendung von Licht ist in vielen Kulturen seit Jahrtausenden bekannt. Desgleichen die verheerenden Auswirkungen von *Lichtentzug*. In der modernen wissenschaftlichen Literatur ist der erste Hinweis auf den Einfluß, den das Sonnenlicht auf das menschliche Wachstum hat, in Christoph Wilhelm Hufelands 1796 erschienenem Buch *Makrobiotik oder Die Kunst, sein Leben zu verlängern* zu finden. Er schrieb: «Selbst der Mensch wird blaß, schlaff und apathisch, wenn man ihm das Licht entzieht, und verliert schließlich alle Lebensenergie – wie das traurige Beispiel von Menschen beweist, die man über längere Zeit in einen dunklen Kerker eingesperrt hat.» Können Sie sich vorstellen, wie Sie sich fühlen würden, wenn jeder Tag wolkenverhangen wäre und es kein direktes Sonnenlicht gäbe? Oder wenn Sie in einem Land lebten, in dem es jedes Jahr mehrere Monate lang dunkel ist? Oder wenn Sie gezwungenermaßen einen Großteil Ihres Lebens im Inneren von Gebäuden ohne Tageslicht verbringen müßten? Aber tun das nicht viele Menschen von früher Kindheit an und betrachten es auch noch als ganz normal? Könnte das vielleicht der Grund sein, weshalb Menschen, die in fensterlosen Räumen arbeiten, übergewichtig und blaß werden und über wenig Lebensenergie verfügen? Haben wir uns durch unseren gesellschaftlichen Lebensstil selbst zu Strafgefangenen gemacht, verdammt zum Dahindämmern in mit fluoreszierendem Licht ausgestatteten Kerkern?

In den sechziger Jahren hat der Medizin-Nobelpreisträger Albert Szent-Györgyi, der «Entdecker» des Vitamin C, den tiefgreifenden Einfluß von Licht und Farbe auf unseren Organismus erkannt. Er zog aus seinen Forschungen den Schluß: «Alle Energie, die wir in unseren Körper aufnehmen, kommt von der Sonne.»[6/7] Er sah, wie Sonnenenergie durch den Vorgang der Photosynthese in Pflanzen gespeichert wird, die dann Tieren und Menschen als Nahrung dienen. Bei der Verdauung und Assimilierung durch Tiere und Menschen wird diese durch Licht geschaffene Energie zerlegt, umgewandelt, gespeichert und genutzt.

Szent-Györgyi entdeckte, daß ein Großteil der mit der Verarbeitung dieser Energie befaßten Enzyme und Hormone farbig und sehr lichtempfindlich ist. Regt man sie mit ausgewählten Farben an, erfahren diese Enzyme und Hormone in vielen Fällen molekulare Veränderungen, durch die sich auch ihre ursprüngliche Farbe ändert. Durch diese lichtinduzierten Veränderungen wird die Fähigkeit der Enzyme und Hormone zur Auslösung dynamischer Reaktionen im Körper deutlich verändert. Damit wäre auch bewiesen, daß die sichtbare Farbe einer Substanz wichtige Hinweise auf ihre Molekularstruktur geben kann. Szent-Györgyi sagt, daß das Licht, das auf unseren Körper trifft, die grundlegenden biologischen Funktionen und Verbrennungsprozesse des Körpers verändern kann, die unser Leben erst ermöglichen. Da muß man sich fragen: Wenn Farbe und Licht eine so machtvolle Wirkung auf uns haben, was passiert dann, wenn wir ständig unter einem Licht leben, das deutlich anders ist als das Sonnenlicht? Vielleicht

30

das gleiche, wie wenn man ein Auto, das eigentlich nur mit hochoktanigem Super gefahren werden sollte, ständig mit billigem Normalbenzin betankt?

1979 kamen die Forscher K. Martinek und I. V. Berezin zu ähnlichen Ergebnissen.[8] Sie stellten fest, daß Licht und Farbe eine bemerkenswerte Rolle bei der Regulierung biologischer Körperaktivitäten durch bestimmte Enzymsysteme spielen können. Insbesondere fanden sie heraus, daß manche Farben die Leistungsfähigkeit bestimmter Enzyme im menschlichen Körper um den Faktor fünf erhöhen können und daß sie die Geschwindigkeit der enzymatischen Reaktionen erhöhen, bestimmte Enzyme aktivieren oder inaktivieren und die Bewegung gewisser Substanzen auf der Zellmembran beeinflussen können. Auf dem Hintergrund dieser Erkenntnisse erscheint Licht als wesentliche Regulationsinstanz vieler biologischer Körperfunktionen.

Farben können auch Hinweise darauf geben, in welchem Stadium seines Lebens oder in welchem Bewußtseinszustand sich ein Mensch befindet. Ich glaube, daß wir der Wirkung des Lichts nicht nur passiv ausgesetzt sind, sondern daß auch unser Bewußtseinszustand darüber entscheidet, wie wir das Licht nutzen. Denken wir daran, daß kranke Menschen ihre «gesunde Farbe» verlieren oder wie man plötzlich errötet, wenn man verlegen ist. Vielleicht hat in diesen Fällen der Geisteszustand der Betroffenen die Fähigkeit zur Aufnahme, Nutzung und Abstrahlung von Licht verändert.

Durch die anregenden Strahlen der Sonne wird der Körper des Menschen *direkt* ernährt, über die Aufnahme fester und flüssiger Nahrung oder über die Atmung belebt er sich *indirekt* durch die Lichtenergie der Sonne. Diese Lichtenergie wirkt sich nicht nur auf unsere physiologischen Aktivitäten und Stimmungen aus, sondern löst im Körper auch einen Effekt aus, wie er sonst durch körperliche Bewegung hervorgerufen wird: Die körperliche Fitneß wird verbessert. In seinem Buch *Sonnenlicht und Gesundheit* (1989) berichtet Dr. Zane Kime, daß nach einer Reihe von Sonnenbestrahlungen die Werte von Ruhepuls, Blutdruck, Atemfrequenz, Blutzucker und Milchsäure im Blut nach körperlicher Bewegung zurückgehen, während gleichzeitig Energie, Stärke, Ausdauer, Streßtoleranz und die Sauerstoffaufnahme- und -transportkapazität des Blutes steigen.[9]

Zusammengefaßt deuten diese Ergebnisse gemeinsam mit denen vieler anderer hochangesehener Wissenschaftler und Ärzte darauf hin, daß der menschliche Körper im Grunde eine lebende Photozelle ist, die vom Sonnenlicht energetisiert wird. Wenn aber feststeht, daß Licht eine tiefgreifende Wirkung auf alles Leben hat, und wenn man bedenkt, daß wir Licht über die Augen wahrnehmen, dann liegt der Schluß nahe, daß die Augen offenbar nicht allein zum Sehen bestimmt sind.

2
Die Augen als Fenster der Seele

Die Augen sind wunderbar geeignet, um das Universum zu erkunden und zu begreifen. Außerdem sind sie an erster Stelle zuständig für soziale Kontakte und für den Ausdruck der eigenen Persönlichkeit. Haben Sie bei der ersten Begegnung mit einem anderen Menschen schon einmal darauf geachtet, wieviel seine Augen über ihn verraten? Ein einziger Blick ins Auge eines Fremden enthüllt sofort, ob er ernst und bekümmert ist oder heiter und voller Optimismus. In der subtilen Interaktion und Synchronisation mit den Augen des anderen steuern die eigenen Augen die Sprache der Kommunikation.[1] In einem Gespräch vermittelt nicht nur der verbale Austausch Botschaften, sondern erst der Fluß des unsichtbaren Tanzes, der zwischen den beiden Augenpaaren stattfindet, läßt die Kommunikation leicht dahinströmen und vermittelt die dabei aufkommenden Gefühle.

Shakespeare hat gesagt: «Die Augen sind die Fenster der Seele.» Heute ist bekannt, daß die Augen tatsächlich Spiegel der körperlichen und emotionalen Gesundheit des Menschen sind. Als «Branchenbuch des Körpers» sind sie ein exaktes Anzeigeinstrument für alle Vorgänge in Körper und Geist. Die Untersuchung der Augen informiert uns über 3000 verschiedene Funktionen und Befindlichkeiten im Hinblick auf unsere körperliche Gesundheit und gibt genaue Hinweise auf den Geisteszustand und individuelle Verhaltensmuster.

Was die Augen enthüllen

Schon früh in der Geschichte hat man die enge Beziehung zwischen Licht und den Augen als seinem wichtigsten Eintrittspunkt in den Körper beobachtet. Auch seine Auswirkungen auf die Entwicklung unseres Bewußtseins und den Allgemeinzustand unseres Körpers blieben den Weisen der Antike nicht verborgen. Die meisten Heiler und auch der große Hippokrates nutzten das Auge als Fenster zum Körper, um wesentliche Einsichten über den Gesundheitszustand des Patienten zu gewinnen und ihn auf dem Weg zur Heilung besser begleiten zu können. In der Bibel steht: «Dein Auge ist das Licht des Leibes. Wenn nun dein Auge klar ist, so ist dein ganzer Leib licht; wenn es aber trübe ist, so ist auch dein Leib finster» (Lukas 11, 34). 1856 beobachtete der deutsche Augenarzt Wimmer, der an der Münchner Blindenschule arbeitete, daß «jüngere Blinde zu neuem Leben erwachen, wenn es gelingt, einen Katarakt, den grauen Star, zu beheben oder eine neue Pupille zu bilden, so daß das Auge wieder Licht wahrnehmen kann»[2].

Ebenfalls im 19. Jahrhundert entwickelte der ungarische Arzt Ignaz von Peczely die Grundlagen für die heute noch aktuelle Wissenschaft der Irisdiagnostik, indem er die Augen als «mikroskopische Karte des Körpers» interpretierte.[3] Er fand heraus, daß die Iris nichts anderes als ein winziger Plan des Körpers ist. Die Iridologen von heute setzen die Irisdiagnostik zur Früherkennung von Gewebeanomalien, Entzündungen und toxisch belasteten Organen oder Gewebebereichen ein. Dabei geht es nicht um die Diagnose einer fortgeschrittenen «echten» Krankheit, sondern um die Bewertung der Integrität von Körper und Gewebe. Denn jeder Krankheit gehen Störungen dieser Integrität voraus. Im Dezember 1989 brachte das *Soviet Life Magazine* einen Artikel mit dem Titel *Our Telltale Eyes* (etwa «Was unsere Augen verraten»). Darin wurde berichtet, russische Wissenschaftler hätten mit sehr empfindlichen Videokameras eine hundertprozentige Übereinstimmung zwischen den diagnostischen Erkenntnissen ihrer neu entwickelten Irisdiagnosetechnik und dem tatsächlichen körperlichen Zustand von 150 Versuchspersonen festgestellt. Für viele gilt Irisdiagnostik nach wie vor als Pseudowissenschaft, obwohl sie seit Peczelys Zeiten große Fortschritte gemacht hat und ihr Einsatz als Instrument der Vorsorgemedizin kontinuierlich weiter erforscht wird.

Dank dieser Vorarbeiten ist offensichtlich, daß ein enger Zusammenhang zwischen Licht, Augen, Gesundheit und menschlicher Gemütsverfassung besteht. Zum besseren Verständnis der Rolle, die das Sehen in unserem Leben spielt, gehe ich im folgenden auf die Augen und ihre wesentlichen Funktionen ein.

Augen und Wohlbefinden

Die Augen sind nichts anderes als Verlängerungen bzw. Außenstellen des Gehirns. Sie sind komplexer als jedes bisher von Menschen erdachte künstliche System. Die Raumfähre «Columbia» zum Beispiel schneidet mit ihren 5,2 Millionen Teilen kläglich ab, wenn man sie mit einem Auge vergleicht, das aus 137 Millionen Photorezeptoren und insgesamt aus mehr als einer Milliarde Teilen besteht.

Obwohl Augen und Gehirn zusammen nur 2 Prozent des Körpergewichts ausmachen, verbrauchen sie etwa ein Viertel der mit der Nahrung aufgenommenen Energie. Die Augen verbrauchen etwa ein Drittel des Sauerstoffs, den das Herz benötigt, etwa zehn- bis zwanzigmal mehr Vitamin C als die Gelenkkapseln, mit denen wir unsere Extremitäten bewegen, und ihr Bedarf an Zink, der «Intelligenz-

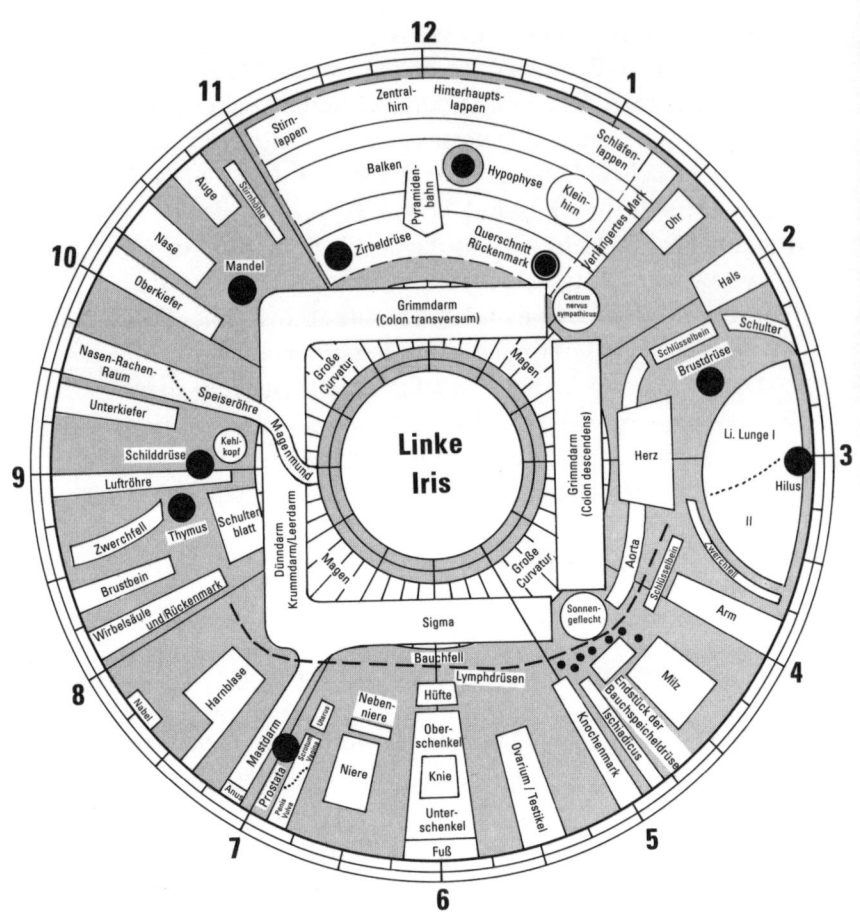

Abbildung 2b: Irisdiagnostik. Topographie der linken Iris.

chemikalie», liegt höher als der jedes anderen Organsystems im Körper.[4] Die Augen beherbergen 70 Prozent aller Sinnesrezeptoren des Körpers und sind Eintrittspunkt für etwa 90 Prozent aller Information, die wir im Laufe unseres

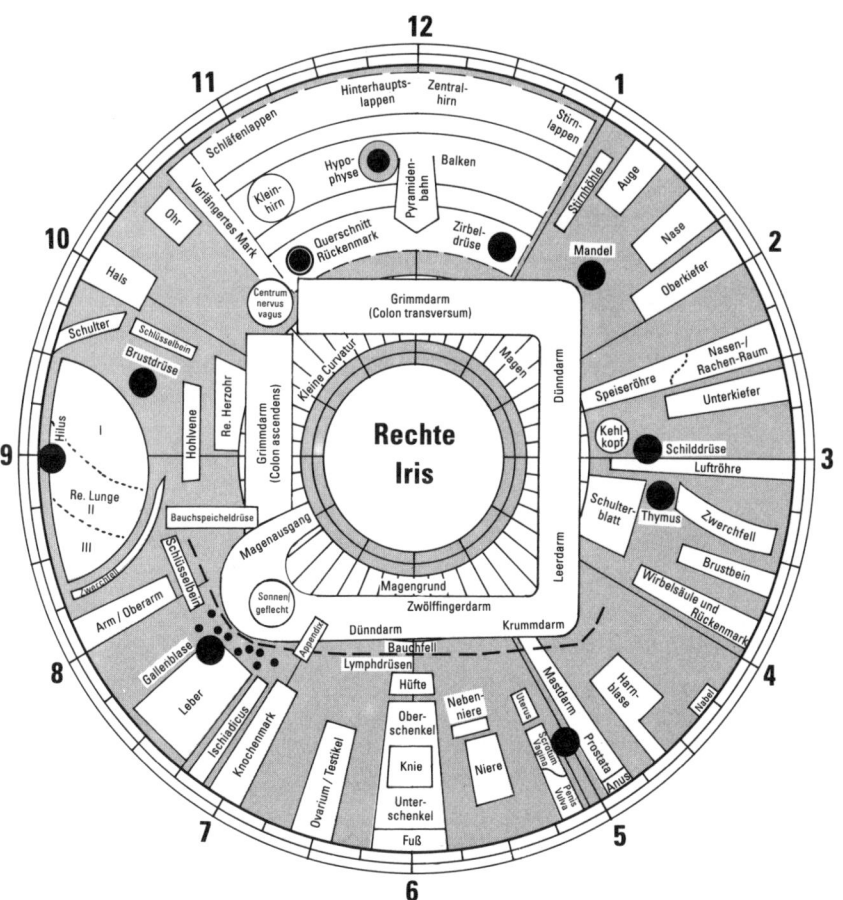

Abbildung 2a: Irisdiagnostik. Topographie der rechten Iris.
(Aus Nico Bos, *Die Kunst der Irisdiagnose,* Scherz Verlag, Bern –
München – Wien 1990.)

Lebens erhalten (sieht man einmal ab von den Blinden, welche einen Großteil ihres Wissens über die anderen Sinne erfahren). Von den 3 Milliarden Botschaften, die jede Sekunde ans Gehirn übermittelt werden, kommen 2 Milliar-

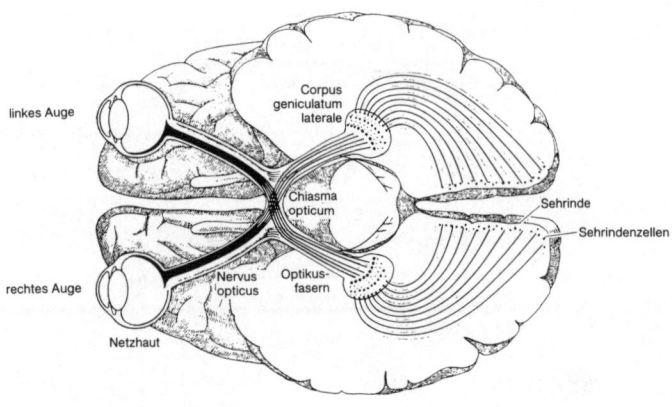

Abbildung 3: Die Augen als Außenstellen des Gehirns. Zeichnung von Bunji Tagawa zum Artikel «Neurophysiology of Binocular Vision» von John D. Pettigrew in *Scientific American,* August 1972. (Mit freundlicher Genehmigung der Zeitschrift.)

den von den Augen. Das Sehzentrum des Gehirns befindet sich im hinteren Drittel des Gehirns, das auch die Gedächtnisspeicher und einen Großteil der Intelligenz beherbergt.

Die moderne Wissenschaft beginnt heute, die Augen als möglichen Zugangsweg zum Geist zu betrachten. Manche Forscher sind überzeugt, daß eine eindeutige Verbindung zwischen Augenfarbe und Verhalten existiert. Sie nehmen an, daß unterschiedliche Augenfarben unterschiedliche Gehirnbereiche ansprechen und dadurch unsere Persönlichkeit und unser Verhalten beeinflussen.[5] Wenn das zutrifft, darf man folgern, daß auch verschiedene Gehirnbereiche angesprochen werden, wenn man einfach auf verschiedene Farben blickt.

Eine andere Gruppe von Wissenschaftlern fand signifikante Zusammenhänge zwischen Sehstörungen und Geisteskrankheit. Nach ihren Erkenntnissen sind nur 9 Pro-

38

zent der Gesamtbevölkerung, jedoch 66 Prozent aller Alkoholiker, Depressiven und Schizophrenen von Sehstörungen betroffen.

Was bedeutet es, wenn jemand Probleme beim Sehen hat? Liegt das Problem im Auge oder im Geist? Aus persönlicher Erfahrung aufgrund der Behandlung Tausender von Patienten kann ich sagen, daß ein klarer Zusammenhang zwischen dem, was der Geist «sieht», und den entsprechenden Sehmustern des physischen Auges besteht. Seit sechzehn Jahren praktiziere ich jetzt funktionelle Optometrie und habe immer wieder deutliche Beziehungen zwischen bestimmten geistigen Mustern und den Funktionen bzw. Dysfunktionen der Augen beobachtet. Außerdem konnte ich feststellen, daß sich durch Sehtherapie Verhaltensmuster sowohl der Augen als auch des Geistes sehr erfolgreich behandeln lassen – ein Beweis für den therapeutischen Wert meiner Vorgehensweise, bei der ich die Augen und spezifische Sehmuster als Ausgangspunkt für Diagnose und Therapie von Körper und Geist nehme.

Neurolinguistisches Programmieren

In den letzten Jahren hat sich eine neue wissenschaftliche Richtung entwickelt, die sich mit der Beziehung zwischen Augenbewegungen und kognitiven Verarbeitungsstilen befaßt. Es geht darum, wie Menschen Information verarbeiten und speichern und wie sich ihr Verarbeitungsstil in ihren Handlungen manifestiert. Diese neue Wissenschaft, das Neurolinguistische Programmieren (NLP), basiert auf der klinischen Beobachtung, daß Augenbewegungen als Auslöser für die Erinnerung an bestimmte Sinneswahrnehmungen zu dienen scheinen.[6] Wenn wir uns den Geist als eine Vielzahl von Fachbibliotheken vorstellen, von denen

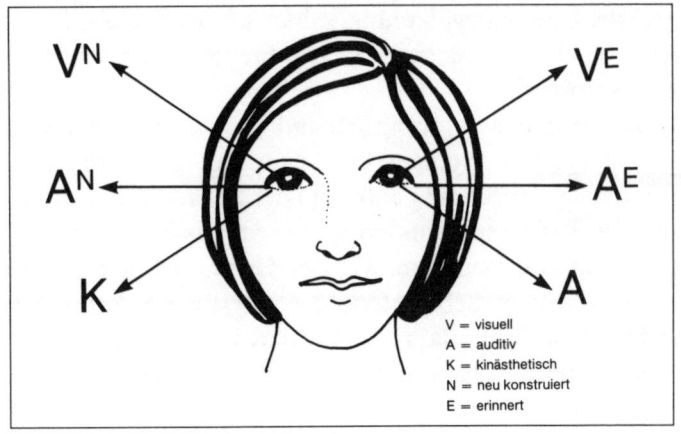

V = visuell
A = auditiv
K = kinästhetisch
N = neu konstruiert
E = erinnert

Abbildung 4: Augenbewegung und Informationsabruf bei «normal organisierten» Rechtshändern.

jede für andere Erfahrungsarten zuständig ist, dann wären danach die Augen ein Schlüssel, mit dem sich die Türen zu den einzelnen Bibliotheken öffnen lassen, um zu der jeweils benötigten Information zu gelangen. Das persönliche Abtastmuster der Augen verrät alles über die innere Strategie, mit der ein Mensch seine eigenen Datenbanken nutzt.

Aus Abbildung 4 ist zu ersehen, in welche Richtung «normal organisierte» Rechtshänder die Augen bewegen, um an bestimmte Informationsarten heranzukommen. Für Linkshänder funktioniert alles seitenverkehrt. Wenn es darum geht, im Geist vollkommen neue visuelle Vorstellungen zu erzeugen, bewegen die meisten Menschen die Augen nach rechts oben, wenn sie nach Bildern aus der Vergangenheit suchen, nach links oben. Ein ähnliches Muster liegt vor, wenn sich Menschen an Gehörtes erinnern (sie schauen waagerecht nach links) bzw. wenn sie hörbare Klänge im Geist neu konstruieren (sie schauen waagerecht nach rechts). Wenn man sich an kinästhetische, Riech- und Geschmackseindrücke erinnern will, blickt man im allgemeinen nach rechts unten. Das könnte die Erklärung dafür sein, daß Menschen in der Regel in eine bestimmte Richtung blicken, bevor sie Fragen beantworten. Die Informationsart, die sie abrufen wollen, entscheidet, in welche Richtung die Augen blicken.

Stellen Sie einmal einem Rechtshänder die folgenden Fragen und beobachten Sie dabei seine Augenbewegungen, bevor er antwortet: 1. Welche Farbe hat dein Fahrrad *(visuelle Erinnerung)*? 2. Wie würde deine Mutter mit hellrotem Haar aussehen *(visuelle Konstruktion)*? 3. Was ist deine Lieblingsmusik oder dein Lieblingsschlager *(auditive Erinnerung)*? 4. Wie fühlt sich Kaninchenfell an *(kinästhetisches Empfinden)*?

Wir wissen heute, daß die Nerven, die die Augenbewegungen regulieren, sehr eng mit dem Teil des Gehirns zusammenarbeiten, der das Bewußtsein beherrscht, indem sie als Filter für Sinneswahrnehmungen fungieren. Auf Grundlage dieses Wissens hat man ein Kommunikationsmodell entwickelt, nach dem sich bestimmte Augenbewegungen therapeutisch einsetzen lassen, um wichtige Informationen ins Gehirn einzugeben und sie wieder abzurufen, sofern sie bereits gespeichert sind. Zur Zeit nutzt man diese Technik bei der Behandlung körperlicher Krankheiten, als psychotherapeutisches Hilfsmittel zur Verarbeitung aufwühlender emotionaler Erlebnisse und als nützliches Werkzeug bei Kommunikationsseminaren.

Licht – Nahrung für den Körper

Nachdem wir die Bedeutung der Augen für Gesundheit und Wohlbefinden kennengelernt haben, wollen wir untersuchen, was die Augen aus ihrem Grundnahrungsmittel *Licht* machen. Da die Sehfähigkeit das eigentliche Navigationsinstrument des Menschen ist und die Augen mehr Informationen pro Zeiteinheit aus einem räumlich größeren Ausschnitt der Welt als jeder andere unserer Sinne aufnehmen, sollte man wissen, wie sie das Licht zur Erfüllung dieser Aufgabe nutzen.

Wie bereits erwähnt, enthält jedes Auge 137 Millionen Photorezeptoren.[7] Etwa 130 Millionen davon sind stäbchenförmig, 7 Millionen kegelförmig. Diese winzigen Kegel sind vor allem tagsüber aktiv und für Sehschärfe und Farbunterscheidung bei intensiver Beleuchtung zuständig. Die Stäbchen werden vor allem bei gedämpftem Licht aktiv und sind für das Sehen farbloser Dinge und Bewegungen bei schwacher Beleuchtung zuständig.[8] Diese Photorezeptoren verwandeln das Licht in elektrische Impulse, die sodann mit einer Geschwindigkeit von ca. 370 Stundenkilometern ans Gehirn geschickt werden.[9] Diese Impulse reisen entlang verschiedener Bahnen durch alle Gehirnbereiche. Manche gelangen zwecks Konstruktion visueller Bilder zur Sehrinde, während andere zum Hypothalamus wandern und über diese Instanz unsere Vitalfunktionen beeinflussen.[10]

Obwohl das Sehen vielleicht der am meisten dynamische Vorgang im menschlichen Körper ist, da es sich ständig entsprechend unserer geistigen und körperlichen Befindlichkeit verändert, nehmen die meisten Menschen, auch Wissenschaftler und Therapeuten, an, daß die Augen nur eine Funktion haben: die visuelle Wahrnehmung der Außenwelt. Nur wenige wissen, daß die Wahrnehmung der Außenwelt nur ein kleiner Ausschnitt aus dem dynamischen Prozeß des Sehens ist. Wir machen uns keine Gedanken darüber, daß unsere Augen als wesentlicher Zugangsweg für das Licht ein Spiegel unserer allgemeinen und emotionalen Gesundheit sind und exakte Informationen darüber vermitteln, wie wir denken und lernen. Diese Erkenntnis ist von äußerster Wichtigkeit, da diese uralte und heute neu entdeckte Verbindung zwischen den Augen und dem Kern des Gehirns auch das entscheidende Glied ist, das uns mit der Natur verbindet.

Schon gegen Ende des 19. Jahrhunderts hat man diese neurologische Verbindung vermutet, empirisch beobachtet wurde sie allerdings erst zwischen 1920 und 1960.[11-17] Erst Anfang der siebziger Jahre konnte die Wissenschaft dann nachweisen, daß das durch die Augen eintretende Licht nicht nur dem unmittelbaren Sehen dient, sondern gleichzeitig an den wichtigsten Teil des Gehirns, den Hypothalamus, gesendet wird.[18-20] Man stellte fest, daß das durch die Augen eintretende Licht sowohl visuelle als auch nichtvisuelle Funktionen erfüllt. Durch diese Entdeckung wurde wissenschaftlich erhärtet, was in den alten Zivilisationen anscheinend längst bekannt war: die Zugangswege des Lichts in den Körper und seine Wirkung auf die Steuerungszentren des Körpers. Verstanden die Kulturen des Altertums die Macht des Lichts intuitiv, oder besaßen sie eine Technologie und ein Verständnis vom Leben, die unsere diesbezüglichen Errungenschaften weit übertrafen?

Denken wir an die alten Ägypter: Noch heute sind ihre Technologie und ihre architektonischen Leistungen für die moderne Logik unbegreiflich, gleichzeitig aber sind sie es, die aufwendig konstruierte Tempel zur Behandlung ihrer Kranken mit Licht bauten.[21] Die Griechen glaubten an die Heilkräfte des Lichts und waren der Überzeugung, daß Lichtbehandlung am besten über die Augen wirke. Nach ihrer Auffassung boten die Augen den besten Zugangsweg zu den inneren Organen. Eigentlich schwer zu glauben, daß diese alten Kulturen, deren Technologien noch heute die Wissenschaft in Staunen versetzen, die neurologischen Verbindungen nicht kannten. Vielleicht wird uns die Zukunft eine dritte Funktion der Augen enthüllen: die Fähigkeit, das Licht des Bewußtseins einzulassen.

Wenn wir von Gesundheit, Ausgewogenheit und physiologischer Regulierung sprechen, beziehen wir uns auf die wesentlichen gesundheitserhaltenden Instanzen des Körpers: das Nervensystem und das endokrine System. Diese wichtigen Kontrollzentren des Körpers werden direkt vom Licht angeregt und reguliert, und zwar in einem Ausmaß, das weit über das hinausgeht, was die moderne Wissenschaft bis vor kurzem akzeptieren wollte.

Die Systeme, die den Körper im Gleichgewicht halten

Das Zentralnervensystem reguliert rasch wechselnde Aktivitäten wie Skelettbewegungen, Kontraktionen der glatten Muskulatur und viele Drüsensekretionen. Der Teil des Zentralnervensystems, der die inneren Funktionen des Körpers kontrolliert und reguliert, nennt sich autonomes (oder vegetatives) Nervensystem. Es stimuliert die gesamte glatte Muskulatur, das Herz und die Drüsen.

Das autonome Nervensystem reguliert die inneren Funktionen des Körpers so, daß das Gleichgewicht erhalten bzw. nach Störungen rasch wiederhergestellt wird. Das geschieht über zwei Subsysteme, das *sympathische* und das *parasympathische* Nervensystem. Das sympathische Nervensystem unterstützt den Körper in Zeiten von Bewegung und Aktion, während das parasympathische bei Wiederaufbau und Regeneration hilft. Der Parasympathikus fungiert sozusagen als Motor des Organismus, während der Sympathikus je nach Bedarf als Gaspedal oder Bremse wirkt.

Im allgemeinen werden die meisten unserer inneren Organe sowohl vom sympathischen als auch vom parasympathischen Nervensystem beeinflußt. Wenn ein Organ durch sympathische Nervenimpulse eher angeregt wird, so wird es durch parasympathische Signale eher gehemmt – und umgekehrt. Auf diese Weise wirken Sympathikus und Parasympathikus zusammen wie ein übergreifendes System von Kontrollen und Ausgleichsfunktionen zur Steuerung des Organismus.

Manche unserer Organe empfangen ständig Stimuli vom sympathischen wie vom parasympathischen Nervensystem. Das Ergebnis ist, je nachdem, welcher Einfluß gerade vorherrscht, unterschiedlich. Wenn das Herz zum Beispiel ständig sympathische Impulse empfängt (wie etwa intensive sportliche Betätigung, aufregende Erfahrungen), dann beschleunigt sich der Puls, während ständige parasympathische Impulse (wie Meditation oder Ausruhen) den Pulsschlag eher verlangsamen. Das Nervensystem, dessen Einfluß gerade vorherrscht, bestimmt die tatsächliche Herzfrequenz. In Phasen übermäßiger Erregung oder körperlicher Verausgabung überrollt der Sympathikus den Parasympathikus. Der Parasympathikus aber gewinnt die Oberhand in Zeiten von Ruhe, Zufriedenheit und Entspannung. Er ist es, der die Rückkehr zum Normalzustand bewerkstelligt, wenn eine Streßsituation vorbei ist.

Obwohl der Gleichgewichtszustand des Körpers ständig durch das autonome Nervensystem reguliert wird, führt dieses Nervensystem eigentlich nur die Befehle aus, die von jenem bereits erwähnten äußerst wichtigen Teil des Gehirns kommen: vom *Hypothalamus*. Er empfängt über die Augen Lichtenergie, koordiniert und reguliert die meisten lebenserhaltenden Funktionen und steuert außerdem unsere Reaktionen und Anpassungsmechanismen gegenüber Streß. Er fungiert als oberste Befehlsleitstelle des Körpers, indem er Befehle vom Gehirn (dem Oberbefehlshaber bzw. – um einen Vergleich aus der Wirtschaft zu gebrauchen – dem Firmenvorstand) an den Körper (also an die Soldaten bzw. das Personal) weitergibt und sich darum kümmert, daß sie auch ausgeführt werden.

Der Hypothalamus besteht im wesentlichen aus zwei Zonen.[22] Die eine kontrolliert das sympathische Nervensystem und stimuliert die Hormonproduktion, während die andere das parasympathische Nervensystem kontrolliert und die Hormonproduktion hemmt. Der Hypothalamus ist das wesentliche Organ, das Informationen über das Wohlbefinden des Körpers sammelt. Folglich empfängt er sämtliche von den Sinnesorganen wahrgenommenen externen Informationen, aber auch sämtliche inneren Signale aus dem autonomen Nervensystem und der Psyche. Er funktioniert wie der zentrale Güterbahnhof einer Großstadt, nimmt die ankommenden Züge mit ihren verschiedenen Gütern auf und dirigiert sie nach den Bedürfnissen der Stadt und ihrer Bewohner um. Zu den Funktionen des Hypothalamus gehört die Kontrolle über autonomes Nervensystem, Energiebalance, Flüssigkeitsausgleich, Wärmeregulierung, Aktivität und Schlaf, Kreislauf und Atmung, Wachstum und Reifung, Fortpflanzung und emotionales Gleichgewicht. Folglich könnte der Hypothalamus die wichtigste einzelne Einheit des Gehirns sein, indem er als Oberbefehlshaber die Harmonie im gesamten Körper erhält.[23]

Die vom Hypothalamus empfangenen Informationen dienen ferner zur Kontrolle des Hormonausstoßes der Hypophyse, wodurch das andere große Regelsystem des Körpers, das endokrine System, ebenfalls unter den Einfluß des Hypothalamus kommt. Das endokrine System reguliert die physikalischen und chemischen Prozesse, die zur Erhaltung des Lebens allgemein gehören (also den Stoffwechsel), und die vielfältigen chemischen Reaktionen in den einzelnen Zellen. Das geschieht, indem chemische Botenstoffe, Hormone genannt, direkt in die Blutbahn abgegeben werden und auf diesem Wege alle Körperteile erreichen. Dort steuern sie spezifische Zielzellen an, die in der Lage sind, ihre Botschaften zu dekodieren.

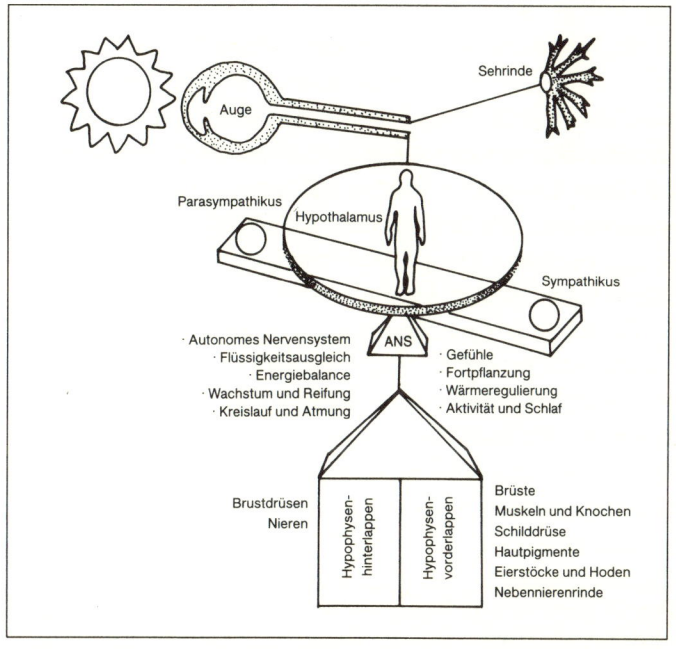

Abbildung 5: Modell des autonomen Nervensystems in Verbindung mit dem endokrinen System.

Das endokrine System besteht aus den folgenden Drüsen: Hypophyse, Epiphyse, Schilddrüse, Nebenschilddrüse, Thymus, Nebennieren, Bauchspeicheldrüse (Pankreas) und Eierstöcke bzw. Hoden. Die wichtigste Drüse ist die Hypophyse, da sie die Hormonausscheidung des Körpers kontrolliert, die Menge der jeweiligen Hormone mißt und ständig an die Bedürfnisse des Körpers anpaßt. Man unterscheidet zwei Teile der Hypophyse: den Hypophysenvorderlappen, welcher Schilddrüse, Nebennierenrinde, Keimdrüsen, Brüste und das Wachstum der langen Knochen, Muskeln und inneren Organe beeinflußt; und den Hypophysenhinterlappen, welcher die Brustdrüsen und die Nieren beeinflußt. Obwohl die Hypophyse eine Schlüsselrolle in der Funktion des endokrinen Systems spielt, kann sie nicht allein entscheiden, welche Hormone in welcher Menge in einer bestimmten Situation ausgeschüttet werden müssen. Solche Entscheidungen werden vielmehr bei fast allen Hypophysensekreten auf oberster Ebene vom Hypothalamus getroffen und durch eine direkte anatomische Verbindung zur Hypophyse gesendet.

Nun kennen wir die anatomischen Verbindungen zwischen Licht, Augen, Hypothalamus und autonomem Nervensystem. Als nächstes müssen wir den Zweck dieser Verbindungen begreifen. Shakespeare nannte die Augen die «Fenster der Seele». Wir wollen nun sehen, was hinter diesen Fenstern liegt.

3
Die Epiphyse –
der «Sitz der Seele»

Alles Leben ist auf Beziehungen gegründet. Das beginnt bei der Zeugung, wenn sich zwei Individuen miteinander vereinen, um ein drittes hervorzubringen. In der Gebärmutter dann baut das sich entwickelnde neue Lebewesen eine Bindung mit der Mutter auf – eine Beziehung, die nach der Geburt weiter vertieft und zur Basis für den Umgang des Kindes mit anderen Menschen und der Welt wird. Diese Bindung, die anscheinend aus der Synchronisation der Herzen von Mutter und Kind erwächst, ist ein perfektes Anschauungsmodell für die synchronisierte Beziehung der Menschheit zur Natur und zum übrigen Universum.

Die Funktion der Epiphyse wurde von den alten Zivilisationen intuitiv erkannt, von der modernen Wissenschaft aber bis vor kurzem sträflich unterschätzt. Ihre eigentliche Funktion ist es, uns mit dem Universum in Einklang zu bringen. Zwar wurde sie zu allen Zeiten beschrieben, von Herophilus im 4. Jahrhundert als «Schließmuskel des Denkens»[1] bezeichnet, von René Descartes im 17. Jahrhundert als «Sitz der Seele»[2] und von Indianern und Yogis als «drittes Auge». Doch die wissenschaftliche Welt stellte die funktionelle Bedeutung der Epiphyse stets in Frage. Noch im 20. Jahrhundert meinte man, es handle sich um ein verkümmertes Organ, eine Art Wurmfortsatz des Gehirns ohne Bedeutung. In letzter Zeit allerdings findet man in der wissenschaftlichen Literatur eine Fülle neuer Erkenntnisse,

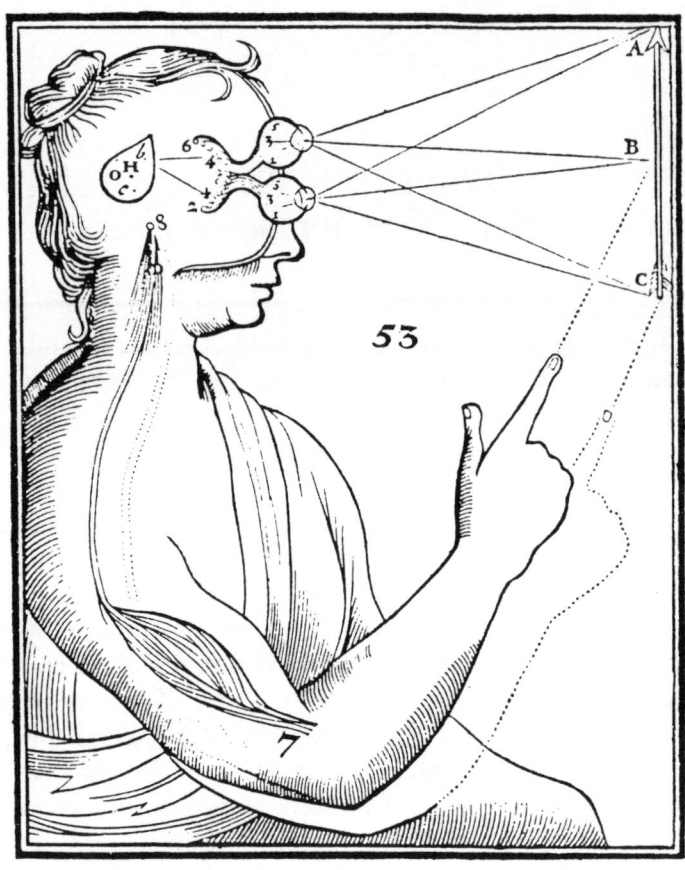

Abbildung 6: Die kartesianische Vorstellung von der Epiphyse. In seiner mechanistischen Theorie der Wahrnehmung wies René Descartes der menschlichen Epiphyse (H) die Funktion des «Sitzes der rationalen Seele» zu. Descartes zufolge nahmen die Augen die Ereignisse der wirklichen Welt wahr, um das Gesehene sodann über «Fäden» im Gehirn an die Epiphyse weiterzuleiten. Diese reagierte darauf, indem sie animalische Säfte durch Röhren zu den Muskeln fließen ließ, wo sie die geeignete Reaktion auslösten. In diesem Holzschnitt aus dem Jahre 1677 ist die Größe der Epiphyse übertrieben.

die darauf hindeuten, daß die Epiphyse eine wesentliche Rolle auf der Bühne des Organismus spielt und neben der Hypophyse die zweite übergeordnete Drüse des Körpers ist. So könnte sich dieser bisher mißachtete Teil des Gehirns durchaus als neuer Schatz der Wissenschaft erweisen.

Das Lichtmeßinstrument des Körpers

Die Epiphyse hat die Form eines Pinienzapfens (daher die englische Bezeichnung *pineal*) und sitzt tief im Zentrum des Gehirns zwischen den beiden Gehirnhälften hinter und oberhalb der Hypophyse. Beim Menschen läßt sie sich lokalisieren, indem man die beiden Zeigefinger direkt hinter den Ohren an den Schädel legt. Der Punkt, an dem die Finger sich treffen würden, wenn sie den Schädel durchdringen könnten, ist ungefähr der Sitz der Epiphyse. Obwohl nur erbsengroß, erfüllt sie doch zahllose Funktionen. Sie fungiert als Lichtmeßinstrument des Körpers, indem sie (auf dem Umweg über den Hypothalamus) lichtaktivierte Information von den Augen empfängt und als Reaktion hormonale Botschaften von tiefgreifender Wirkung auf Körper und Geist aussendet. Ihre Aktivität wird durch Veränderungen in der Umweltbeleuchtung und durch das elektromagnetische Feld der Erde reguliert. Ihre Hauptaufgabe ist die Übertragung von Informationen an den Körper, die mit der Dauer des Tageslichts zu tun haben.[3] Da dessen Dauer von der Jahreszeit abhängt, sagen die von der Epiphyse übertragenen Informationen jedem einzelnen Teil des Körpers, ob es hell oder dunkel ist, ob die Tage kürzer oder länger werden und in welcher Jahreszeit man sich befindet.[4] Auf diese Weise bleibt unser Körper immer im Einklang mit der Natur und führt die entsprechenden physiologischen Anpassungen durch, um sich auf bevorstehende Umweltveränderungen vorzubereiten. Ein Beispiel für eine solche Anpassung in der Tierwelt ist das Dikkerwerden des Felles im Herbst. Natürlich kann der Körper des Tieres nicht bis zum ersten Schneefall warten, um sich zu erinnern, daß er einen warmen Mantel überziehen sollte.

Dieses System der lichtabhängigen Reaktionen ist sehr wichtig, da Tiere in natürlicher Umgebung sich in bestimmten Jahreszeiten fortpflanzen und deshalb ihre Körperfunktionen eng mit der Natur synchronisieren müssen. Der Grad dieser Synchronisation hängt direkt mit dem Lebensraum der Tiere zusammen. Die am Äquator oder in dessen Nähe lebenden erfahren weniger Variationen der jahreszeitlichen Synchronisation als jene, die auf extremen Breitengraden leben, wo rauhe Umweltbedingungen und Nahrungsmangel eine stärkere Anpassung an die jahreszeitlichen Veränderungen der Umwelt erfordern. An solchen Standorten kann schon die kleinste Disharmonie zwischen einem Tier und seiner Umgebung Geburt und Aufwuchs der Jungen verzögern und dadurch artgefährdende Auswirkungen haben.

Da die Epiphyse anscheinend die gesamte Physiologie des Organismus an die Umgebung anpaßt, ist die Größe dieser Drüse je nach Lebensraum der Tiere unterschiedlich. Bei solchen, die in Äquatornähe leben, ist sie relativ klein, je weiter man jedoch nach Norden oder Süden kommt, ist sie bei den dort lebenden Tierarten entsprechend größer ausgebildet.

Bei bestimmten Arten, etwa Elefanten, beansprucht die Epiphyse zum Zeitpunkt der Geburt 50 Prozent des Gehirns. Falls sich an der Größe der Epiphyse ablesen läßt, wie weit Lebewesen im Kontakt mit ihrer Umgebung stehen, dürfte die (Erbsen-)Größe der menschlichen Epiphyse einiges über unseren Bewußtseinszustand aussagen.

Würde vielleicht eine Veränderung unseres Bewußtseins oder eine engere Beziehung zwischen uns und der Natur die Epiphyse größer werden lassen? Was immer die Antwort auf diese Frage sein mag – die Reaktion auf Umweltbedingungen ist bei allen Lebewesen entscheidend für das Überleben und die Qualität allen Lebens.

Das dritte Auge

Bei Vögeln, Eidechsen und Fischen stimuliert das Licht die Epiphyse direkt, indem es geradewegs durch den Schädel geht. Bei vielen Reptilien ist die Epiphyse mit allen lichtempfindlichen Elementen ausgestattet, die man sonst in Augen findet. Deshalb spricht man von ihr auch als vom «dritten Auge», da sie bei vielen Lebewesen äußerlich und funktionell als auch von der Funktion her einem Auge ähnelt. Beim Menschen aber und bei allen anderen behaarten Lebewesen stimuliert das Licht die Epiphyse ausschließlich über die Augen, womit sie zu einem integralen Teil des visuellen Systems wird. Der medizinische Fachausdruck für Epiphyse lautet *Epiphysis cerebri*, «Spitze des Gehirns». Ich bin überzeugt, daß die Menschen ursprünglich ebenfalls Licht durch die Oberseite des Kopfes empfingen, wie es in vielen metaphysischen und alten spirituellen Texten lebhaft beschrieben ist. Das deutet darauf hin, daß es in der menschlichen Evolution eine Zeit gegeben hat, in der die Epiphyse tatsächlich im menschlichen Gehirn ganz oben saß.

Wie der Regulierungsmechanismus funktioniert

Obwohl die Epiphyse beim jungen Menschen sehr aktiv ist und das vorzeitige Einsetzen von Pubertät und Geschlechtsreife verhindert, besteht ihr durch Licht aktiviertes Wirken primär darin, sämtliche Körperfunktionen miteinander in Einklang zu bringen und mit der äußeren Umwelt zu synchronisieren. Dies bewerkstelligt die Epiphyse durch die Verwendung lichtabhängiger Botschaften, die sie von der biologischen Uhr des Körpers im Hypothalamus empfängt, um dann zu entscheiden, wann sie ihr hochwirksames Hormon *Melatonin* ausschüttet.

Die Melatoninausschüttung folgt einem regelmäßigen täglichen Rhythmus. Das Hormon wird als Reaktion auf Dunkelheit ausgeschüttet, seine Werte liegen am höchsten mitten in der Nacht und am tiefsten zur Tagesmitte. Wenn zwischen 2 und 3 Uhr nachts die größten Melatoninmengen ausgeschüttet werden, können die Werte im Körper bis aufs Zehnfache ansteigen.[5] Sobald es freigesetzt ist, beeinflußt Melatonin nicht nur direkt die biologische Uhr des Körpers, sondern wird auch unmittelbar ins Blut abgegeben, so daß es seine Wirkung im gesamten Körper entfalten kann.[6] Die Epiphyse fungiert als Drüse, die ihr Hormon direkt ins Blut abgibt, und als selbständiges Organ, das direkt mit dem Gehirn in Verbindung steht.[7] Das als Reaktion auf Dunkelheit ausgeschüttete Melatonin findet sich überall im Körper und greift in alle Körperfunktionen ein. Früher nahm man allgemein an, daß sich die Melatoninwerte beim Menschen nicht verändern, wenn die Lichteinstrahlung 1500 bis 2000 Lux nicht übersteigt (1 Lux entspricht etwa dem Licht einer Kerze). Kürzlich aber stellte der australische Forscher Iain McIntyre fest, daß die Melatoninwerte sich schon als Reaktion auf sehr kleine Lichtmengen (200 bis 600 Lux) deutlich verändern, wenn der

Mensch diesem Licht mindestens eine Stunde lang ausgesetzt ist.[8] So scheint es, daß keine einzige Zelle des Körpers dem Einfluß von Licht entrinnen kann, das auf das menschliche Auge trifft. Die Epiphyse entscheidet, ob es draußen hell oder dunkel ist, und sagt dem Körper, wann er arbeiten und wann er ausruhen soll. Sie sorgt dafür, daß unsere biologischen Rhythmen reibungslos ablaufen. *Wir sind im wahrsten Sinne des Wortes Lichtkörper.*

Bis heute hat man ca. 100 Körperfunktionen identifiziert, die sich an einem täglichen Rhythmus orientieren.[9] Obwohl diese Rhythmen genetisch so programmiert sind, daß sie ihren Zyklus etwa alle 24 Stunden vollenden, brauchen sie doch die regelmäßige Begegnung mit dem Sonnenzyklus, mit Tag und Nacht, um optimal im Einklang mit anderen Körperrhythmen zu funktionieren. Ohne den Einfluß der Sonne würden sich die vielfältigen rhythmischen Funktionen des Körpers wie ein Orchester ohne Dirigent verhalten. Die Auswirkungen kann man an etwa 15 Prozent der Blinden beobachten. Da sie kein Licht wahrnehmen, können sie auch keine Signale aus der Umwelt empfangen, an denen sich ihre Epiphyse orientieren könnte. Die Folgen sind abnorme Melatoninsekretion, unstete biologische Rhythmen und zahllose Stoffwechsel- und Hormonstörungen. So hält die Sonne, die ja auch die Chefdirigentin unseres Sonnensystems ist, die Musiker unseres inneren Orchesters zusammen.

1979 veröffentlichte Dr. Fritz Hollwich das bisher wohl umfassendste und tiefgreifendste Buch über den Einfluß von Licht auf den menschlichen Körper.[10] Hollwich ist eine international anerkannte Autorität auf dem Gebiet der Augenheilkunde und emeritierter Professor für Augenheilkunde an der Universität Münster in Westfalen. Er war der erste, der schlüssig nachweisen konnte, daß die stimulierende und regulierende Wirkung des Lichts auf den menschlichen Körper über die Augen vermittelt wird. Aus seinen Studien an blinden und von grauem Star betroffenen Patienten vor und nach der Operation schloß Hollwich, daß völliges oder zeitweiliges Fehlen, ja sogar schon eine deutliche Reduzierung der Lichtwahrnehmung zu signifikanten Störungen der physiologischen und emotionalen Stabilität führen.[11]

Heute ist allgemein anerkannt, daß die Epiphyse eine wesentliche Rolle bei allen Funktionen des menschlichen Organismus spielt. Sie steuert die anderen Regelmechanismen. Abgesehen von ihrem erwiesenen Einfluß auf Fortpflanzungsfunktionen, Wachstum, Körpertemperatur, Blutdruck, motorische Aktivität, Schlaf, Tumorwachstum, Gemütsverfassung und Immunsystem scheint sie auch über die Lebensdauer des Menschen mitzuentscheiden.[12/13]

Neuere Studien der Schweizer Forscher Walter Pierpaoli und Georges Maestroni haben in Versuchen an Mäusen gezeigt, daß die Leistungsfähigkeit der Tiere dramatisch ansteigt, daß alle Alterungssymptome (wie Schwäche, Krankheit und äußerliche Veränderung) deutlich verzögert oder verbessert werden und daß sich die Lebensdauer um 20 Prozent verlängert, wenn man den Tieren abends das Epiphysenhormon Melatonin ins Trinkwasser gibt.[14] Mäuse, die Melatonin erhielten, lebten durchschnittlich 931 Tage, während diejenigen, die kein Melatonin erhielten, nach und nach abnahmen und im Durchschnitt nur 755 Tage lebten. Nach Meinung dieser beiden Forscher wird der Prozeß des Alterns nicht nur von der Epiphyse ausgelöst, sondern die altersabhängigen Symptome des Älterwerdens könnten auf die allmähliche Reduktion der Melatoninsynthese in der Epiphyse zurückzuführen sein. Pierpaoli und Maestroni haben außerdem die These aufgestellt, daß Melatonin möglicherweise streßreduzierend wirken und streßbedingte Erkrankungen lindern kann.

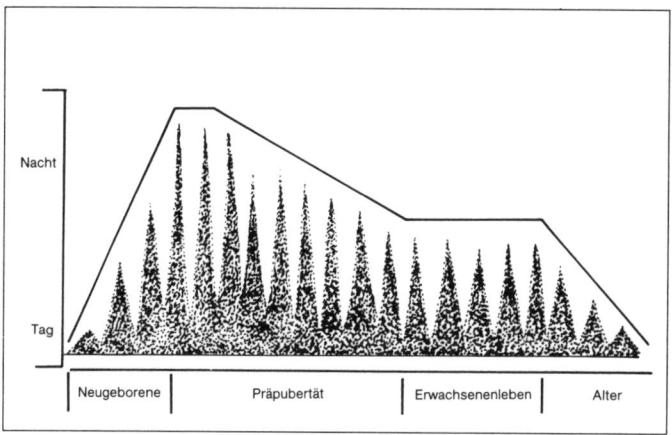

Nacht

Tag

| Neugeborene | Präpubertät | Erwachsenenleben | Alter |

Abbildung 7: Der Melatonin-Rhythmus. Tagsüber bleiben die Melatoninwerte das ganze Leben auf niedrigem Niveau, die nächtlichen
Werte jedoch sind je nach Alter sehr unterschiedlich. Nach der Geburt und im ersten Lebensjahr steigen die Werte steil an und bleiben
etwa bis zum fünften Lebensjahr sehr hoch. Bis zum fünfzehnten Lebensjahr sinken die nächtlichen Werte allmählich und halten dann
während des Erwachsenenlebens einen ziemlich konstanten Rhythmus ein. Bei alten Menschen (über 85 Jahre) flacht der Rhythmus
deutlich ab.

Die fernöstliche Medizin sieht die täglichen Verhaltensmuster der Menschen in Beziehung zu ihrem Gesundheitszustand. Unausgewogene Reaktionen auf spezifische Rhythmen, Jahreszeiten und die dazugehörigen Zyklen stehen
mit bestimmten körperlichen und emotionalen Problemen
im Zusammenhang. Die Harmonie in unseren Lebensvor-
gängen ist abhängig von dem Grad der Harmonie, den unser Körper mit der Umgebung erreicht. Können wir wirklich eine frei fließende, harmonische Einheit zwischen
Geist, Körper und Gefühlen erzielen, wenn wir nicht denselben Grad an Harmonie in unserer Beziehung mit der
Umwelt erreichen? Spiegelt sich nicht im Grad unserer inneren Harmonie unsere Harmonie mit allem Leben (Men-

schen, Tieren, Natur, Arbeit usw.)? Vielleicht hängt die Dauer unseres Lebens im wörtlichen und im übertragenen Sinne ab von unserer Fähigkeit, uns mit den planetaren und solar-stellaren Energien, die uns umgeben, in Einklang zu bringen und zu synchronisieren.[15] Die Epiphyse und ihr Wechselspiel mit dem übrigen Körper sind der Schlüssel zu den Geheimnissen von Alterung und ewiger Jugend.

Fassen wir zusammen: Das Licht tritt in den Körper nicht nur ein, damit wir sehen können, sondern geht direkt zur biologischen Uhr des Körpers im Hypothalamus. Der Hypothalamus kontrolliert das Nervensystem und das endokrine System, die gemeinsam alle biologischen Funktionen des Menschen regulieren. Außerdem kontrolliert der Hypothalamus einen Großteil der regulatorischen Körperfunktionen, indem er Informationen über die Lichtverhältnisse überwacht und an die Epiphyse schickt, welche dann auf dem Hintergrund dieser Informationen andere Organe über die Lichtverhältnisse in der Umgebung auf dem laufenden hält. Mit anderen Worten: Der Hypothalamus ist wie ein Marionettenspieler, der lautlos und unsichtbar die meisten Funktionen steuert, die den Körper im Gleichgewicht halten.

Alle Körpersysteme stehen zueinander in einer konstanten und doch ständig fließenden Beziehung, in deren Mittelpunkt sich der Hypothalamus befindet. Der Hypothalamus ist die Schnittstelle zwischen Geist und Körper, er koordiniert die Handlungsbereitschaft von beiden, beeinflußt unser Bewußtsein und kontrolliert auf diese Weise jenen Zustand, in dem wir uns eigentlich immer befinden: *auf alles vorbereitet zu sein.* Diese überaus wichtige Erhaltung der Harmonie im Körper wird durch die Synchronisation der vitalen Körperfunktionen mit den Umweltbedingungen erreicht oder, wie manche Leute sagen, «indem man eins wird mit dem Universum».

4
Farbe – Regenbogen
des Lebens

Eines Abends, als mein Sohn Erik und ich im Garten saßen, machte er eine wichtige Entdeckung: Er hatte den
Strahl seiner Taschenlampe gen Himmel gerichtet und
sagte: «Mensch, man kann das Licht nur dann sehen, wenn
es auf etwas draufscheint.» Als ich darüber nachdachte,
kam mir der Gedanke, daß wir überhaupt nichts sehen
können, wenn kein Licht daraufscheint. Mit anderen Worten: Das Licht erweckt die Gegenstände, auf die es trifft,
zum Leben, so daß sie Farben werden, die sich miteinander
zu Formen vereinen. Die äußere Erscheinung aller Dinge
ist farbig, und auch unsere visuelle Wahrnehmung und Un-
terscheidungsfähigkeit basieren zuallererst auf Farbe und
erst später auf der Form. Farbe scheint der Ausdruck des
Lebens selbst zu sein, indem sie innere Gefühle, Erinnerungen und Reaktionen hervorruft. Farbe hat ihre eigene Kraft
und ihre eigene Sprache, welche, weitergegeben in Form
von Energie, anregen, beruhigen, ausgleichen, motivieren,
inspirieren, lernfördernd wirken oder uns zum Kauf von
Dingen verführen, die wir gar nicht brauchen. Mit Farben
charakterisiert man verschiedene Gemütsverfassungen des
Menschen: «Er war weiß wie ein Gespenst»; «Sie sieht
alles durch die rosarote Brille»; «Er war total blau»; «Sie
wurde gelb vor Neid». Aufgrund dieser Beobachtungen
bin ich zu der Überzeugung gelangt, daß Licht nicht nur für
die Entstehung allen Lebens verantwortlich ist, sondern
daß alles Leben buchstäblich Licht ist.

Die Farben sind besondere Formen der Strahlung, und das trifft nicht nur für Röntgenstrahlen, ultraviolette Strahlen und Mikrowellen zu. Der Unterschied der Strahlung liegt darin, daß Strahlung von der Wellenlänge (oder Energie) farbigen Lichts im Gegensatz zu Strahlung anderer Wellenlängen für uns sichtbar ist. Die Wellenlängen des sichtbaren Lichts liegen grob gesprochen zwischen 400 und 700 Nanometern. Ein Nanometer (Abkürzung: nm) entspricht dem milliardsten Teil eines Meters und wird als Standardmaßeinheit zur Messung von Wellenlängen benutzt. Während die Wellenlänge des Lichts allmählich von 400 bis 700 nm zunimmt, ändert sich seine Farbe für die menschliche Wahrnehmung und wechselt von Violett über Indigo, Blau, Grün, Gelb, Orange bis zu Rot. Auch von der Strahlung anderer Wellenlängen werden wir beeinflußt, sehen können wir sie aber nicht. Das hängt wahrscheinlich damit zusammen, daß wir Menschen uns unterm Licht der Sonne entwickelt haben, welches in Erdbodennähe seine größte Intensität in den Wellenlängen zwischen 400 und 700 nm besitzt. Möglicherweise ist dies ein Hinweis darauf, daß unsere Interaktion mit dem Licht und unsere Reaktion auf sichtbares Licht sich allmählich seit Beginn der menschlichen Existenz entwickelt haben, bis sie schließlich tief in unserem Nervensystem verankert waren.

Die Wirkung von Röntgenstrahlen, ultravioletten Strahlen und Mikrowellen auf den Körper des Menschen ist in der Wissenschaft durchaus anerkannt. Umstritten ist aber immer noch die Frage, ob auch der sichtbare Teil des Spektrums beim Menschen eine körperliche Wirkung entfaltet. Da sichtbares Licht nur durch seine Wellenlänge von Röntgenstrahlen unterschieden ist, liegt die Vermutung nahe, daß farbiges Licht, also der Teil des Wellenspektrums, unter dem wir uns entwickelt haben und auf den wir besonders gut eingestimmt sind, ebenfalls einen tiefgreifenden

Einfluß auf uns hat. Die nichtsichtbaren Anteile des Spektrums wirken in vielen Fällen gesundheitsschädlich. Da ist es doch nur logisch anzunehmen, daß der Regenbogen des sichtbaren Lichts, der uns seit Anbeginn der Zeiten genährt hat, uns nicht nur das Leben selbst, sondern auch Gesundheit bringt.

Wenn man sich in der Welt umschaut, bemerkt man, daß Farben die grundlegende Harmonie in der Natur herstellen. Farben koordinieren, differenzieren und verschmelzen alle Formen pflanzlichen, tierischen, mineralischen und menschlichen Lebens. Die Farbe trennt den Tag von der Nacht, sie ändert sich mit dem klimatischen Wechsel der Jahreszeiten, und sie gibt allem im Universum seine Unverwechselbarkeit. Farbe ist wie ein Spiegel, der allem Leben in der Natur erlaubt, sich selbst in den dynamischen Lebensprozessen anderer Lebewesen zu sehen und voneinander zu lernen.

Der Wechsel der Jahreszeiten

Ein prächtiges Beispiel dafür geben die Farben der Jahreszeiten und ihre Beziehung zum Wachstum und zur Entwicklung allen Lebens. Im Frühling erwacht die Natur und zeigt sich stolz im frischen Grün der Jugend. Grün liegt in der Mitte des sichtbaren Spektrums und steht für Lebendigkeit, Gesundheit und Ausgewogenheit. Im zweiten Viertel des Lebens, im Sommer, erwärmt sich die Natur und kleidet sich in die leuchtenderen Farben des Regenbogens. Alles geht ein bißchen rascher und manches auch daneben – aber darüber sieht man zu dieser Jahreszeit leichter hinweg. Im Herbst tritt die Natur in eine großartige Periode beschleunigter Evolution ein, ablesbar an mannigfachen Farbveränderungen. Jeder Farbwechsel läßt sich mit einer bestimmten Bewußtseinsstufe der Bewohner der Natur vergleichen, in der sie in ein neues Stadium ihres Lebens eintreten. Im Herbst präsentiert sich die Natur in voller Farbenpracht und beweist ihre Weisheit, indem sie sich auf den magischen Schritt vorbereitet, der sie zur nächsten Stufe ihrer Entwicklung bringen wird. Dann kommt der Winter, starr und kalt, die Manifestation der extrem schwarzen und extrem weißen Aspekte der Natur. In dieser Phase wendet sich die Natur nach innen und ruht aus, um Energie für einen weiteren Zyklus der Jahreszeiten zu sammeln.

Ganz ähnlich verläuft der Prozeß des Lebens bei uns Menschen. Bei der Geburt befinden wir uns in einem herrlich unbelasteten Gleichgewicht. In der ersten Phase unseres Lebens, den «prägenden Jahren» der Kindheit, wachsen wir mehr in die Länge als in die Tiefe. In der nächsten Phase müssen die Jugendlichen, «noch grün hinter den Ohren», so manchen Knuff und Mißerfolg hinnehmen, nach dem Motto: Aus Erfahrung wird man klug. Dann gelangen wir zum Mittelpunkt des Lebens und erfahren einen bisher ungekannten Entwicklungsschub. So wie sich im Farbwechsel der Blätter eine veränderte Empfänglichkeit für das Leben spiegelt, so erfahren wir in unserem Leben neue Bewußtseinsstufen und neue Ebenen der «Erleuchtung». Wir werden geduldiger, begreifen die Geheimnisse des Lebens, verstehen es, «aus dem vollen» zu leben, und entwickeln einen Sinn für die Wunder unserer Existenz. Schließlich kommt der Winter des Lebens, eine Zeit der Innenschau. Wir sehen die Schönheit um uns herum mit anderen Augen und erkennen, wie unsere eigenen Lebensvorgänge dem jahreszeitlichen Wechsel der Farben entsprechen.

Farbe, Gefühle und Reaktionen

Die Theorie, daß Farbe unser gesamtes Leben beeinflußt, wurde schon 1810 von Goethe aufgestellt. Bis zum Beginn des 20. Jahrhunderts galt sein farbtheoretisches Werk *Zur Farbenlehre* als wichtigste Arbeit zu diesem Thema.[1] 1921 vermerkte Rudolf Steiner, ein Goethe-Forscher und Experte auf dem Gebiet der Farben, in seinem Notizbuch:

In der Farbe leben:
Von der Farbe nur die Vorstellung
im Organismus verbreiten.
Von der vorgestellten Farbe das Gefühl,
von der gefühlten vorgestellten Farbe Trieb.[2]

Steiner drückt damit aus, daß die Farben Gefühle entstehen lassen, die schließlich zu Handlung führen.

Die tiefgreifende Wirkung der Farbe auf das Leben erkannte der Mensch wahrscheinlich zuerst, als ihm klar wurde, daß seine Existenz von zwei Faktoren diktiert wird, die außerhalb menschlicher Kontrolle stehen: Tag und Nacht bzw. Licht und Dunkelheit. Alle Lebewesen werden von den strahlenden Rot-, Orange- und Gelbtönen des Tages vitalisiert, um dann wieder von Blau, Indigo und Violett der Nacht beruhigt und verjüngt zu werden. Vermutlich von dieser Beobachtung ausgehend, erkannte man, daß der rote Bereich des Farbspektrums energetisierend und der blaue Bereich reaktivierend wirkt. Aufgrund dieses Wissens verordneten altägyptische Heiler ihren Patienten, Kleidung in bestimmten Farben zu tragen, um ihre geistigen und körperlichen Beschwerden zu heilen. Der griechische Philosoph Pythagoras empfahl bereits 500 Jahre vor Christi Geburt eine Farbtherapie.[3]

Wie schon erwähnt, erfüllt das durch die Augen eintretende Licht sowohl visuelle als auch nichtvisuelle Funktionen. Der Anteil des Lichts, der nicht zum Sehen benutzt wird, wandert von den Augen zu den älteren und zentraler gelegenen Teilen des Gehirns: Hypothalamus, Hypophyse und Epiphyse. Die mächtigen lichtempfindlichen Zentren des Gehirns sind allem Anschein nach «das Herz des Gehirns». Ihre Stimulation hat unmittelbare Auswirkungen auf unseren körperlichen, emotionalen und geistigen Zustand. Das Ausmaß dieser Auswirkungen ist abhängig von der persönlichen Farbdeutung und von der Vorgeschichte des Betroffenen. Die Wahrnehmung von Farbe findet in zwei verschiedenen Gehirnzentren statt. Für die Identifikation, Unterscheidung, Benennung und ästhetische Reaktion auf Farbe sorgt – jeweils abhängig von unserer kulturellen Entwicklung und Ausbildung – der Teil des Gehirns, der vor allem durch formales Lernen programmiert wird: der Kortex. Die reflexhafteren und instinktiveren Reaktionen auf Farbe, welche die Funktionen des gesamten Organismus wesentlich beeinflussen, haben ihren Ursprung im primitiveren Mittelhirn. Das könnte bedeuten, daß die Reaktion auf Farbe tief in uns verankert ist und eng mit der gesamten Entwicklung des Lebens verwoben.

Da Licht eine derart vorrangige Rolle bei der Anregung und Regulierung der physiologischen Prozesse im Körper spielt und da Farbe nichts anderes ist als unsere Wahrnehmung der unterschiedlichen Wellenlängen des Lichts, erscheint es logisch, daß verschiedene Farben unterschiedliche physiologische und psychologische Auswirkungen auf uns haben können. Nicht ohne Grund beeindruckt uns der Anblick jenes Wunders der Natur, des Regenbogens, so tief. Die Bedeutung der Farbe und insbesondere der Teile des Spektrums, an die der menschliche Organismus angepaßt ist, werden hierdurch bestätigt.

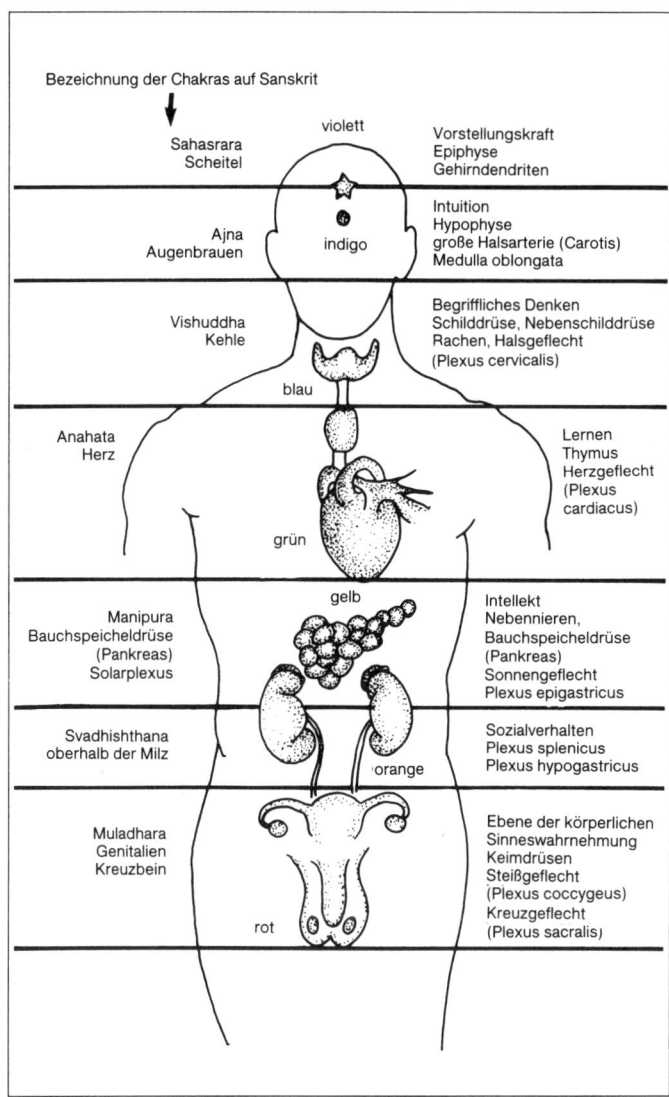

Bezeichnung der Chakras auf Sanskrit

Sahasrara Scheitel	violett	Vorstellungskraft Epiphyse Gehirndendriten
Ajna Augenbrauen	indigo	Intuition Hypophyse große Halsarterie (Carotis) Medulla oblongata
Vishuddha Kehle		Begriffliches Denken Schilddrüse, Nebenschilddrüse Rachen, Halsgeflecht (Plexus cervicalis)
	blau	
Anahata Herz		Lernen Thymus Herzgeflecht (Plexus cardiacus)
	grün	
	gelb	
Manipura Bauchspeicheldrüse (Pankreas) Solarplexus		Intellekt Nebennieren, Bauchspeicheldrüse (Pankreas) Sonnengeflecht Plexus epigastricus
Svadhishthana oberhalb der Milz		Sozialverhalten Plexus splenicus Plexus hypogastricus
	orange	
Muladhara Genitalien Kreuzbein		Ebene der körperlichen Sinneswahrnehmung Keimdrüsen Steißgeflecht (Plexus coccygeus) Kreuzgeflecht (Plexus sacralis)
	rot	

Abbildung 8: Ätherische Beziehungen zwischen Chakras, Persönlichkeit und endokrinen Sekreten. Nach einer Zeichnung von Christopher Hills in *Nuclear Evolution* (1977).

65

Lieblingsfarben

Der Psychologe Max Lüscher hat sich eingehend mit dem Thema Lieblingsfarben und Farbpräferenzen befaßt.[4] Er stellte fest, daß die Vorliebe des Menschen für bestimmte Farben und seine Abneigung gegen andere eine ganz konkrete Bedeutung hat, indem sie einen vorhandenen Geisteszustand, eine hormonelle Situation oder beides reflektiert. Lüscher nahm an, die Reaktionen des Menschen auf Farbe seien Teil individueller, uralter Erinnerungen an die Vorzeit, Informationen, die direkt aus unserem Zentrum kommen.

Diese Hypothese wurde 1963 durch die Arbeit von R. M. Hill und E. Marg teilweise bestätigt.[5] Diese beiden Wissenschaftler stimulierten mit verschiedenfarbigem Licht wiederholt einen bestimmten Sektor eines Kaninchenhirns, der zu den Bahnen gehört, auf denen Licht vom Auge zur Epiphyse übertragen wird. Dabei beobachteten sie, daß das Kaninchen auf jede Farbe anders reagierte.

Dank der ständigen Weiterentwicklung der Diagnosetechnik finden Wissenschaft und Medizin immer neue Hinweise darauf, daß bestimmte Gehirnregionen nicht nur lichtempfindlich sind, sondern auch unterschiedlich auf verschiedene Wellenlängen reagieren. Man nimmt heute an, daß verschiedene Farben (bzw. Wellenlängen) unterschiedliche Wirkungen auf das endokrine System haben und die Hormonproduktion entweder anregen oder hemmen.

Ist es nicht seltsam, daß die Wissenschaft erst heute, zu Beginn der neunziger Jahre, nach und nach die Bestätigung für das Wissen findet, das in alten Zeiten intuitiv gewonnen wurde? War es nur ein Zufall, daß man ursprünglich annahm, das Licht würde durch die Oberseite des Kopfes in den Körper eindringen – und später davon ausging, daß es durch die Augen («die Fenster der Seele») zur Epiphyse (dem «Sitz der Seele») gelange? In altindischen Sanskrittexten werden sieben Energiezentren des Körpers beschrieben, die Chakras. Diese liegen im Gebiet der wichtigsten endokrinen Drüsen und entsprechen bestimmten Bewußtseinszuständen und Persönlichkeitstypen. Jedes Chakra wird durch eine andere Farbe angeregt oder «entzündet». Dieses alte intuitive Wissen unterscheidet sich nicht wesentlich von den wissenschaftlichen Entdeckungen der Gegenwart. Es wird Zeit zu begreifen, daß unsere wissenschaftlichen Erkenntnisse oft nur nachträgliche Bestätigungen für unser intuitives Wissen sind. Beweisen wir nicht mit der wissenschaftlichen Methode immer nur das, was wir ohnehin schon wissen? So gesehen könnte sich das Wissen über die Wirkung der Farben als Spitze eines kolossalen Eisbergs erweisen.

1942 begann der russische Wissenschaftler S. V. Kravkov die Beziehung zwischen Farbensehen und dem autonomen Nervensystem zu untersuchen.[6] 1951 hatte er entdeckt, daß die Farbe Rot den sympathischen Teil des Nervensystems anregt, während der parasympathische Teil auf die Farbe Blau anspricht. 1958 wurden Kravkovs Ergebnisse von Robert Gerard bestätigt.[7]

Psychophysiologische Auswirkungen von Farben

Robert Gerard legte im Jahre 1958 als Dissertation im Fach Psychologie eine der umfassendsten Studien über die unterschiedlichen Auswirkungen verschiedener Farben auf die psychophysiologischen Funktionen des Menschen vor. In seiner Arbeit untersuchte und beantwortete er die folgenden Fragen:

1. Ruft der Anblick verschiedener Farbtöne wie Rot oder Blau verschiedene Gefühle und Emotionen hervor?
2. Wenn es zutrifft, daß der Anblick verschiedener Farben unterschiedliche Gefühle und Emotionen hervorruft, finden dann außerdem entsprechende Veränderungen in Funktionen des autonomen Nervensystems, Beeinflussungen der kortikalen Aktivität und der subjektiven Reaktionen statt?

In Gerards Studien wurde eine vor 24 «normalen» erwachsenen Männern aufgebaute Leinwand jeweils zehn Minuten lang mit blauem, rotem und weißem Licht gleicher Helligkeit bestrahlt. Das rote Licht führte bei den Zuschauern zu erhöhtem Blutdruck, verstärkter Erregung (gemessen an der Leitfähigkeit der Handinnenflächen), gesteigerter Atemfrequenz und beschleunigtem Lidschlag. Bei Bestrahlung mit blauem oder weißem Licht wurde bei allen genannten Parametern eine gegenteilige Wirkung beobachtet. Die Pulsgeschwindigkeit erfuhr weder bei rotem noch bei blauem Licht eine meßbare Veränderung. Die verschiedenen Farben riefen bei den Versuchspersonen völlig verschiedene Gefühle hervor. Blaues Licht ließ sie entspannter und weniger ängstlich und abweisend werden, während das rote Licht entschieden zu vermehrter Anspannung und Erregung beitrug. Bei Anregung durch rotes Licht wurde ein deutlicher Anstieg von Angstgefühlen in signifikanter Korrelation zu physiologischer Aktivierung und subjektiver Irritation beobachtet, die Anregung durch blaues Licht hatte die gegenteilige Wirkung. Zusammengefaßt ergaben Gerards Forschungen, daß autonomes Nervensystem und Sehrinde (also der fürs Sehen zuständige Teil des Gehirns) deutlich weniger angeregt wurden, wenn sie mit blauem oder weißem Licht konfrontiert waren, als wenn man ihnen die Farbe Rot präsentierte.

Im selben Jahr (1958) nutzte auch Dr. Harry Wohlfarth das autonome Nervensystem als Indikator, um zu demonstrieren, daß bestimmte Farben meßbare und vorhersagbare Auswirkungen auf den Menschen haben.[8] Laut Wohlfarths zahlreichen empirischen Untersuchungen ist als Reaktion auf die Farbe Gelb ein starker Anstieg von Blutdruck, Pulsgeschwindigkeit und Atemfrequenz zu beobachten, ein mäßiger Anstieg als Reaktion auf Orange und ein minimaler Anstieg als Reaktion auf Rot. Bei Konfrontation mit der Farbe Schwarz hingegen sanken alle diese Werte stark ab, Blau rief ein mäßiges Absinken hervor, und Grün einen minimalen Rückgang.

B. S. Aaronson[9] (1971) und J. J. Plack und J. Schick[10] (1974) stellten ebenso wie Gerard und Wohlfarth fest, daß bestimmte Farben einen Einfluß auf Stimmung, Atemfrequenz, Pulsschlag und Blutdruck ausüben.

Blaues Licht gegen Neugeborenen-Gelbsucht

Die therapeutische Verwendung von Farben zu medizinischen und nichtmedizinischen Zwecken wird mittlerweile weithin akzeptiert. Die Säuglingsstationen der meisten größeren Krankenhäuser im Lande benutzen heute blaues Licht (mit einer Wellenlänge von 450 nm) zur Behandlung von Hyperbilirubinämie (Neugeborenen-Gelbsucht). Diese Störung tritt bei über 60 Prozent der Frühgeburten auf[11] und ist auf einen gelben Stoff namens Bilirubin zurückzuführen, der sich in der Haut und im Körpergewebe akkumuliert und die Gelbfärbung der Haut verursacht. Wenn die Störung nicht behandelt wird, kann es zu Gehirnschäden oder sogar zu Todesfällen kommen.[12] Für den kindlichen Organismus ist es schwer, sich von dieser giftigen Substanz zu befreien, Licht jedoch zerlegt sie in harmlose Bestandteile, die dann vom Körper ohne weiteres ausgeschieden werden. Der Zusammenhang zwischen Sonneneinstrahlung und Neugeborenen-Gelbsucht wurde zum ersten Mal in den fünfziger Jahren bemerkt[13] und 1968 durch die klinischen Studien von Dr. Jerold Lucey an der Universität von Vermont bestätigt.[14] Lucey konnte die Bilirubinwerte gelbsüchtiger Babys ausnahmslos auf ein harmloses Niveau senken, indem er sie mehrere Tage mit Vollspektrumlicht oder blauem Licht bestrahlte. Vor dieser Entdeckung wurde diese Störung im allgemeinen mit dem riskanten Verfahren der Austauschtransfusion behandelt.[15] Heute wird sie meist mit blauem Licht behandelt, obwohl sich auch Sonnenlicht und Vollspektrumlicht (künstliches Licht, das das Spektrum der Sonne weitgehend imitiert) als wirksam erwiesen haben. Diese Anwendungen sind meines Erachtens weniger riskant und natürlicher.

Manche Forscher meinen, Neugeborenen-Gelbsucht sei auf die «Unreife» der kindlichen Organe zurückzuführen. Möglicherweise sei die Leber nicht ausreichend entwickelt, um Giftstoffe aus dem Körper zu entfernen. Andere glauben, daß das Problem durch den Mangel an Sonnenlicht in den modernen, oft fensterlosen Säuglingsstationen ausgelöst wird. Da die Entgiftungsfähigkeit der Leber je nach Lichtverhältnissen unterschiedlich ist, bleibt es weiterhin offen, ob Neugeborenen-Gelbsucht tatsächlich auf Leberunreife zurückzuführen oder ob sie eine direkte Reaktion des Säuglings auf Lichtentzug ist. Man sollte jedoch den Lebensstil der Eltern nicht außer acht lassen: 1900 arbeiteten noch mehr als 75 Prozent der US-amerikanischen Bevölkerung im Freien, 1970 waren es weniger als 10 Prozent.[16] In den letzten 20 Jahren dürfte ihre Zahl weiter stark gesunken sein. Machen wir uns alle selber krank, indem wir die Bedeutung des natürlichen Lichts in unserer alltäglichen Umgebung ignorieren?

Blaues Licht gegen Arthritis

Dasselbe Licht, das erfolgreich zur Behandlung von Neugeborenen-Gelbsucht eingesetzt wird, hat sich auch als
wirksames Mittel zur Schmerzreduzierung bei Personen
mit rheumatischer Arthritis erwiesen. Dr. Sharon McDonald von der San Diego State University School of Nursing
hat 1982 eine Untersuchung an 60 Frauen mittleren Alters
durchgeführt, die alle unter rheumatischer Arthritis litten.[17]
Ziel der Studie war, die Beziehung zwischen subjektiver
Schmerzintensität und Bestrahlung mit gewissen Anteilen
des sichtbaren Lichtspektrums zu bestimmen. Dr. McDonald benutzte zu diesem Experiment einen einfachen Kasten mit einer gewöhnlichen Glühbirne, deren Licht durch
einen blauen Filter schien. In diesen Kasten mußten die
Versuchspersonen für eine bestimmte Zeitdauer (bis zu 15
Minuten) die Hände schieben, so daß sie mit blauem Licht
bestrahlt wurden. Obwohl nur kurzfristig bestrahlt, erfuhren die meisten Versuchspersonen eine signifikante
Schmerzreduzierung. Aufgrund dieser Ergebnisse schloß
Dr. McDonald, daß die Linderung sowohl auf die Bestrahlung mit blauem Licht als auch auf die Dauer der Bestrahlung zurückzuführen war. Je länger die Dauer der Bestrahlung, desto größer war die Wahrscheinlichkeit, daß die
Schmerzen zurückgingen. Ich kann diese Ergebnisse aus
persönlicher Erfahrung bestätigen, weil ich die arthriti-
schen Hände meiner Mutter mit einem ähnlichen Filter
und ähnlichem Erfolg behandelt habe.

Rotes Licht stoppt Migräne

Rotes Licht hingegen, also Licht vom anderen Ende des sichtbaren Spektrums, hat sich kürzlich als sehr wirksam in der Behandlung von Migränekopfschmerz erwiesen. Dr. John Anderson verfolgte bis zu zwei Jahre lang, wie sich die Behandlung mit blinkenden roten Lichtern auf die Intensität der Beschwerden von Migränepatienten auswirkte.[18] Dazu benutzte er eine Spezialbrille, die mit unterschiedlicher Geschwindigkeit abwechselnd rote Lichtimpulse auf die Augen der Versuchspersonen schickte. Bei 72 Prozent der Patienten verschwand darauf der starke Migränekopfschmerz innerhalb einer Stunde nach Beginn der Behandlung. Von den übrigen 28 Prozent (deren Migräneschmerzen nicht völlig verschwanden), berichteten 93 Prozent, daß sie sich immerhin besser fühlten. Anderson führt diese Erfolge zum Teil darauf zurück, daß die Patienten selbst Frequenz und Helligkeit der Blinklichter so einstellen konnten, daß sie sie als beruhigend empfanden. Die meisten Patienten fanden ein intensives, rasch blinkendes Licht am angenehmsten. Beeindruckende Ergebnisse, wenn man bedenkt, wie unerträglich Migränekopfschmerzen für die Betroffenen sein können und wie lange die Attacken oft dauern.

Strafgefangene in Rosa, Sportler in Rot

Eine weitere Neuerung aus den letzten Jahren ist die in den USA weitverbreitete Gestaltung von Gefängniszellen in Kaugummirosa, um die Häftlinge ruhig zu halten.[19-23] Man hat diese rosafarben gestrichenen Zellen in Gefängnissen, im Jugendstrafvollzug und ähnlichen Einrichtungen immer wieder getestet. Die Ergebnisse waren jedesmal erstaunlich. Einigen Quellen zufolge geht dadurch die Muskelkraft der Häftlinge innerhalb von 2,7 Sekunden deutlich zurück. Die Wirkung des Baker-Miller-Rosas (bzw. Kaugummirosas) ist eher körperlich als psychisch. Diese Farbe beruhigt erwiesenermaßen innerhalb weniger Minuten auch die angespanntesten Nerven. Während es früher keine Alternative zu nackter Gewalt und Beruhigungsdrogen gab, benutzt man heute rosa Zellen, um dem Auftreten von aggressivem Verhalten und Unruhen vorzubeugen. Als Pionier dieser Methode gilt der Psychologe Alexander Schauss aus Tacoma/Washington. Heute befürwortet man die Verwendung von Baker-Miller-Rosa in Strafvollzugsanstalten in aller Welt.

Außerdem setzt man rotes und blaues Licht zur Leistungsverbesserung von Sportlern ein.[24] Eine jüngere Studie an einer Universität in Texas ergab, daß rotes Licht beim Betrachter die Muskelkraft um 13,5 Prozent erhöht und 5,8 Prozent mehr elektrische Aktivität in den Armmuskeln der Betrachter auslöst als andere Lichtverhältnisse. Diese Untersuchung läßt vermuten, daß ein kurzes Betrachten der Farbe Rot sportliche Leistungen fördert, bei denen eine kurzzeitige schnelle Energiefreisetzung gefordert ist, während die Farbe Blau Leistungen fördert, die auf einer kontinuierlichen längerfristigen Energiefreisetzung beruhen. Diese Untersuchungen lassen darauf schließen, daß spezifische Farben nicht nur Stimmung und Leistung beeinflussen, sondern auch physiologische Funktionen. Was aber geschieht auf der Zellebene, wenn unsere Gemütsverfassung und unsere Vitalfunktionen durch Farben beeinflußt werden?

Licht und Veränderungen in den Körperzellen

In seinem Film *Exploring the Spectrum* hat John Ott eine der tiefgreifendsten und offensichtlichsten Auswirkungen von Farbe auf lebende Organismen festgehalten. Ott beobachtete mit Hilfe eines Mikroskops die Bewegungsmuster der Chloroplasten, d. h. der chlorophyllhaltigen Zellbestandteile, in den Zellen des Elodea-Grases und stellte fest, daß bei natürlicher Sonneneinstrahlung alle Chloroplasten ein typisches Strömungsmuster einhielten und sich geordnet in der Zelle bewegten. Wurde das Licht jedoch durch normales Glas gefiltert, das bekanntlich den UV-Anteil herausnimmt, oder wurde eine normale Glühbirne ohne UV-Anteil als Lichtquelle verwendet, verloren viele der Chloroplasten ihr normales Strömungsmuster und blieben als träger Klumpen an einem Ende der Zelle hängen.[25]

Bestrahlte man die Chloroplasten mit Licht, das durch einen für einige längerwellige Frequenzen durchlässigen Rotfilter gegeben wurde, blieben manche der Chloroplasten bei ihrem normalen Strömungsmuster, andere verloren das Muster ganz und gar, und eine dritte Gruppe schuf sich «Abkürzungen» innerhalb des Musters. Bei Verwendung eines Blaufilters, der nur die kürzeren Frequenzen durchläßt, blieben wieder einige Chloroplasten bei ihrem normalen Muster, andere verloren das Muster, und diejenigen, die zuvor die Abkürzung gewählt hatten, bewegten sich nun zu einem anderen Ausgangspunkt, bevor sie die Abkürzung nahmen. Sobald John Ott aber der Lichtquelle, die die Chloroplasten unterm Mikroskop bestrahlte, langwelliges ultraviolettes Licht hinzufügte, so daß es dem Spektrum des Sonnenlichts näher kam, kehrten *alle* Chloroplasten zu ihrem Normalverhalten zurück.

Am Ende des Tages wird die Bewegung der Chloroplasten, ganz wie die der Menschen, allmählich langsamer und hört schließlich ganz auf, worauf sie die ganze Nacht reglos verharren. Sie brauchen diese Ruheperiode, um am nächsten Tag wieder auf die Energie des Lichts reagieren und ihr normales Strömungsmuster wiederaufnehmen zu können. So scheint es, daß die normalen Prozesse der Photosynthese und der daraus resultierenden Zellchemie in Pflanzen durch eine Veränderung der Lichtquelle beeinflußt werden.

Diese Auswirkungen von Licht auf Pflanzenzellen wurden bei Studien an der Universität Freiburg im Breisgau bestätigt.[26] Die Untersuchungen ergaben, daß falsches Licht eine Pflanze buchstäblich verkrüppeln kann, während sie unter der richtigen Lichteinstrahlung normal wächst.

In weiteren Studien an Pigmentepithelzellen aus der Netzhaut von Kaninchenaugen beobachtete Dr. Ott, daß auch hier die Filterung des normalen Sonnenlichts zu abnormen Zellfunktionen führte. Bei Verwendung eines Blaufilters führten die Zellen alle möglichen Verdrehungen aus, während ein Rotfilter offensichtlich zur Zellwandschwächung, Zellwandruptur und schließlich zum Tod der Zelle führte. Wäre es denkbar, daß Verdrehungen der Zelle die mikroskopische Entsprechung zu abweichendem menschlichem Verhalten wie Hyperaktivität und Angstzuständen sind? Könnten Schwächen der Zellwand in Zusammenhang mit Immunschwächen stehen? Die Beobachtungen von John Ott sind jedenfalls ein klarer Beweis für die lebensverändernden Wirkungen bestimmter Lichtfrequenzen auf die Zellen von Pflanzen und Tieren.

Die von Dr. Ott untersuchten Zellveränderungen ähneln weitgehend bestimmten Mustern menschlichen Verhaltens. Manche Leute bleiben eher bei dem ihnen vertrauten Muster, andere halten sich plötzlich überhaupt nicht mehr an ihr bisheriges Muster, und wieder andere nehmen Abkürzungen durch das Muster. Sind diese unterschiedlichen Verhaltensweisen durch die unterschiedlichen Lichtverhältnisse, in denen sie leben, begründet oder durch individuelle biologische Empfänglichkeit für spezifische Anteile des Lichtspektrums? Da die meisten Menschen sehr viel Zeit bei künstlicher Beleuchtung verbringen, also auf das sogenannte Spektrum der Sonne verzichten müssen, würde es mich nicht wundern, wenn manche Unterschiede in Verhalten und Physiologie zum Teil auf die unterschiedliche Beziehung der Menschen zum Licht in ihrer Umgebung zurückzuführen wären. Das gewohnheitsmäßige Tragen von Sonnenbrillen zum Beispiel könnte ernste Probleme auslösen, deren wir uns noch gar nicht bewußt sind. Das Thema künstliche Beleuchtung und ihre Auswirkungen auf Physiologie und Verhalten verdient offensichtlich nähere Betrachtung. Wenn wir zuviel Zeit unter künstlicher Beleuchtung verbringen, setzen wir uns womöglich einer gravierenden *Fehlbeleuchtung* aus, ähnlich wie eine unausgewogene Zusammensetzung der Nahrung *Fehlernährung* verursacht.

5
Schlechte Beleuchtung –
die alltägliche Katastrophe

Die meisten von uns werden in dem Glauben erzogen, Leben und Lernen seien schwierig und unsere Ziele nur dann erreichbar, wenn man seinen Verstand ständig voll darauf konzentriert. Alle möglichen Dinge seien nur zu bewältigen, wenn wir uns ständig darum kümmern. Deshalb kommen sie uns kompliziert und unerreichtbar vor. Viele Menschen jagen ihr ganzes Leben hinter geistigen Vorstellungen her, anstatt die Realität des Lebens zu beachten. Fortwährend führen wir imaginäre Kriege gegen nichtvorhandene Ursachen von Geschehnissen, die wir mißverstehen, und übersehen dabei das Naheliegendste. Wenn wir den Blick auf etwas Bestimmtes richten, verpassen wir häufig Wichtiges, das nur am Rand unseres Blickfeldes erscheint. Andererseits können viele Menschen aus eigener Erfahrung bestätigen, daß gerade die Dinge im Leben am schönsten und bedeutsamsten sind, die wir entdecken, wenn wir nicht danach suchen.

Dieser allgemeine Mangel an Gespür für das Wichtigste hat zur Vergiftung der Grundelemente des Lebens geführt: Licht, Luft, Nahrung und Wasser. Wie kann man nur Dinge, deren Notwendigkeit so offenkundig ist, derart mißachten? Es wird immer deutlicher, daß viele Beschwerden des Menschen direkt darauf zurückzuführen sind, daß wir die lebenserhaltende Rolle dieser Grundelemente unterschätzen. In letzter Zeit ist uns bewußt geworden, daß wir ständig verschmutzte Luft einatmen, vergiftete Nahrung und unreines Wasser zu uns nehmen. Der offensichtlichste Nährstoff von allen aber, das Licht, wurde bisher meistens übersehen.

Die Bekämpfung von Luftverschmutzung, Wasserverschmutzung und Fehlernährung gehört zu den zentralen Fragen unserer Gesellschaft. Wer aber kümmert sich um die weitverbreitete *Fehlbeleuchtung* (engl.: *malillumination*, ein Begriff von John Ott)? So wie eine falsche Zusammensetzung der Nahrung Fehl- oder Mangelernährung verursacht, so kann falsche «Lichtdiät» zu Fehlbeleuchtung oder Beleuchtungsmangel führen. Fehlernährung und Fehlbeleuchtung sind gleichermaßen abträglich für unsere Gesundheit. Wenn Licht der wesentliche «Nährstoff» ist, auf dem alles Leben basiert, dann ist es nur logisch, daß schlechte oder unvollständige Beleuchtung jeden Bereich menschlichen Lebens signifikant beeinflussen kann. Sind die, die vor der Fehlbeleuchtung warnen, übereifrige «Spinner», oder muß man ihre Warnungen bitterernst nehmen?

Wenn wir den Einfluß des Lichts auf unsere Gesundheit begreifen wollen, müssen wir zunächst die Bestandteile des Sonnenlichts mit dem künstlichen Licht vergleichen, dem wir im Alltag ausgesetzt sind. Licht besteht aus wellenförmiger Strahlungsenergie. Gemessen wird es nach Wellenlänge, also nach dem Abstand zwischen den aufeinanderfolgenden Wellengipfeln. Wie bereits erwähnt, hat das sichtbare Licht Wellenlängen von 400 bis 700 Nanometer. Gammastrahlen, Röntgenstrahlen und ultraviolette Strahlung haben Wellenlängen unter 400 Nanometer; Infrarotlicht, Mikrowellen und Radiowellen haben Wellenlängen über 700 Nanometer. Das Sonnenlicht umfaßt alle diese unterschiedlichen Wellenlängen und liefert das gesamte elektromagnetische Spektrum, unter dem sich alles Leben auf diesem Planeten entwickelt hat.

Bis 1879, als Edison die Glühbirne erfand, verbrachten die Menschen die meiste Zeit im Freien und erhielten jeden Tag eine ausreichende Dosis natürliches Vollspektrumlicht von der Sonne. Zwar bedeutete Edisons Erfindung einen Quantensprung nach vorn für die Entwicklung der Technik, gleichzeitig aber bewirkte sie, daß die Menschen die Achtung vor den natürlichen Hell-Dunkel-Zyklen verloren und begannen, «die Kerze von beiden Seiten abzubrennen». Je weiter sich Glühbirnen und Elektrizität verbreiteten, desto mehr wurde das Leben hinter die Wände der Häuser verlegt. Die Zeitspanne, in der die Menschen vom natürlichen Vollspektrumlicht bestrahlt wurden, nahm drastisch ab.

Licht in unserer Umwelt

Die drei heutzutage vornehmlich gebräuchlichen Formen künstlicher Beleuchtung sind Glühbirnen, fluoreszierendes Licht, Quecksilber- und Natriumhochdrucklampen.

Die Glühbirne ist heutzutage nicht mehr unbedingt birnenförmig, aber immer noch mit einem Schraubgewinde versehen, und sie wird in unseren Wohnungen am meisten eingesetzt. Die Strahlungsquelle ist dabei ein glühender Faden aus Wolfram. Die Glühbirne gibt die Anteile des sichtbaren Lichtspektrums ziemlich vollständig wieder, hat jedoch Mängel im Blaubereich, enthält praktisch kein ultraviolettes Licht, betont den Gelb- und Rotbereich des Spektrums und setzt einen Großteil ihrer Energie in Form von Infrarotstrahlung bzw. Hitze frei.

Fluoreszierende Lichtquellen in Form von Leuchtstoffröhren sind vorwiegend in Schulen, Krankenhäusern, Geschäfts- und Büroräumen sowie in Industrieanlagen zu finden. Anders als Glühbirnen erzeugen fluoreszierende

Lampen das sichtbare Licht über nichtthermische Mechanismen. Fluoreszierende Lichtquellen können unterschiedliche Arten von Licht erzeugen, je nach den Phosphorverbindungen, also den fluoreszierenden Substanzen, die sie enthalten. Typischerweise erzeugen sie allerdings ein ziemlich verzerrtes Lichtspektrum, das nur einen begrenzten Teil des Gesamtspektrums enthält. Das am meisten verwendete «kühlweiße» fluoreszierende Licht weist gerade in den Bereichen des Spektrums die größten Defizite auf, in denen die Sonnenstrahlung am stärksten ist, nämlich im Rot- und im Blau-Violett-Bereich. Fluoreszierendes *Vollspektrum*licht hingegen ist die überzeugendste derzeit kommerziell verfügbare Annäherung ans Licht der Sonne. Es ist das Beste, was die Lichttechnologie von heute zu bieten hat. Seine Eigenschaften werden später in diesem Kapitel ausführlich erörtert.

Hochdrucklampen erzeugen ein sehr helles orangerotes oder blaues Licht und werden vor allem im Freien als Straßenbeleuchtung und zur Sicherung von Gefahrenzonen und Bereichen mit hoher Kriminalität eingesetzt.

Licht und menschliche Leistungsfähigkeit

Die meisten Menschen verbringen ihre Wachstunden größtenteils im Inneren von Gebäuden und streichen damit das Sonnenlicht gewissermaßen von ihrem täglichen Speisezettel. Deshalb möchte ich jetzt näher auf die Auswirkungen dieses Stubenhockerdaseins auf Gesundheit, Leistungsfähigkeit und allgemeines Wohlbefinden des Menschen eingehen. Die vielleicht umfassendste und leider zugleich am wenigsten bekannte Untersuchung zu den Auswirkungen von Licht (und anderen Faktoren) auf Funktion und Entwicklung des menschlichen Organismus war die Pionierarbeit von Dr. Darell Boyd Harmon im Rahmen des Programms «The Coordinated Classroom».[1] Harmons Arbeiten reichen bis ins Jahr 1938 zurück, als die texanischen Gesundheitsbehörden ein langfristiges Forschungsprogramm zur kindlichen Entwicklung ins Leben riefen. Die Ziele dieses Programms waren der Schutz und die Förderung der Gesundheit von Schulkindern.

Der erste Schritt der Untersuchung bestand darin, daß man sich einen umfassenden Überblick über sämtliche körperlichen und/oder psychischen Probleme verschaffte, unter denen die untersuchten Kinder litten. Auch Faktoren in der schulischen Umgebung, die mit diesen Schwierigkeiten zusammenhängen konnten, wurden in die Beobachtung einbezogen. In den ersten drei Jahren wurden mehr als 160 000 Schulkinder im Hinblick auf Gesundheitsstörungen und schulische Probleme überwacht und die räumlichen Gegebenheiten in mehr als 4000 Klassenzimmern untersucht. Schon bei erster Sichtung der Daten zeigte sich, daß mehr als die Hälfte der Kinder bei Abschluß der Grundschule im Durchschnitt unter zwei erkennbaren und zugleich vermeidbaren Mangelerscheinungen litten. Als man diese Mangelerscheinungen mit Umgebungsfaktoren verglich, stellte sich heraus, daß viele Schwierigkeiten mit bestimmten Körperfunktionen zusammenhingen, die durch den Lichteinfall in die Augen beeinflußt werden. Auf dem Hintergrund dieser Erkenntnisse leitete man 1942 weitere intensive Forschungen ein, um Möglichkeiten zur Kontrolle solch nachteiliger Faktoren in der schulischen Umgebung zu finden. 1946 begann man auf der Basis aller bisher gesammelten Daten mit der Planung eines technisch hervorragend ausgestatteten Forschungszentrums, in dem ermittelt werden sollte, welche Beleuchtung, Sitzposition und farbliche Gestaltung Voraussetzung für maximale schulische Leistung bei minimaler Anstrengung wären.

Nach Abschluß der Vorarbeiten wurde eine der untersuchten Schulen entsprechend umgestaltet und ein sechsmonatiger Test eingeleitet.

Bewertet wurden ausgewählte gesundheitliche Beschwerden – einmal zum Beginn der Studie und ein zweites Mal nach Ablauf der sechs Monate. Dabei ergab sich ein beachtlicher Rückgang in mehreren typischen Problembereichen:

Problembereich	Ausmaß des Rückgangs
Sehstörungen	65 %
Ernährungsprobleme	47,8 %
chronische Infektionskrankheiten	43,3 %
Haltungsstörungen	25,6 %
chronische Erschöpfung	55,6 %

Neben diesen offenkundigen Verbesserungen des körperlichen Wohlbefindens wurden vergleichbare Ergebnisse bezüglich der schulischen Leistung beobachtet, obwohl man keinerlei Versuch unternommen hatte, den Lehrplan oder die pädagogische Methodik zu ändern. Harmons Studie ist von großer Bedeutung, da sie sich mit den häufig übersehenen organischen Bedürfnissen von Kindern in Lernsituationen befaßt. Die meisten Forscher betrachten den Lehrplan als wichtigsten Faktor. Die Untersuchung bewies nun eindeutig einen Zusammenhang zwischen schulischer Umgebung, Gesundheit und Lernfähigkeit. Allerdings achtete man im Rahmen dieser Studie eher auf die Verteilung des Lichts als auf dessen Qualität.

Vollspektrumlicht – die Arbeiten von John Ott

Wenn es um Lichtqualität und die Bedeutung des Lichts
für das Wohlbefinden aller lebenden Organismen geht,
müssen an erster Stelle die bahnbrechenden Forschungsarbeiten von Dr. John Ott genannt werden. Ursprünglich
Bankkaufmann, machte Ott später sein Hobby, die Zeitraf-
ferphotographie, zum Beruf und begann, sich ausschließlich mit der Ökologie des Lichts zu befassen. Seine Pionierarbeiten über die Wirkung verschiedener Lichtquellen auf
Pflanzen, Tiere und Menschen könnten sich als eine der
wichtigsten Entdeckungen dieses Jahrhunderts erweisen.

Bei Zeitrafferaufnahmen im Auftrag von Walt Disney
beobachtete Ott, daß die Sprossen von Kürbissamen unter
fluoreszierendem Licht nicht zu voller Reife gelangten,
während sie bestens gediehen, wenn man der Lichtquelle
ultraviolettes Licht beifügte.[2] Später beschäftigte er sich
auch mit dem Einfluß von verschiedenem Licht auf Tiere.
In Untersuchungen während der fünfziger und sechziger
Jahre maß er die Lebenserwartung von Labortieren, die
unter verschiedenen Formen fluoreszierenden Lichts gehalten wurden, im Vergleich zu Tieren, die bei natürlichem,
ungefiltertem Tageslicht lebten. Solche Experimente fanden gleichzeitig an mehreren renommierten medizinischen
Fakultäten und Forschungskliniken statt. Dabei wurden
ausnahmslos dramatische Unterschiede in der Lebenserwartung der Versuchstiere beobachtet. Mäuse zum Beispiel, die beim Licht von rosafarbenen oder tageslicht-
weißen fluoreszierenden Röhren gehalten wurden, lebten
im Durchschnitt 7,5 bzw. 8,2 Monate. Ihre Artgenossen
hingegen, die unter natürlichem, ungefiltertem Licht leben
durften, waren wesentlich gesünder und lebten im Durchschnitt 16,1 Monate.[3]

Aus den Ergebnissen dieser Studien und anderer Untersuchungen schloß Ott, daß natürliches Licht für Leben und Gesundheit von Tieren ebenso wichtig ist wie für Pflanzen. Sodann empfahl er dem Hersteller Duro-Test den Bau einer modifizierten Leuchtstoffröhre, die dem vollen Spektrum des natürlichen Sonnenlichts näher kam. Nach Otts Vorstellungen sollte dies durch den Zusatz einer Phosphorverbindung geschehen, die drei Typen ultravioletter Strahlung in annähernd denselben Relationen erzeugen konnte, wie sie im Sonnenlicht vorhanden sind. Angeregt durch die inspirierten Forschungen John Otts gelang Duro-Test die Entwicklung der ersten Vollspektrum-Leuchtstoffröhre, *Vita-Lite.*

Die Wirkung von Vollspektrumlicht auf den Menschen

Die Entwicklung einer künstlichen Beleuchtung mit vollem Lichtspektrum war ein großer Schritt in die richtige Richtung. Nun erforschte Ott weiter die abträglichen Auswirkungen von falscher Beleuchtung auf die menschliche Gesundheit und Leistungsfähigkeit. 1973 führte er in Zusammenarbeit mit dem *Environmental Health and Light Research Institute* in Sarasota/Florida eine Untersuchung in vier Klassenzimmern für Erstkläßler durch. Alle vier Klassenzimmer besaßen keine Fenster, in zwei davon installierte man Vollspektrum-Leuchtstoffröhren mit speziellen Strahlenschutzvorrichtungen, in den beiden anderen normale kühlweiße fluoreszierende Röhren. Sodann wurden mit Hilfe versteckter Zeitrafferkameras in zufälliger Folge Aufnahmen von Schülern und Lehrern gemacht. Die Lehrer wußten zwar von dem Experiment, doch weder sie noch die Schüler hatten eine Ahnung, wann sie photographiert wurden. Die photographische Dokumentation war eindeutig: Unter der kühlweißen Beleuchtung kam es bei einigen Schülern zu Hyperaktivität, Erschöpfung, Reizbarkeit und Aufmerksamkeitsstörungen. In den Klassenräumen mit Vollspektrumbeleuchtung hingegen verbesserten sich Betragen, Beteiligung und schulische Leistung innerhalb eines Monats nach Installation der Beleuchtungskörper erheblich. Außerdem wurden dank der Vollspektrumbeleuchtung einige Kinder mit Lernstörungen und extremer Hyperaktivität merklich ruhiger und überwanden teilweise ihre Lese- und Lernprobleme.

Bei den Kindern, die in Räumen mit Vollspektrumbeleuchtung arbeiteten, war die Häufigkeit von Zahnkaries um ein Drittel geringer als bei den Kindern, die in Räumen mit normalem fluoreszierendem Licht lernten. Zu ähnlichen Ergebnissen im Hinblick auf die Karieshäufigkeit kamen I. M. Sharon, R. P. Feller und S. W. Burney.[4] Bei Goldhamstern, die 15 Wochen unter kühlweißem fluoreszierendem Licht gehalten wurden und eine karieserzeugende zuckerreiche Diät erhielten, fanden sie fünfmal soviel Karies wie bei Hamstern, die bei gleicher Ernährung 15 Wochen unter Vollspektrumbeleuchtung verbrachten. Überdies war der Zahnverfall unter kühlweißer Beleuchtung zehnmal stärker als unter Vollspektrumbeleuchtung. Diese Ergebnisse überraschen nicht, da schon in den dreißiger Jahren Beobachtungen an einer großen Gruppe von Kindern zeigten, daß Zahnkaries weit häufiger während der Schulzeit (also in Herbst, Winter und Frühjahr) auftrat als in den sommerlichen Ferienmonaten. Auch war eine direkte Beziehung zwischen Karieshäufigkeit und Sonneneinstrahlung in der jeweiligen geographischen Region, in der die Kinder lebten, zu beobachten.[5/6] *Je mehr Sonne, desto weniger Karies.*

Vollspektrumlicht und Cholesterinhaushalt

Vor kurzem wurde die Geflügelindustrie auf die Vorteile der Hühnerzucht unter Vollspektrumlicht aufmerksam.[7] Erste Ergebnisse deuten darauf hin, daß Hühner, die unter Vollspektrumbeleuchtung aufwachsen, weit besser als ihre unter anderer künstlicher Beleuchtung aufgezogenen Artgenossen gedeihen. Sie leben doppelt so lange, legen mehr Eier, sind weniger aggressiv, und ihre Eier enthalten ca. 25 Prozent weniger Cholesterin.[8] Daß die Eier von Hühnern, die bei Vollspektrumlicht leben, weniger Cholesterin enthalten, wundert nicht, wenn man weiß, daß auch beim Menschen die Cholesterinwerte unter dem Einfluß von Sonnenlicht sinken. Vielleicht ließen sich die durch hohe Cholesterinwerte verursachten Gesundheitsstörungen der Menschen deutlich vermindern, wenn das Vieh nicht in den heute üblichen sonnenlosen Mastfabriken zusammengepfercht würde, sondern im Freien unter natürlichem Sonnenlicht leben dürfte.

Vielleicht wären auch unsere Cholesterinwerte niedriger und unser allgemeiner Gesundheitszustand besser, wenn wir mehr Zeit im Freien verbrächten und drinnen Vollspektrumlicht benutzten. Man weiß heute, daß maßvolle Sonnenbestrahlung die Cholesterinwerte rasch und signifikant verringert.[9] Die Bedeutung dieser Information wird erst recht klar, wenn man bedenkt, daß etwa 50 Prozent aller Todesfälle in diesem Land auf Herz-Kreislauf-Erkrankungen zurückgehen, die bekanntlich in vielen Fällen mit überhöhten Cholesterinwerten einhergehen.[10]

Vollspektrumlicht im Vergleich zu Teilspektrumlicht

1980 führte Professor Hollwich eine Untersuchung durch, bei der er die Wirkungen von Bestrahlung mit sehr hellem kühlweißem Kunstlicht (also Teilspektrumlicht) mit denen einer Bestrahlung mit sehr hellem Kunstlicht mit Vollspektrum verglich.[11] Dabei beobachtete er bei den mit kühlweißem Licht bestrahlten Versuchspersonen deutliche Veränderungen im endokrinen System, nämlich einen steilen Anstieg der Streßhormone ACTH (Corticotropin) und Cortisol, wie er sonst nur in Streßsituationen zu beobachten ist. Bei den mit Vollspektrumlicht bestrahlten Versuchspersonen traten derartige Veränderungen nicht auf. Die Bedeutung dieser Erkenntnisse wird noch klarer, wenn man mehr über die Funktion von ACTH und Cortisol weiß. Diese Stoffwechselhormone spielen eine wesentliche Rolle in den verschiedensten Funktionen des gesamten Organismus und stehen in engem Zusammenhang mit Streßreaktionen. Da sie bei Streß verstärkt ausgeschüttet werden und da sie beide wachstumshemmend wirken, hätte man hier eine mögliche Erklärung für die Tatsache, daß Dauerstreß das Körperwachstum von Kindern hemmt. Die Ergebnisse von Hollwich sind eine klare Bestätigung für die Beobachtungen John Otts und anderer von körperlicher Erregung, Erschöpfung und reduzierter Lernfähigkeit bei Kindern, die den ganzen Schultag unter Kunstlicht verbringen müssen. Hollwich kommt zu dem Schluß, daß der Grad der biologischen Störung und die daraus resultierende mangelhafte Anpassungsfähigkeit des Verhaltens in direkter Relation zu der unterschiedlichen spektralen Zusammensetzung der künstlichen Lichtquelle bzw. natürlichen Lichts stehen.

Besonders auffallend ist die Schwäche von kühlweißen

Leuchtstoffröhren am roten und am blauvioletten Ende des Spektrums. Möglicherweise erklärt dies, warum Farbtherapeuten oft eine Kombination der Farben Rot und Blau-Violett zur emotionalen Stabilisierung einsetzen. Hollwichs Arbeit bestätigt jedoch nicht nur die biologische Bedeutung von Vollspektrumbeleuchtung, sondern beweist einmal mehr die Wichtigkeit bestimmter Farben, indem sie zeigt, was geschieht, wenn diese Farben in unserem Alltag fehlen. Aufgrund der Resultate von Hollwich und anderen sind kühlweiße Leuchtstoffröhren in deutschen Krankenhäusern und anderen medizinischen Einrichtungen gesetzlich verboten.

Solche Forschungsergebnisse sind sicher sehr beeindruckend. Was aber das Thema «Bewußtseinsveränderung» betrifft, so geht nichts über die persönliche Erfahrung des einzelnen. Neulich erreichte mich ein Bericht über eine derartige Erfahrung:

Mitte der siebziger Jahre, während der durch angebliche Ölknappheit hervorgerufenen Energiekrise, arbeitete ich als Berater beim Arbeitsamt. Damals verordnete die Regierung als Sparmaßnahme, daß jede zweite Leuchtstoffröhre der Deckenbeleuchtungen einfach herausgenommen werden sollte. Anfangs kam mir das ungewohnte Dämmerlicht bedrückend vor, dann aber bemerkte ich, daß auch der Geräuschpegel zurückgegangen war: Wir schienen alle leiser und artikulierter zu sprechen. Die Besucher, die ja manchmal lange warten mußten, schienen uns gegenüber weniger feindselig eingestellt zu sein – egal, ob es um die Zahlung von Arbeitslosengeld oder um Beratung für den weiteren beruflichen Weg ging. Auch der Geräuschpegel im Warteraum war gesunken. Als Feierabend war, fühlte zumindest ich mich längst nicht so müde wie sonst. Ich weiß noch, wie ich mit ein paar Kollegen darüber sprach. Sie hatten dieselbe Empfindung, klagten aber über das «graue Licht». Auch mit meinem Chef sprach ich über diese willkommene Veränderung und schlug ihm vor, er sollte bei der Regierung anfragen, ob die Neonbeleuchtung nicht auf Dauer eingeschränkt werden könnte, weil wir dann alle mehr leisten würden. Er sagte mir, ich sollte deswegen keinen Aufstand entfachen, und sobald die «Krise» vorbei war, gingen die Lichter wieder an, und der Lärm, die verärgerten Stimmen und das müde Gefühl um die Mittagszeit kehrten ebenfalls zurück.[12]

In der Zwischenzeit hat man festgestellt, daß Vollspektrumbeleuchtung am Arbeitsplatz signifikant weniger Streß auf das Nervensystem ausübt als normales kühlweißes fluoreszierendes Licht und die Zahl der krankheitsbedingten Ausfalltage vermindert. Das scheint dafür zu sprechen, daß Vollspektrumlicht in der Lage ist, das Immunsystem ebenso zu stärken wie natürliches Sonnenlicht.

Der Einsatz von Licht zur Revitalisierung von Nahrung und Wasser

Wenn Vollspektrumlicht solch positive Wirkungen auf den Körper hat, wie ist dann sein Einfluß auf andere grundlegende Elemente des Lebens, wie etwa Wasser und Nahrung? Mit dieser Frage hat sich Orie Bachechi aus Albuquerque/New Mexico jahrelang beschäftigt. Schließlich gelang ihm die Entwicklung eines sehr interessanten Geräts namens *Kiva-Licht*, bei dem ein modifiziertes Vollspektrumlicht zur Revitalisierung von Nahrung und Wasser verwendet wird.[13] Bachechi behauptet, sein Kiva-Licht könne Wasser derartig umstrukturieren, daß es dem Wasser an den Zellmembranen des gesunden menschlichen Körpers entspreche. Das in Krebszellen und anderen geschädigten Zellen vorhandene Wasser sei anders strukturiert. Außerdem würden durch den Strukturierungsvorgang der pH-Wert des Wassers, der abhängig ist von den darin enthaltenen Mineralien, ausgeglichen und die Gefrier- und Siedeeigenschaften des Wassers, sein Geschmack und der Geschmack darin gekochter Nahrungsmittel merklich verändert. Bachechi empfiehlt, alle Nahrungsmittel unter Kiva-Licht zuzubereiten. Er hat beobachtet, daß dieses Licht eine tiefgreifende «energetisierende und ausgleichende» Wirkung auf Nahrungsmittel hat, die sich auf diejenigen überträgt, die es zu sich nehmen. Wenn es stimmt, daß Kiva-Licht Wasser so umstrukturiert, daß es dem Wasser von gesunden Zellen entspricht, muß man sich fragen, wie es um das Wasser im Körper derer bestellt ist, die den Großteil des Tages unter Lichtquellen verbringen, denen ein beträchtlicher Teil des Sonnenlichtspektrums fehlt. Ist dies ein weiterer krankheitsfördernder Faktor? Zwar habe ich persönlich Bachechis Kiva-Licht nicht ausprobiert, kann aber aufgrund eigener Erfahrungen mit Vollspektrumlicht und Lebensmitteln seine Ergebnisse bestätigen.

Wenn das Fehlen bestimmter, natürlich vorkommender Bestandteile des Lichtspektrums zu einer Minderung unserer physiologischen, emotionalen und intellektuellen Funktionen führt, müssen diese Bestandteile des Lichts eine wesentliche Rolle für die richtige Funktion aller lebenden Organismen spielen. Indem wir die Rolle des Lichts in unserem Leben weiter erkunden und verstehen lernen, werden auch seine Anwendungsmöglichkeiten zur Heilung und Krankheitsvorbeugung klarer werden. In historischen Zeugnissen und wissenschaftlichen Studien finden wir zahllose Bestätigungen für die gesundheitsfördernden

Eigenschaften von Licht. Aufgrund seines nachgewiesenen Einflusses auf Pflanzen und seiner anregenden und regulierenden Wirkung auf die am höchsten entwickelten neurologischen Zentren des Menschen muß man dem Licht eine zentrale Bedeutung bei der ursprünglichen Entwicklung des Lebens zusprechen.

ZWEITER TEIL

Licht – Die neue Medizin

6
Die genialen Pioniere

Es ist schwer zu sagen, wer die wahren Pioniere auf dem Gebiet der Lichttherapie gewesen sind. War der erste von ihnen vielleicht Gott, als er sagte: «Es werde Licht»? Oder war es Jesus, der Gottes Licht zur Heilung von Menschen einsetzte? Seit dem ersten Schöpfungstag, seit ihrem Anbeginn hat die Erde vom Licht profitiert, und alle bedeutenden Kulturen haben es zu Heilzwecken eingesetzt. Wer gelernt hat, die Möglichkeiten des Lichts zu schätzen, dessen kreativer Geist ist von ihm auch inspiriert worden. Die physikalischen Eigenschaften des Lichts, seine wissenschaftliche Bedeutung, seine therapeutischen Anwendungen und sein Beitrag zum Gedeihen allen Lebens sind von vielen Menschen beschrieben worden, die Geschichte gemacht haben. Die ersten medizinischen Fürsprecher fand das Licht in Herodot (dem Vater der Heliotherapie), Aurelius Celcus (einem Arzt und Verfasser medizinischer Schriften, der im 1. Jahrhundert n. Chr. lebte), Claudius Galen (dem berühmten griechischen Arzt) und Avicenna (dem arabischen Philosoph und Arzt).[1] Diese intuitiven Heiler verehr-

93

ten die Sonne – und ihr Licht – als Gott und priesen ihre Fähigkeit, Leben zu geben, zu erhalten und wiederherzustellen.[2]

Während einige der frühen Pioniere der Lichttherapie dafür sorgten, daß seine medizinische Verwendung allgemeine Anerkennung fand, spekulierten andere über die physikalischen Eigenschaften des Lichts und unterwarfen es wissenschaftlicher Untersuchung. Aristoteles zum Beispiel nahm an, daß das Licht sich in Wellenform fortbewegt, während Euklid postulierte, es bewege sich geradlinig fort. Claudius Ptolemäus, ein alexandrinischer Astronom aus dem 2. Jahrhundert n. Chr., bemerkte, daß Licht am Übergang zwischen zwei unterschiedlichen Medien die Richtung wechselt, und entdeckte so das Phänomen der Brechung. 1672 entdeckte Sir Isaac Newton mit Hilfe eines Prismas als erster, daß Licht aus den Farben des Regenbogens (also dem sichtbaren Spektrum) besteht. Im Jahre 1676 maß der dänische Astronom Ole Römer als erster die Geschwindigkeit des Lichts.

Während die frühen Naturwissenschaftler die physikalische Lehre vom Licht begründeten, beschäftigte andere bedeutende Männer, wie etwa Hippokrates, Platon, Shakespeare und Descartes, der philosophische Aspekt des Lichts, und sie betrachteten die Augen als Brücke zwischen dem Licht Gottes und dem Geist des Menschen. Es war ihnen klar, daß die Augen zur «Erleuchtung» von Körper, Verstand und Geist geschaffen sind und einen Zugang zum gesamten Wesen des Menschen darstellen.

Allerdings sollte es noch bis zum 19. Jahrhundert dauern, ehe Ärzte in aller Welt sich der Heilkräfte des Sonnenlichts wirklich bewußt wurden. Damals wurden Kuren mit Licht als Heilmethode für die verschiedensten Krankheiten von einfachen Entzündungen über Lähmungen bis zu Tuberkulose empfohlen. In den siebziger Jahren des vorigen Jahrhunderts folgten mehrere wichtige Fortschritte: Die Therapeuten, die sich bisher vor allem mit direkter Sonnenbestrahlung befaßt hatten, begannen die Farben und ihre vielfältigen Wirkungen zu erforschen.

Im Jahre 1876 veröffentlichte der amerikanische General Augustus J. Pleasanton sein Buch *Blue and Sun-Lights.* Er behauptete darin, daß Qualität, Ertrag und Größe von Weintrauben sich erheblich steigern ließen, sofern man sie in einem speziell ausgerüsteten Treibhaus wachsen ließ, das abwechselnd mit Glasscheiben aus durchsichtigem und aus blauem Glas bestückt sein sollte. Außerdem berichtete er von der Heilwirkung blauen Lichts bei Tieren und Menschen. Bei Tieren, fand er, konnte blaues Licht bestimmte Krankheiten heilen, die Fruchtbarkeit erhöhen und die körperliche Reifung beschleunigen. Bei Menschen sollte blaues Licht zur Behandlung vor allem von Schmerzkrankheiten eingesetzt werden. In der Patentschrift, die er für seine Verfahren einreichte, schrieb Pleasanton:

Ich habe des weiteren durch Experimente und praktische Anwendung den besonderen und spezifischen Nutzen einer Kombination der wärmenden Strahlen der Sonne mit elektrischem blauem Licht zur Stimulierung der Körperdrüsen, des Nervensystems im allgemeinen und der Ausscheidungsorgane von Mensch und Tier festgestellt. Deshalb eignet es sich vorzüglich zur Behandlung von Krankheiten, insbesondere der chronischen und derjenigen, die von einer Störung der Ausscheidung, Perspiration oder Drüsensekretion herrühren, denn es vitalisiert und verleiht den für die Gesundheit wichtigen Vitalströmen neue Aktivität und Kraft oder stellt sie wieder her, wenn sie gestört oder aus dem Gleichgewicht geraten sind.[3]

In diesen Zeilen, die vor mehr als hundert Jahren geschrieben wurden, stellt Pleasanton also fest, daß blaues Licht von der Sonne oder aus künstlichen Quellen ein wirksames Mittel zur Anregung von Drüsen, Nervensystem und Ausscheidungsorganen von Menschen und Tieren sei. Außerdem begriff er den Körper als lebendiges energetisches System (wie man es auch aus der fernöstlichen Medizin kennt), das durch den obersten Akupunkteur der Natur, die Sonne, in stetigem Gleichgewicht gehalten wird. Pleasantons Erkenntnisse erregten große Aufmerksamkeit, galten zunächst jedoch als umstritten und wurden von vielen mangels wissenschaftlicher Beweise für seine Hypothesen lächerlich gemacht.

Das Jahr 1877 brachte nicht nur die Entdeckung, daß Sonnenlicht (insbesondere der Violett-Anteil des Spektrums) wirksam Bakterien abtöten kann, sondern erlebte auch die Veröffentlichung eines Buches von Dr. Seth Pancoast mit dem Titel *Blue and Red Lights*.[4] Pancoast war ein prominenter Arzt und benutzte durch rote oder blaue Filter geleitetes Sonnenlicht zur Anregung oder Beruhigung des Nervensystems, um das innere Gleichgewicht des Körpers wiederherzustellen.

1878 verblüffte Dr. Edwin Babbitt die Fachwelt mit seinem Werk *The Principles of Light and Color*.[5] Es war zu seiner Zeit das verbreitetste und beste Buch über Licht und Farbe. Anders als seine Vorgänger behandelte Babbitt seine Patienten nicht nur mit durch farbige Glasscheiben gefiltertem Sonnenlicht, sondern er entwickelte auch mehrere Geräte zur Kombination farbiger Filter mit natürlichem und künstlichem Licht. Eines darunter, der *Chromo Disk*, wurde mit spezifischen Filtern bestückt und zur Behandlung auf die gewünschten Körperregionen gerichtet. Außerdem erfand er spezielle Sonnenelixiere, indem er Wasser mit Sonnenlicht bestrahlte und dann durch eine spezielle Chromo-Linse filterte. Laut Babbitt enthielt dieses «potenzierte» Wasser die Energie der in dem jeweiligen Filter enthaltenen Lebenselemente und besaß beachtliche Heilkräfte. Auch heute noch stellen viele Farbtherapeuten Solartinkturen her oder arbeiten damit. Anders als Pancoast, der vor allem mit den roten und blauen Anteilen des Spektrums arbeitete, bezog Babbitt die verschiedensten Farbtöne mit ein und erweiterte so die Therapiemöglichkeiten. Für viele galt er als Wunderheiler, weil er oft äußerst hartnäckige Beschwerden mit Erfolg behandelte. Obwohl die Beiträge Babbitts ähnlich wie die von Pleasanton und Pancoast niemals völlig anerkannt wurden, weckten sie doch ein neues Interesse an Licht und Farbe, das bis heute weiterbesteht.

In den achtziger und neunziger Jahren des vergangenen Jahrhunderts fand man viele Bakterienarten, die auf ultraviolettes Licht empfindlich reagierten. Diese Entdeckungen führten zum weitverbreiteten Einsatz ultravioletten Lichts als antibakteriellem Wirkstoff in der Medizin und in anderen Bereichen. UV-Licht wurde zur Desinfektion von Krankenhäusern und Operationssälen genutzt, aber auch zur Behandlung von Wunden, Verbrennungen und Atemweginfektionen.

Sonnenlicht und Vitamin D

In den neunziger Jahren des letzten Jahrhunderts erkannte man, daß sich Rachitis, eine Krankheit, die beim heranwachsenden Kind zu Knochendeformationen führt, mit Sonnenlicht heilen läßt. Das war zweifellos eine der wichtigsten Entdeckungen der Phototherapie. Zunächst wußte man nicht, warum Sonnenlicht diese Wirkung hatte, später entdeckte man, daß es beim Auftreffen auf die Haut eine

Reihe von Reaktionen auslöst, die zur Produktion von Vitamin D[6] führen, das für die Resorption von Kalzium[7] und anderen Mineralien aus der Nahrung wichtig ist. Bei Fehlen dieses Vitamins kann der Körper nicht die für normales Wachstum und normale Entwicklung der Knochen erforderliche Kalziummenge aufnehmen. Bei Kindern kommt es dadurch zu Rachitis, bei Erwachsenen zu Knochenerweichung (Osteomalazie), eine Krankheit, die durch einen schwachen, porösen und mißgebildeten Skelettapparat gekennzeichnet ist.[8] Heute weiß man, daß sowohl Entwicklung als auch Erhaltung gesunder Knochen von der Fähigkeit des Körpers zur Kalzium- und Phosphorresorption abhängen.

Das vom Körper als Reaktion auf Sonnenlicht produzierte Vitamin D, genauer gesagt Vitamin D_3, ist eigentlich kein Vitamin, sondern ein Hormon namens Cholecalciferol, welches vom Körper als Reaktion auf ultraviolette Strahlung erzeugt wird. Es ist etwas anderes als das kommerzielle Vitamin D_3, das in den USA vielen Milchprodukten zugesetzt wird, und als das Vitamin D_2 (Ergocalciferol), das in den meisten Vitaminpräparaten und Nahrungsmitteln mit Vitaminzusatz enthalten ist. Natürlich entstandenes Vitamin D_3 besitzt eine bessere Wirksamkeit im Körper und ist nach heutigem Kenntnisstand absolut ungiftig, während künstliches Vitamin D_2 in hohen Dosen toxisch wirken kann. Heute weiß man, daß das Sonnenlicht der Katalysator für die Reaktionen ist, mit denen der Körper eigenes, nichttoxisches Vitamin D produziert.

Ein bedeutender Pionier der Lichttherapie war auch der Däne Niels Finsen. Er beobachtete, daß tuberkulöse Hautläsionen während des langen und dunklen norwegischen Winters sehr häufig auftraten, im Sommer hingegen nur sehr selten.[9] Da er vermutete, daß die Hautläsionen durch Mangel an Sonnenlicht verursacht wurden, begann er

1892, Lupus vulgaris (eine für Tuberkulose typische Haut-symptomatik) mit einer Lichtquelle zu behandeln, die auf dem Prinzip des Kohlelichtbogens basierte. Außerdem setzte er rotes Licht ein, um die Narbenbildung bei Pocken zu verhindern. Viele Jahre später schrieb er ein Werk über die photochemischen Eigenschaften des Sonnenlichts, und 1896 gründete er in Kopenhagen ein Institut für Lichttherapie, vor allem zur Tuberkulosebehandlung. Seine Arbeit war so innovativ und effektiv, daß ihm 1903 der Nobelpreis für Medizin verliehen wurde, weil er als erster erfolgreich Hauttuberkulose mit ultraviolettem Licht behandelt hatte. Im Laufe seiner Arbeit mit Sonnenlicht und ultraviolettem Licht gelangen ihm mit der sogenannten Finsen-Lampe bei zahlreichen Patienten regelrechte Wunderheilungen. Heute gilt er als «Vater der Photobiologie».

Gegen Ende des 19. Jahrhunderts (1895) wurden die Röntgenstrahlen entdeckt. Inzwischen trugen die von den frühen Pionieren des Jahrhunderts gepflanzten Bäumchen Früchte, insbesondere bei zwei Männern, die die Grundlage für die heutige Wissenschaft der Phototherapie schaffen sollten. Es waren Dinshah P. Ghadiali, der Begründer der Spectro-Chrome-Therapie, und Harry Riley Spitler, der Initiator der Syntonics-Therapie. Dinshah (wie er allgemein genannt wurde) und Spitler kannten die Arbeiten von Pleasanton, Pancoast und Babbitt und machten sich unabhängig voneinander daran, die Theorien und praktischen Empfehlungen ihrer Vorgänger zu überprüfen. Dinshah besaß eine umfangreiche Vorbildung auf den Gebieten Physik, Chemie, Mathematik und Elektrizität und konzentrierte sich auf die Entwicklung einer präzisen wissenschaftlichen Grundlage für die Anwendung von Farben auf den menschlichen Körper. Spitler war von der Ausbildung her Arzt und befaßte sich zunächst mit der physiologischen Reaktion des Menschen auf Licht. Später entwikkelte er umfassende und einzigartige Anwendungsmöglichkeiten für die Farbtherapie, die je nach Körpertyp unterschiedlich waren. Bei Dinshahs Spectro-Chrome-Therapie wurde die Farbe direkt auf den Körper gestrahlt, Spitler hingegen ging mit seiner Syntonics-Therapie den Weg über die Augen, benutzte also den kürzesten und direktesten Zugang zu den Gehirnzentren.

Die Spectro-Chrome-Methode

Dinshah P. Ghadiali wurde 1873 in Indien geboren. Die Farbtheorien seiner Vorläufer lernte er im Jahr 1897 kennen. In den folgenden 23 Jahren schuf er die Grundlage für sein neuartiges Heilungssystem. 1920 waren seine Forschungen abgeschlossen, er gründete das Spectro-Chrome-Institut und begann, Therapeuten mit und ohne medizinische Vorbildung auszubilden. 1933 erschien seine dreibändige *Spectro-Chrome Metry Encyclopedia*.[10]

Dinshah meinte, alles Zufällige müsse aus der Wissenschaft vom Heilen eliminiert werden, so daß sie die Exaktheit und Wiederholbarkeit der Mathematik erreiche. Wie Babbitt bemerkte er, daß jedes chemische Element in angeregtem Zustand typische farbige Streifen abgibt, die als Emissionsspektrum bezeichnet werden und es von jedem anderen chemischen Element unterscheiden. Dieses Phänomen läßt sich mit einem Spektroskop beobachten. Die charakteristische Kombination der emittierten Frequenzen, die man auch als Fraunhofer-Linien bezeichnet, ist sozusagen der unverwechselbare Fingerabdruck des jeweiligen Elements. Bestrahlt man jedoch ein Element im erregten Zustand mit weißem Licht, absorbiert es aus diesem Licht plötzlich alle Frequenzen, die es zuvor emittiert hat. Mit anderen Worten: Alle angeregten Elemente absorbieren in der Gegenwart von Licht aus diesem Licht gerade jene Frequenzen, die sie auch selbst abgeben. Als ob das Licht ihnen als Nahrung dienen würde.

Da Elemente im erregten Zustand sowohl Licht *abgeben* als auch Lichtenergie *absorbieren*, schloß Dinshah, wäre es nur logisch, daß auch der lebendige menschliche Körper, der ja viele dieser Elemente enthält und über seine Aura Licht abgibt, Licht absorbiert. Vor dem Hintergrund dieser Ideen untersuchte er das Fraunhofer-Spektrum aller im Körper vorkommenden Elemente, um ihre vorherrschende Farbe zu bestimmen, und setzte dann die vorrangigen Lichtemissionen der einzelnen Elemente in Beziehung zu ihren bekannten physiologischen Funktionen. Er spekulierte, daß die vorrangig von einem Element emittierte Farbe mit der Funktion dieses Elements im Körper zusammenhängen mußte. Durch ihre therapeutische Anwendung würde dann diese Farbe die Aktivität des jeweiligen Elements im Körper unterstützen.

In Dinshah vereinigten sich auf Präzision bedachter wissenschaftlicher Forschergeist und gesunde Intuition zu einer idealen Mischung. Also entwickelte er zwölf genau berechnete Farbfilter, die in seinem Spectro-Chrome-System eingesetzt wurden. Diese zwölf Filter (rot, orange, gelb, zitronengelb, grün, türkis, blau, indigo, violett, purpur, magentarot und scharlachrot) waren in einem Projektor eingebaut und wurden direkt auf die gewünschten Körperteile «toniert» (gerichtet). Dinshahs Begriff «Tonation» bedeutet «der Schein einer Spectro-Chrome-Farbe auf dem Körper».

Nach vielen Jahren klinischer Erfahrung entdeckte Dinshah mehrere grundlegende Muster, die dem Therapeuten bei der Wahl der Farben für bestimmte, häufig vorkommende Zustände helfen konnten. Grün zum Beispiel betrachtete er als die Farbe, die den Körper ins Gleichgewicht bringt, und empfahl, diese Farbe oder die von ihr abgeleiteten Farbtöne Zitronengelb und Türkis in alle Tonationen mitaufzunehmen. Zitronengelb (halb grün, halb gelb) war nach seiner Erfahrung das Mittel der Wahl bei allen chronischen Beschwerden, während Türkis (halb grün, halb blau) in allen akuten Fällen, bei denen die Beschwerden erst vor kurzem aufgetreten sind, eingesetzt werden sollte. Purpur, Scharlach und/oder Magenta empfahl Dinshah für alle Krankheiten, bei denen Herz, Kreislauf oder Fortpflanzungsorgane in Mitleidenschaft gezogen sind. Purpur setzte er gegen Hyperaktivität ein, Scharlach bei Mangel an Aktivität, Magenta zum Ausgleich. Bei Lähmungen schlug er eine Kombination aus Zitronengelb (halb grün, halb gelb) und Orange (halb rot, halb gelb) vor. Falls auch die Sinneswahrnehmungen gelähmt waren, sollte zusätzlich Rot eingesetzt werden. Indigo benutzte er bei allen Erkrankungen, die mit Schmerzen, Blutungen und Abszessen einhergingen.

Der wissenschaftliche Beweis für Dinshas Theorien fehlt bis heute. Den Erfolg seiner Methoden allerdings kann jeder bestätigen, der einmal damit gearbeitet hat oder damit behandelt wurde. Zu seinen überzeugtesten Fürsprechern zählte Dr. Kate Baldwin, die 23 Jahre lang leitende Chirurgin in der Frauenklinik von Philadelphia war. Sie arbeitete sowohl im Krankenhaus als auch in ihrer Privatpraxis mit der Spectro-Chrome-Methode. 1926 erläuterte sie den medizinischen Wert der Methode auf einem Kongreß der Pennsylvania Medical Society. Es folgt eine Zusammenfassung ihres Vortrags:

Seit sechs Jahren befasse ich mich intensiv mit dem Einfluß von Farben auf die Wiederherstellung der Körperfunktionen. Ich muß Ihnen ehrlich sagen, daß ich nach fast 37jähriger aktiver Arbeit im Krankenhaus und in privater Praxis, bei umfangreicher praktischer Erfahrung in Medizin und Chirurgie, festgestellt habe, daß sich mit Farben raschere und präzisere Ergebnisse erzielen lassen als mit allen anderen Methoden zusammen. Wobei die Belastung für den Patienten weit geringer ist. In vielen Fällen konnten mit Hilfe von Farben die Körperfunktionen wiederhergestellt werden, nachdem die klassischen Heilverfahren bereits versagt hatten. Natürlich sind in manchen Fällen chirurgische Eingriffe erforderlich, doch der Erfolg ist sicherer und stellt sich rascher ein, wenn vor und nach der Operation Farben eingesetzt werden. Verstauchungen, Prellungen und Traumata aller Art reagieren auf Farbe besser als auf jede andere Behandlung. Auch septische Zustände lassen sich ausnahmslos gut behandeln. Herzschäden, Asthma, Heuschnupfen, Lungenentzündung, Augenentzündungen, Geschwüre auf der Augenhornhaut, Glaukome und grauer Star werden ebenfalls gelindert.[11]

Obwohl Dinshah über keine anerkannte medizinische Ausbildung verfügte, besaß er mindestens vier Ehrendoktortitel, als seine *Spectro-Chrome Encyclopedia* erschien.

Die Syntonics-Methode

Während Dinshah an der Entwicklung seines Spectro-Chrome-Systems arbeitete, hatte Harry Riley Spitler eine Idee, die eine Revolution für die Medizin bedeuten könnte. 1909 begann Spitler, der vier Doktortitel besaß und sich intensiv mit den Arbeiten von Babbitt und anderen befaßt hatte, in dem von ihm geleiteten Sanatorium mit dem klinischen Einsatz und der Erforschung der Lichttherapie. Bis 1919 arbeitete er so mit seiner besonderen Form der Lichttherapie.[12] Dann setzte er aufgrund klinischer Beobachtungen dieselbe Technik auf dem Weg über die Augen ein. Ermutigt durch die äußerst positiven Ergebnisse, begann er die Auswirkungen von Lichtenergie auf lebende Organismen weiter zu erforschen.

In den Jahren 1923 und 1924 führte Spitler eine Reihe beeindruckender Experimente durch, bei denen die Reaktionen verschiedener Gruppen von Versuchskaninchen beobachtet wurden, die unterschiedlichen Beleuchtungsbedingungen ausgesetzt waren.[13] Durch vor die Käfige gehängte Filter bestrahlte man die Kaninchen mit verschiedenen Farben. Alle sonstigen Variablen (Ernährung, Behausung usw.) waren für alle Gruppen gleich. Schon nach drei Monaten waren verblüffende Phänomene zu beobachten, die bis zum Abschluß der Untersuchung nach 18 Monaten immer deutlicher hervortraten: Bei den Kaninchen entwickelten sich allerlei Krankheitssymptome wie Fellverlust (bei einigen vollständig, bei anderen partiell), Vergiftungssymptome, abnormes Körpergewicht, Verdauungsstörungen, Unfruchtbarkeit, abnorme Knochenentwicklung und grauer Star. Diese Symptome mußten im Zusammenhang mit dem verschiedenfarbigen Licht stehen, unter dem die Kaninchen lebten.

Spitler erkannte, daß die beobachteten Anomalien mit Störungen des autonomen Nervensystems und des endokrinen Systems zusammenhingen, und forschte weiter, wie Licht auf diese Systeme wirkt. So gelangte er zu der Überzeugung, daß die Gehirnbereiche, die das autonome Nervensystem und das endokrine System direkt kontrollieren, unmittelbar mit den Augen verbunden sind, und zwar über die kürzesten, direktesten und am höchsten organisierten Nervenbahnen des Gehirns. Er schloß daraus, daß Licht die wichtigste Rolle bei der Veränderung von Körperfunktionen, Verhalten und physiologischen Reaktionen spielt, eine noch größere Rolle als Vererbung, Umwelt und Ernährung. Mit anderen Worten: Schon die Veränderung der Farbe des Lichts, welches durch die Augen eintritt, kann das Gleichgewicht des autonomen Nervensystems und der davon abhängigen Funktionen stören oder wiederherstellen.

1927 begann Spitler mit der Arbeit an den ersten Geräten zur Bestrahlung der Augen mit Farben.[14] Weil er Augenarzt und Allgemeinmediziner war, erkannte er, daß die Lichttherapie über die Augen jene übergeordneten Kontrollzentren im Gehirn unterstützen konnte, die alle Körperfunktionen regulieren. Weil die Funktion der Augen direkt vom Nervensystem abhängig und durch dieses vermittelt ist, konnte diese Form der Behandlung direkten Einfluß auf die visuellen Funktionen nehmen. Spitler hatte den «Generalschlüssel» entdeckt, der die Türen zu einem völlig neuen System der Heilkunst öffnen sollte. Die Ergebnisse seiner siebzehnjährigen Forschungsarbeit führten Spitler zu den Prinzipien einer neuen Wissenschaft, die er *Syntonics* nannte.

Mit diesem Begriff, der sich von dem englischen Wort *syntonize* (ausgleichen, ins Gleichgewicht bringen) ableitet, wird auf die physiologische Bedeutung eines ausgeglichenen, integrierten Nervensystems verwiesen. Spitlers Behandlungsansatz war umfassender als die Verfahren seiner Vorgänger, denn er setzte das Licht über die Augen ein und behandelte die Menschen je nach Konstitution und körperlicher/emotionaler Befindlichkeit unterschiedlich. Da er erkannte, daß der Allgemeinzustand eines Menschen sich entscheidend auf dessen Körperfunktionen auswirkt, ging er davon aus, daß nicht alle Individuen Licht auf dieselbe Weise verarbeiten und nutzen. Ihm ging es weniger um die Farbe des Lichts, sondern vor allem um die Stärke bzw. den Energiegehalt der durch den jeweiligen Filter übertragenen Frequenz. Denn viele verschiedene Lichtfrequenzen scheinen, als Farben betrachtet, ähnlich. Deshalb gab Spitler der besseren Unterscheidung wegen jeder Filterkombination eine Bezeichnung in Form eines Buchstabens aus dem griechischen Alphabet. Insgesamt arbeitete er mit 31 verschiedenen Filterkombinationen, wovon aber nur 20 regelmäßig eingesetzt wurden.

Nachdem umfangreiche Forschungen und praktische Anwendungen die Wirksamkeit der Syntonics-Methode im therapeutischen Einsatz bestätigt hatten, gründete Spitler 1933 ein Forschungs- und Ausbildungszentrum, das College of Syntonic Optometry. 1941 schloß er seine Dissertation *The Syntonic Principle* ab, die zum grundlegenden Text der neuen Wissenschaft werden sollte. Das College definiert Syntonics als den Zweig der Ophthalmologie, der sich mit ausgewählten Bereichen des sichtbaren Spektrums befaßt. Bei Anwendung über die Augen wirkt die Methode reflexiv auf alle wichtigen Körperfunktionen und bringt sie ins Gleichgewicht mit der Umwelt. So verbessert sich auch die Sehfähigkeit. Diese Fortbildungsorganisation für Augenärzte existiert mittlerweile seit 58 Jahren und bietet alljährlich Kongresse, auf denen die neuesten Erkenntnisse und Errungenschaften der Phototherapie vorgetragen und diskutiert werden.

Mit seinen Entdeckungen war Harry Riley Spitler seiner Zeit um Jahrzehnte voraus. Er konnte den wissenschaftlichen Nachweis erbringen, daß die Augen tatsächlich «die Fenster der Seele» sind. Und er stieß die Tür zu einem neuen Verständnis auf, zu dem in den letzten Jahren immer mehr Augenspezialisten gefunden haben.

7
Neue Aussichten für Augen und Augenärzte

Die Beiträge von Babbitt, Finsen, Dinshah und Spitler bildeten eine Basis, auf der eine äußerst erfolgreiche Wissenschaft der nichtinvasiven Lichttherapie hätte entstehen können. Gegen Ende der dreißiger Jahre jedoch, als das College of Syntonic Optometry gerade die ersten Erfolge verzeichnen konnte, ließ eine unvorhersehbare Wendung die Lichttherapie für viele Jahre von der Bildfläche verschwinden. Gerhard Domagk, ein deutscher Biochemiker, erhielt den Nobelpreis für die erfolgreiche Behandlung bakterieller Infektionen mit Sulfanilamid.[1] Die Entdeckung dieser neuen medizinischen Wunderwaffe war der Beginn einer Ära der pharmakologischen Vorherrschaft, die die großartigen nichtinvasiven Therapiemöglichkeiten, die in den hundert Jahren zuvor entdeckt wurden, in Vergessenheit geraten ließ. Die Lichttherapie, vor kurzem noch für ihre «Wunderheilungen» gepriesen, galt plötzlich als «Hexerei».

Es ist sehr bedauerlich, daß wir nicht schon damals erkannten: Unser Lebensstil und nicht Bakterien sind die Ursache der meisten Krankheiten. Die antibakterielle Kriegführung ist nichts anderes als ein Krieg, den wir gegen uns selbst führen, denn mit vielen Bakterien leben wir normalerweise problemlos zusammen. Nur wenn wir selbst aus dem Gleichgewicht geraten, tragen sie zur Entwicklung von Krankheiten bei. Zum Beispiel leben normalerweise etwa 15 verschiedene Bakterienarten in der Tränenflüssigkeit des menschlichen Auges, ohne uns die geringsten Beschwerden zu bereiten, falls nicht irgendein äußerer Einfluß ein Ungleichgewicht in der Tränenflüssigkeit erzeugt.

Betrachtet man die Angelegenheit aus einer anderen Perspektive, könnte man sagen, daß wir all das stark machen, dem wir Beachtung – egal, ob positiver oder negativer Art – schenken. Jede Form der Aufmerksamkeit, die auf eine Sache verwendet wird, führt zu einer übertriebenen Vergrößerung dieser Sache, so wie Dünger eine Pflanze wachsen läßt. Wenn ein Mensch ständig einen Schwächeren tyrannisiert, wird irgendwann der Schwächere stärker werden und zurückschlagen.

Genauso reagieren auch die Bakterien. Als Reaktion auf die Bekämpfung mit Antibiotika werden sie stärker, nach und nach resistent und entwickeln sich schließlich zu neuen Stämmen, die wir nicht einmal mehr identifizieren, geschweige denn erfolgreich bekämpfen können. Der beste Beweis für diesen Mechanismus sind die vielen resistenten Bakterienstämme und die hochentwickelten Viren, die seit Domagks Erfindung im Jahr 1939 entstanden sind. Vielleicht sollten wir auch hier eher in unserem Inneren als in der Außenwelt nach den Ursachen für die Beschwernisse des Lebens suchen.

Es war klar: Die Lichttherapie konnte nur überleben, wenn ihre therapeutische Bedeutung durch weitere Beweise untermauert wurde. 1936 präsentierte Dr. T. A. Brombach, ein bekannter Sehforscher, neue Erkenntnisse, aus denen schließlich ein wichtiges Diagnose- und Prognose-Instrument der Syntonics-Methode entwickelt werden sollte.[2] Brombachs Ergebnisse ließen vermuten, daß bei 69 Prozent aller Kinder mit Leseschwächen eine Vergrößerung des im Augenhintergrund beginnenden Teils des Nervus opticus nachweisbar ist. Dieser Zustand gilt allgemein als pathologisch und wird zutreffenderweise als

Vergrößerung des «blinden Flecks» bezeichnet, da der betroffene Teil des Nervus opticus keine visuelle Funktion hat. Brombach hielt diesen Zustand nicht für pathologisch, glaubte aber, daß die Entwicklung einer optimalen Seh- und Lesefähigkeit dadurch behindert würde.

Brombachs Befunde erhielten Bestätigung durch die Resultate von drei Untersuchungen, die Thomas Eames von der Universität Boston veröffentlichte. Er fand heraus, daß

1. bei 9 Prozent der untersuchten Schulkinder das Sehfeld eingeschränkt war und daß wiederum 83 Prozent von diesen 9 Prozent in einem oder mehreren Schulfächern schlecht mitkamen;
2. Einschränkungen des Sehfelds die Geschwindigkeit der visuellen Wahrnehmung signifikant begrenzen; und daß
3. Kinder mit Lernschwierigkeiten regelmäßig kleinere Sehfelder hatten als Kinder ohne Lernschwierigkeiten.[3-5]

Die Erkenntnisse von Brombach und Eames haben sehr viel miteinander zu tun, denn mittlerweile ist bekannt, daß eine Beschränkung des Sehfelds häufig mit einer Vergrößerung des «blinden Flecks» einhergeht. Heute sieht man diese beiden Symptome im Zusammenhang mit pathologischen Veränderungen von Auge und/oder Gehirn, Schädeltrauma, hohem Fieber, Vergiftungen bzw. den daraus resultierenden psychologischen Störungen. Deshalb ist es hoch interessant, daß weder Brombach noch Eames diese Augenstörungen als krankhaft, sondern eher als funktionelle Störungen bezeichneten. Eames hat vermutlich den visuellen Anteil einer allgemeineren physiologischen Beschränkung dokumentiert. Schwer zu sagen, ob die Sehfeldbeschränkungen bei diesen Kindern durch Schulstreß erzeugt wurden – oder umgekehrt. Aus eigener Erfahrung kann ich sagen, daß Menschen zu physiologischen, emotionalen, wahrnehmungsmäßigen und funktionellen Einschränkungen neigen, wenn sie unter Streß stehen. Auch Virginia I. Shipman bestätigt in einem Aufsatz, den sie der Eastern Psychological Association vorlegte, daß unter Streß eine Einschränkung der menschlichen Wahrnehmungsfelder zu beobachten ist, so daß die Betroffenen «weniger beobachten, weniger sehen, weniger behalten, weniger lernen und im allgemeinen weniger leistungsfähig werden»[6].

Den Raum als Ganzes wahrnehmen, nicht nur ausschnittweise

Um die Bedeutung dieser Erkenntnisse richtig einschätzen zu können, müssen wir die Rolle der Sehfelder im Alltagsleben verstehen. Das Sehfeld eines Menschen ist dadurch bestimmt, wieweit er beim Geradeausblicken auch Dinge am Rande wahrnimmt. Der Gesamtumfang dieses visuellen Bereichs – links, rechts, oben, unten und geradeaus – wird als Sehfeld bezeichnet. Traditionell dient das periphere Sehfeld eher der Wahrnehmung von Bewegungen als von Details. Außerdem ermittelt es ständig Daten, die dem Auge sagen, wieweit es sich bewegen muß, um vom aktuellen Objekt seines Interesses auf den nächsten Gegenstand überzuwechseln.

Unser Sehfeld entscheidet darüber, wieviel von der Welt der visuellen Wahrnehmung dem Gehirn zugänglich wird. Meines Erachtens sagt das Sehfeld aber noch mehr aus: nämlich wie groß der tatsächlich tätige Teil des Gehirns ist. Das Sehfeld läßt sich mit den Wurzeln eines Baumes vergleichen. So wie Länge und Zahl der Wurzeln eines Baumes direkt mit dessen Stabilität zusammenhängen, so hängt unsere haltungsmäßige, emotionale und physiologische Stabilität vom Umfang des Sehfelds ab. Beschneidet man die Ausläufer der Wurzeln eines Baumes, wird seine Stabilität mehr und mehr reduziert, und schließlich kippt er um. Ganz ähnlich funktionieren auch wir Menschen. Wird unser Sehfeld als Folge von körperlichem oder emotionalem Streß immer enger, so nehmen wir weniger und weniger wahr und betrachten die Welt schließlich wie «durch ein Loch», anstatt sie in ihrer Ganzheit wahrzunehmen.

Diese Auswirkung von Streß auf das Sehvermögen wurde kürzlich durch Studien von Dr. Mark Anderson vom Beloit College und von Dr. Jean Williams von der Universität von Arizona bestätigt.[7] Sie stellten fest, daß Streß einen direkten Einfluß auf das periphere Sehfeld hat und die Menge des Gesehenen reduziert. Je größer der Streß, so die Ergebnisse der beiden Forscher, desto größer auch die Wahrscheinlichkeit, daß das Sehfeld eines Menschen sich verengt, wenn er eine visuell anspruchsvolle Aufgabe bewältigen soll. Anderson und Williams spekulieren weiter, daß das Problem sich noch verschlimmern kann, wenn jemand allgemein im Leben schlecht zurechtkommt, sich zu wenig Ruhe gönnt oder sich falsch ernährt.

Schulisches Lernen im allgemeinen und Lesen im besonderen scheinen die höchsten Anforderungen an unsere visuellen Fähigkeiten zu stellen und gleichzeitig mit dem stärksten Streß verbunden zu sein. In den Vereinigten Staaten zum Beispiel hat die Kurzsichtigkeit epidemische Ausmaße angenommen. Diese Verschlechterung des Augenlichts beginnt normalerweise, kurz nachdem die Kinder in die Schule kommen, und wird in Kulturen, die weniger Wert auf «höhere Bildung» und Lesen legen, kaum beobachtet. 1975 waren 88 Prozent aller examinierten Studenten in den USA und etwa 45 Prozent der Gesamtbevölkerung kurzsichtig! Könnte das der Grund dafür sein, daß Brombach und Eames bei Kindern mit Leseschwäche und anderen schulischen Problemen so häufig Unregelmäßigkeiten im Sehfeld beobachteten? Möglicherweise verengt Streß das Sehfeld und ist insofern für die Reduktion der Informationsverarbeitung und einen Rückgang der Lernfähigkeit verantwortlich. 1931 erschien im *Popular Science Monthly* ein Artikel mit dem Titel *Noise Causes Bad Eyes* («Schlechte Augen durch Lärm»), der ebenfalls die Beziehung zwischen Streß, Sehproblemen und Sehfeldbeschränkungen betont:

Möglicherweise können Stadtbewohner wegen des Straßenlärms schlechter sehen als Landbewohner. Neuere Forschungen der russischen Wissenschaftler Professor P. P. Lazarev und Dr. L. Kuper ergaben, daß lauter Lärm bei vielen Menschen das Sehfeld verengt. Ein Grund dafür, daß so viele Stadtbewohner beim Lesen eine Brille tragen müssen, könnte die Tatsache sein, daß sie jeden Tag in lauten U- und S-Bahnen zur Arbeit fahren.[8]

Der Fall Harry

Um zu verdeutlichen, wie stark Sehfeldverluste die Lernfähigkeit einschränken können, möchte ich Ihnen von Harry berichten, der im Alter von vierzehneinhalb Jahren zu mir geschickt wurde. Ich sollte prüfen, ob für seine Lernschwäche sein schlechtes Sehvermögen verantwortlich sein könnte. Er war kurzsichtig, litt gleichzeitig unter Astigmatismus, war ohne Brille praktisch blind (Sehkraft: 10 Prozent) und hatte im Augenbereich schon zwei Herpesausbrüche erlebt. Bei der Erstuntersuchung entdeckte ich keine offensichtlichen gesundheitlichen Probleme, und auch die bisher ermittelten Augenwerte stimmten. Jedoch fand ich eine extreme Einengung des Sehfelds.

Bei dem Test (siehe Abb. 9) muß der Patient am Fixierungspunkt (o) in der Mitte der Tafel durch ein spezielles

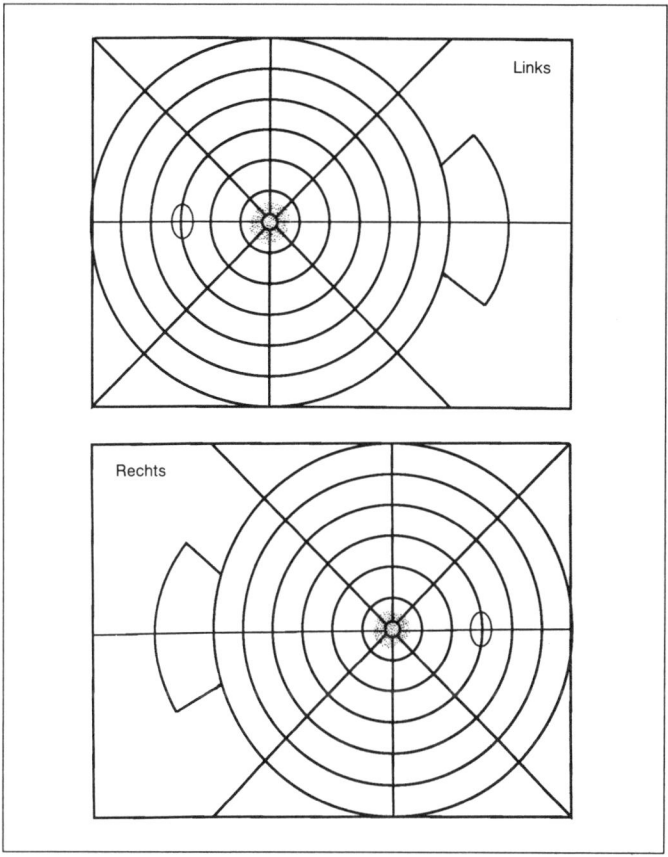

Abbildung 9: Harrys Sehfeldwerte *vor* der Behandlung. (Abdruck des Testbogens mit freundlicher Genehmigung von Dr. John Downing.)

Sehfeldmeßinstrument blicken. Beide Augen werden getrennt getestet. Der Patient blickt auf den Fixierungspunkt und muß sagen, wann er einen weißen oder farbigen Punkt, der sich langsam von der Seite her zur Mitte des Sehfelds bewegt, zum ersten Mal bemerkt. Dieser Punkt der ersten Wahrnehmung wird für alle Richtungen (also links, rechts, oben, unten und schräg) festgehalten.

Um den Vorgang besser zu verstehen, versuchen Sie es selbst einmal. Blicken Sie geradeaus nach vorn auf ein Ziel, das sich etwa 50 Zentimeter vor Ihnen befindet, schließen Sie ein Auge und strecken Sie die Arme nach den Seiten aus, die Daumen nach oben. Dann führen Sie die Arme langsam nach innen, bis Sie zum ersten Mal die beiden Daumen bemerken. Sie werden feststellen, daß der Daumen auf der Seite des offenen Auges zuerst auftaucht. Wiederholen Sie dann den Test in der Senkrechten und in der Diagonalen, um sämtliche Sehfeldparameter für Ihr Auge zu ermitteln. Wiederholen Sie die Prozedur beim anderen Auge.

Hätte Harry diesen Test an sich selbst durchgeführt, hätte er seine beiden Daumen erst dann gleichzeitig sehen können, wenn der Abstand zwischen ihnen nur noch zehn bis fünfzehn Zentimeter betragen hätte. Wie schneidet Ihr Sehfeld im Vergleich zu Harrys ab? Können Sie sich vorstellen, wie sich jemand fühlen muß, der die Welt durch Harrys Augen wahrnimmt? Wie er mit alltäglichen Aufgaben wie Zuhören, Lesen oder Autofahren zurechtkommt?

Um zu begreifen, an welcher Stelle eines Prozesses wir uns befinden, müssen wir zunächst wissen, wo wir zuvor waren. Denn das Wissen um unseren aktuellen Standort ist die Grundlage für unseren zukünftigen Weg. Wer die Welt durch ein sehr kleines Sehfeld wahrnimmt, hat nur eine sehr begrenzte Vorstellung davon, wo er herkommt oder wo er hingeht. Er kommt sich im Raum verloren vor. Er

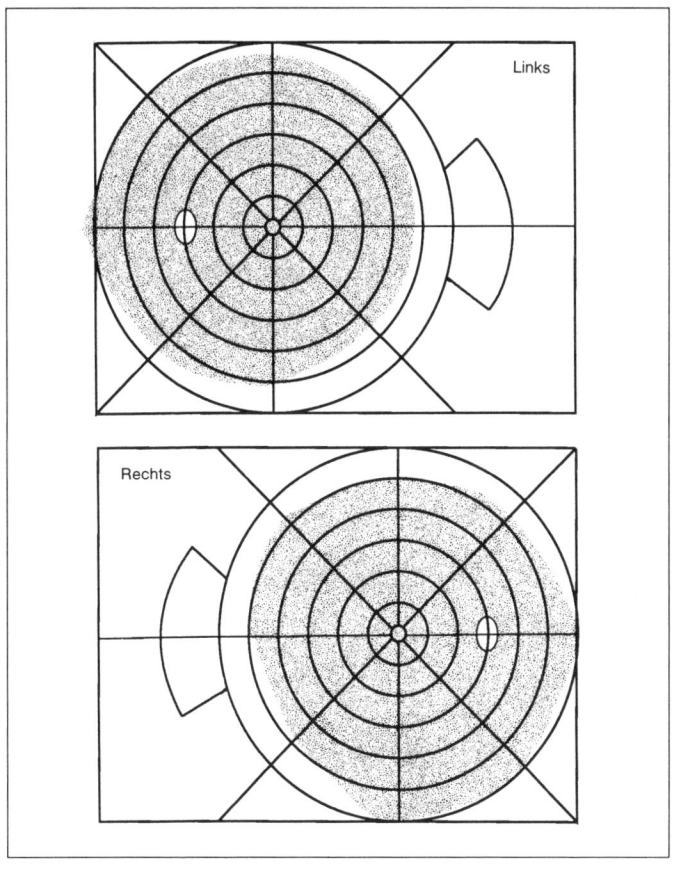

Abbildung 10: Harrys Sehfeldwerte *nach* der Behandlung. (Abdruck des Testbogens mit freundlicher Genehmigung von Dr. John Downing.)

schrumpft und zieht sich nach innen zurück, nimmt weniger wahr, lernt weniger, behält weniger und bewegt sich im allgemeinen nur mit ängstlicher Vorsicht. Diese Symptome sind typisch für Kinder mit Lernschwächen und für jedes menschliche Wesen, das verängstigt ist oder unter emotionalem Streß steht. Der Umfang unseres Sehfelds ist eine dynamische Größe, die mit unserem jeweiligen Zustand zu einem bestimmten Zeitpunkt zusammenhängt. Je nach unserem Bewußtseinszustand und nach der Art, wie wir atmen, kann das Sehfeld sich erweitern oder verengen.

Bei weiteren Untersuchungen mit standardisierten pädagogischen Tests zeigte sich, daß Harrys Fähigkeit, sich an visuelle und gehörte Eindrücke zu erinnern, unter der eines Dreijährigen lag. Ich schlug vor, daß Harry vier Wochen lang fünfmal in der Woche bei mir zur Syntonics-Therapie (also zu einer über die Augen vermittelten Lichttherapie) kommen sollte. Jeden Tag wurde er 20 Minuten lang behandelt, wobei er zunächst 10 Minuten lang auf ein gelbgrünes Licht blicken mußte und dann 10 Minuten lang auf ein rubinrotes. Einen Monat nach Beginn der Behandlung war Harry ein völlig anderer Mensch geworden. Sein Sehfeld hatte sich erheblich erweitert (siehe Abb. 10), seine Kurzsichtigkeit war um ein Drittel zurückgegangen, die Sehkraft hatte sich auf 50 Prozent ohne Brille verbessert, seine Merkfähigkeit für Gehörtes hatte einen Sprung von elf Jahren nach vorn gemacht (als hätte man die Merkfähigkeit für Gehörtes vom Niveau eines Neunjährigen auf das eines Zwanzigjährigen angehoben), und seine visuelle Merkfähigkeit lag jetzt über der eines Achtzehnjährigen.

Die neuen Sehtherapeuten

Die Entdeckungen von Brombach, Eames und anderen sollten die Entwicklung der Syntonics-Methode entscheidend beeinflussen. Denn jetzt begann eine Gruppe von Optometrie-Fachleuten, die Sehfeldgröße als wesentlichen diagnostischen und prognostischen Indikator zu nutzen, um den Behandlungserfolg bei mit Lern- und Leistungsschwächen kombinierten funktionellen Sehproblemen zu messen. Mit wachsender klinischer Erfahrung stellten sie fest, daß die Größe des Sehfelds durch Syntonics ganz erheblich zunimmt, daß sich damit funktionelle Sehstörungen sehr wirksam behandeln ließen und daß ganz nebenbei oft auch andere, nicht direkt behandelte pathologische Symptome gelindert wurden.

Trotz wachsenden Widerstands von seiten der Schulmedizin hatte das College of Syntonic Optometry zunehmenden Erfolg. 1961 wurde seine Zukunft durch den Tod von Dr. Spitler kurzfristig in Frage gestellt, da es keinen unmittelbaren Nachfolger gab. Dann aber beschlossen einige seiner Anhänger (darunter Dr. J. O. Jenkins, der schon 1933 zu seinen ersten Studenten zählte, Dr. Lowell Becraft und Dr. Charles Butts), das College und die Lehren von Dr. Spitler am Leben zu erhalten. Diese Männer waren ausgesprochene Praktiker. Deshalb konnten sie viele der noch verbliebenen Geheimnisse, von denen Spitler gesprochen hatte, klären und die Lösungen in praktikable klinische Anwendungen umsetzen. Butts überarbeitete Spitlers Abhandlungen und schuf das Konzept, das die Basis für die derzeitig praktizierte Syntonics-Methode bildet. Heute ist er emeritierter Dekan des College. Jenkins wiederum stellt auch heute noch, im Alter von 89 Jahren, Geräte für die Syntonics-Behandlung her.

In den siebziger Jahren wuchs eine neue Generation von Praktikern heran, die sehr intuitiv arbeiteten. Sie sind in erster Linie Sehtherapeuten und erst in zweiter Linie Augenärzte oder Optiker. Durch sie wurde Syntonics in den größeren Rahmen der ganzheitlichen Medizin eingebunden, wobei jeder von ihnen seinen ganz persönlichen Beitrag zur Weiterentwicklung der Methode geliefert hat. Als erster aus dieser Gruppe trat Dr. Robert Michael Kaplan mit einem Buch an die Öffentlichkeit, in dem er erneut darstelle, wie sich die Sehfeldgröße lernbehinderter Kinder durch Syntonics erheblich erweitern ließ.[9] Dr. John Downing, der sich durch die verschiedensten Erfindungen einen Namen gemacht hat, entwickelte neue Geräte, bei denen er traditionelle Syntonics-Anwendungen mit einer neuen Lichtquelle verband, die je nach Einstellung mit unterschiedlicher Frequenz blinkt, so daß durch die Behandlung auch neurologische Rhythmen beeinflußt werden können.

Auch ich zähle mich zu dieser Gruppe. Nachdem ich einige praktische Erfahrung gesammelt hatte, bemerkte ich bald, daß sich der Einsatz von Syntonics auf die Patienten noch weit tiefgreifender auswirkte, als mir aus den Aussagen meiner Kollegen oder der Literatur bekannt war. Denn obwohl man seit langem wußte, daß sich die Lernfähigkeit durch die Behandlung verbesserte, fehlten Hinweise darauf, in welchen Bereichen der Lernfortschritt erzielt wurde. Auch die Behandlung von Augenleiden war bisher kaum erwähnt worden.

Weg mit den Lernblockaden!

1982 begann ich, alle Veränderungen schriftlich festzuhalten, die Eltern und Lehrer meiner jungen Patienten nach der Behandlung bei den Kindern beobachteten. Auch die Veränderungen, die ich selbst aus der Sicht des Sehtherapeuten nach der Behandlung feststellen konnte, schrieb ich systematisch auf. Nachdem ich mehrere informelle klinische Voruntersuchungen durchgeführt hatte, beschloß ich, eine kontrollierte Studie zur Wirkung von Syntonics-Therapie auf Sehfeldgröße, Gedächtnisleistung sowie Geschwindigkeit und Exaktheit der Augenbewegungen durchzuführen.[10] Um einer Verfälschung der Untersu-

118

chungsergebnisse durch persönliche Vorurteile zu begegnen, stellte ich eine speziell ausgebildete Hilfskraft an, die die Tests vor und nach der Behandlungsserie sowie die Behandlungen selbst durchführte. Die Untersuchung beschränkte sich auf ausgewählte Personengruppen mit vergleichbaren schulischen Schwierigkeiten, insbesondere beim Lesen. Die Mitglieder der Versuchsgruppen mußten sechs Wochen lang viermal in der Woche jeweils 20 Minuten lang Licht einer bestimmten Frequenz anschauen. Die Kontrollgruppe erhielt keinerlei Lichttherapie. Keiner der Teilnehmer aus beiden Gruppen erhielt irgendeine Paralleltherapie, etwa eine Brille, Sehtherapie oder psychologische Beratung. Vor und nach Ablauf der sechswöchigen Untersuchungsperiode wurden beide Gruppen getestet, mit folgendem Ergebnis:

1. Die *Sehfeldvergrößerung* in der Versuchsgruppe fiel 208mal stärker aus als in der Kontrollgruppe.
2. Die Verlängerung der *visuellen Aufmerksamkeitsspanne* war in der Versuchsgruppe fast viermal so stark wie in der Kontrollgruppe.
3. Die Zunahme des *visuellen Erinnerungsvermögens* war in der Versuchsgruppe siebenmal stärker ausgeprägt als in der Kontrollgruppe.
4. Die Zunahme des *auditiven Erinnerungsvermögens* war in der Versuchsgruppe 1,6mal stärker als in der Kontrollgruppe (dieser Wert ist allerdings statistisch nicht signifikant).
5. Geschwindigkeit und Exaktheit der *Augenbewegungen* erfuhren keine signifikante Veränderung.

Vielleicht am interessantesten bei dieser Studie waren Resultate in Bereichen, an die wir zu Anfang gar nicht gedacht hatten und die sich insbesondere aus den Beobachtungen von Eltern und Lehrern ergaben. Zum Beispiel waren die Verbesserungen bei den Versuchspersonen, deren Sehfeld schon zu Beginn der Studie groß war, in allen Belangen deutlicher als bei denen, deren Sehfeld ursprünglich klein war. Eine wichtige Erkenntnis, die beweist, daß Syntonics bei Personen mit schulischen Problemen unabhängig von der ursprünglichen Größe des Sehfelds statistisch signifikante Besserung erzeugen kann. Immer wieder findet sich in den täglichen Aufzeichnungen der Eltern und Lehrer von Kindern aus der Versuchsgruppe die Beobachtung, daß verschlossene Kinder durch die Behandlung eher aus ihrem Schneckenhaus hervorkommen, während hyperaktive Kinder sich beruhigen und alle Kinder ganz allgemein emotional offener und empfänglicher werden. Außerdem wurde bei 75 Prozent der Versuchsgruppe eine Verbesserung der schulischen Leistung beobachtet, bei 40 Prozent fanden wir eine sichtliche Verbesserung der Handschrift, und die beiden einzigen Teilnehmer, die regelmäßig Medikamente bekamen, brauchten fortan kein Ritalin mehr, eine Droge, die oft zur Beruhigung hyperaktiver Kinder eingesetzt wird.

Fallgeschichten aus der Syntonics-Praxis

Nachdem ich mehrere tausend Syntonics-Behandlungen durchgeführt und die Wirksamkeit des Verfahrens bei der Therapie funktioneller Seh- und Lernstörungen erlebt hatte, beschloß ich, die Anwendungsmöglichkeiten von Syntonics bei «echter» Krankheit zu prüfen. Schon zu Beginn meiner Laufbahn hatte ich die fabelhafte Wirkung der Methode auf die Augenkrankheit meiner Mutter miterlebt, erst jetzt aber war ich bereit, die immensen weiteren Behandlungsvarianten, die mit dieser Methode möglich sind, zu erkunden. Da zu jener Zeit die Behandlung von Augenkrankheiten in der Regel nicht in den Zuständigkeitsbereich von Augenärzten mit rein optometrischer Fachausbildung fiel – in den USA ist die Disziplin der Augenheilkunde anders unterteilt als in Deutschland –, beschloß ich, nur mit solchen Patienten zu arbeiten, bei denen bereits eine ärztliche Diagnose vorlag und die alle verfügbaren medizinischen Behandlungsmethoden schon versucht hatten. Ich gab keinerlei Heilungsversprechen, arbeitete nach Möglichkeit mit dem Arzt des Patienten zusammen und schlug den Patienten meist nur vor, es für kurze Zeit mit meiner Methode zu versuchen, um zu sehen, ob sie ihnen helfen könnte. Je mehr Erfahrungen ich so sammelte, desto verblüffter war ich über die Ergebnisse. Im folgenden stelle ich ein paar typische Fälle vor.

Fall 1

Vor ein paar Jahren kam Rob, ein guter Freund von mir, in meine Praxis und fragte, ob meine Lichttherapie wohl bei einer Augenerkrankung helfen würde, die nach Aussagen von Fachleuten zum Verlust der Sehkraft führen konnte. Robert war damals 37, und man hatte bei ihm ein Glaukom (grüner Star) gefunden, das offensichtlich schon seit fünf Jahren vorhanden war. Typisches Symptom dieser Augenkrankheit ist ein erhöhter Augeninnendruck, der zu irreparablen Schäden am empfindlichen Augengewebe und sogar zu Blindheit führen kann, wenn sie nicht durch Medikamente oder operativ behandelt wird. Häufig kommt es aufgrund des sehr hohen Augeninnendrucks mit der Zeit zu starken Sehfeldveränderungen. Bei fortgeschrittenen Fällen sind die Veränderungen irreversibel und beeinträchtigen das Sehvermögen erheblich. Bei meinem Freund Rob war die Krankheit weit fortgeschritten. Das linke Auge hatte bereits einen beträchtlichen Teil des Sehfelds verloren (siehe Abb. 11a).

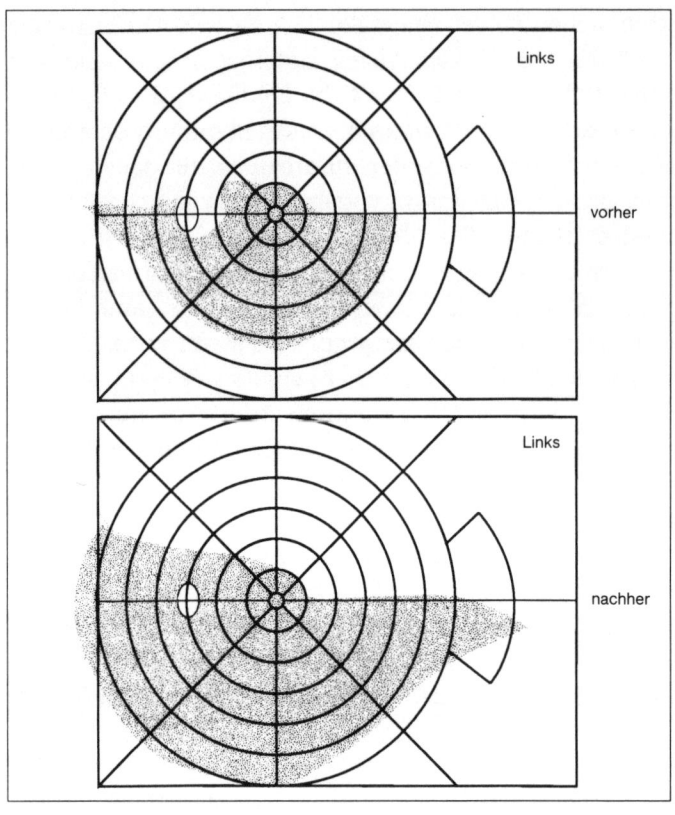

Abbildung 11 a und b: Roberts Sehfeldwerte vor und nach der Behandlung. (Abdruck des Testbogens mit freundlicher Genehmigung von Dr. John Downing.)

Ich gab ihm eine Spezialmaske mit blaugrünem Filter mit und riet ihm, sich jeden Tag 30 Minuten lang mit der Maske vor dem Gesicht in die Sonne zu setzen. Ich hatte keine Ahnung, ob es helfen würde, wollte aber den Versuch wagen, weil diese Filterkombination auch meiner Mutter geholfen hatte. Nach drei Wochen kam Rob erneut zur Untersuchung. Zu meiner Überraschung war der Augeninnendruck auf beiden Augen zurückgegangen, und sein Sehfeld hatte sich wesentlich verbessert. Ermutigt beschlossen wir gemeinsam, dieselbe Behandlung über einen längeren Zeitraum weiterzuführen. Nach vier Monaten war der Augeninnendruck ganz entscheidend gesunken. Die Erweiterung des Sehfelds war größer, als ich je zu hoffen gewagt hätte. Die Sehfeldwerte, die ich bei ihm maß, galten eigentlich bei Personen in diesem fortgeschrittenen Krankheitszustand als unmöglich (siehe Abb. 11b).

Fall 2

1986 kam ein Kollege in meine Praxis und bat mich, eine Sehfähigkeitsprüfung bei einem älteren Mann durchzuführen, der seit einem Schlaganfall nicht mehr sprechen und gehen konnte. Die Familie sei gern bereit, ihn mit dem Krankenwagen zu mir zu bringen. Da ich mir gut vorstellen konnte, welche Angst der Mann durch diese Aktion bekommen hätte, erbot ich mich, den Test in seiner Wohnung durchzuführen, so daß er die ihm vertraute Umgebung nicht verlassen mußte.

Ich wurde von einer Pflegerin empfangen, die mir berichtete, daß die Physiotherapeutin den alten Mann völlig aufgegeben habe, da seit sechs Monaten keine Verbesserung mehr zu beobachten war. Dann führte sie mich zu Anthony. Nicht die geringste Augenbewegung ließ erkennen, ob er mich registriert hatte. Er war 84, trug ein Krankenhausnachthemd und Windeln. Der Körper wirkte steif und verkrümmt, die Augen waren verkrustet und halb geschlossen. Ich wußte nicht, wie ich anfangen sollte, also legte ich ihm zunächst die rechte Hand über dem Herzen auf die Brust und sah ihm direkt in die Augen. Nach ein paar Minuten veränderte sich sein Gesichtsausdruck, als wollte er sagen: «Aha, es ist jemand da.» Intuitiv empfahl ich drei

Wochen lang täglich zwei zwanzigminütige Syntonics-Sitzungen, außerdem riet ich der Familie, ihn jeden Tag eine Zeitlang im Freien in die Sonne zu setzen. Aufgrund einer Augenmessung verschrieb ich außerdem eine Brille, die er zum Fernsehen tragen sollte. Dann brachte ich die Syntonics-Geräte ins Haus, wies die Schwester in die Anwendung ein und begab mich auf eine zweiwöchige Vortragsreise an die Westküste. Bei meiner Rückkehr fand ich eine Nachricht von Anthonys Frau vor, aus der hervorging, daß ihr Mann zu reden versuchte, besser aß und wieder ein bißchen mehr wie der Anthony von früher wirkte.

Nach Ablauf der drei Wochen fuhr ich hin, um die Veränderungen selbst zu überprüfen. Die Nachricht von seiner Frau hatte mich sehr neugierig gemacht. Als ich ankam, saß Anthony im Rollstuhl im Wohnzimmer, las die Zeitung und blätterte sogar die Seiten selbst um. Anscheinend erkannte er mich, denn er sagte: «Freut mich, daß Sie vorbeikommen», ergriff meine Hand, schüttelte sie kräftig und lächelte. Ich war überwältigt. Seine Hautfarbe hatte sich total verändert, die Augen waren klar, sein Gehirn funktionierte. Seine Frau berichtete, daß er zum ersten Mal seit acht Monaten Laute von sich gab, gelegentlich ganze Sätze sprach, normal aß, sich mehr bewegte, Forderungen an andere stellte und sogar seine Zuneigung zu ihr zeigte. Dann erzählte sie mir seine ganze Krankheitsgeschichte. Anthony hatte schon lange unter Herzstörungen, Diabetes, Hautkrebs und diversen vorübergehenden Teillähmungen gelitten und im Lauf der Jahre mindestens vierzehn Schlaganfälle erlebt. Da Anthonys Frau nicht besonders gut Englisch sprach, bat ich seine Tochter, mir in einem Brief alle Veränderungen, die sie bei ihm nach der Lichttherapie bemerkt hatte, zu beschreiben. Etwa drei Monate später erhielt ich einen sieben Seiten langen, maschinegeschriebenen Brief, den ich hier auszugsweise wiedergebe:

124

Lieber Herr Dr. Liberman,

Anfang Februar schlug mein Bruder vor, ich sollte Sie fragen, ob nicht Papa mit einer neuen Brille besser lesen und fernsehen könnte. Daraufhin kamen Sie freundlicherweise ins Haus meiner Eltern, untersuchten Papas Augen und empfahlen ihm eine spezielle Brille zum Fernsehen und eine Behandlung mit Licht.

Um ehrlich zu sein, war ich damals sehr skeptisch gegenüber Ihren Empfehlungen, hielt mich aber zurück, weil ich meinen Eltern die kleine Hoffnung nicht nehmen wollte. In der ersten Behandlungswoche wuchs meine anfängliche Skepsis noch. Es war kaum eine Veränderung zu bemerken, und außerdem mußte Mama ihn während der Behandlung ständig stützen, damit er in der richtigen Position blieb. Sie steckte ihren Kopf zusammen mit seinem in die Kapuze und überwachte, ob seine Augen auch geöffnet waren. Sobald die Lider herabsanken, öffnete sie sie mit der Hand und hielt sie eine Weile offen.

Dann aber änderte sich doch etwas, Kleinigkeiten zunächst. Papa blieb länger wach und gab öfters Laute von sich (Mama war überglücklich, daß er sich endlich wieder über etwas beschwerte). Papas Lächeln war plötzlich irgendwie anders. Er schien damit sagen zu wollen: «Hallo, wie geht's euch? Ich sitze hier und kann nichts tun. Das finde ich langsam zu dumm.» Sein Humor kam wieder durch. Er hörte seinen Namen sofort, wenn wir ihn ansprachen, und reagierte darauf. Im Bett legte er plötzlich wieder den linken Arm auf den Kopf (wie er das früher so oft getan hatte). Er blieb länger wach und reagierte stärker auf seine Umgebung, besonders auf Nahrungsmittel. Er gab deutlich zu erkennen, ob er mehr von einer Speise wollte oder weniger, ob ihm etwas schmeckte oder nicht. Wenn ich ihm Fragen stellte, sah er mich mit jenem verständnisvollen Blick an, den ich so genau von ihm kenne. Er legte den linken Arm an die Stirn, fuhr sich mit der Zunge über die Lippen und sagte: «Also . . .» Bis dahin verlief die ganze Reaktion so flüssig und typisch, daß ich es zuerst gar nicht fassen konnte, daß nach dem «also» nichts mehr kommen sollte.

Als die dritte Woche der Behandlung begann, sagte Mama ständig: «Antonio casi me hablo» (Antonio hat beinahe mit mir geredet). Das passierte nun jeden Tag. Einmal trug Mama einen zerrissenen Rock, da sie wenig Zeit hatte, sich über ihr Äußeres Gedanken zu machen. Während sie Papa herumschob, zeigte er mit einem Finger der linken Hand auf den Riß und hob die Augenbrauen, als wollte er sagen: «Bring das in Ordnung!» Er machte das jetzt immer öfter, fing immer auf dieselbe Weise eine Unterhaltung an, indem er mit dem Finger auf etwas zeigte und ein Grunzen ausstieß.

Eines Abends ging mein Mann zu meinen Eltern, um Rampen für den Rollstuhl zu bauen. Als er zurückkam, war er total überrascht und sagte: «Unglaublich, welche Fortschritte dein Vater macht.» Papa hatte Paul sofort erkannt, als er hereinkam, den linken Arm zum Gruß erhoben und meinem Mann die Hand geschüttelt.

Auch Papas Appetit wuchs. Die Zeit, in der er wach blieb, wurde immer länger. Beim Zeitunglesen wartete er nicht mehr darauf, daß ich ihm die Seiten umblätterte, sondern tat es selbst und sehr sorgfältig. Wenn es im Fernsehen Baseball gab, saß er gebannt davor. Er versuchte sogar, mit meinem dreijährigen Sohn zu spielen.

Langsam, aber sicher fand er manches von dem, was er verloren hatte, wieder. Ich hoffte, daß er auch verstärkte Anstrengungen unternehmen würde, den Gebrauch der rechten Körperhälfte neu zu lernen, wenn er erst mal länger bei klarem Bewußtsein war. Vielleicht wäre das

126

der nächste Schritt in seiner Entwicklung gewesen. Schließlich kam er jetzt schon mit größeren Bissen zurecht, der Schluckmechanismus hatte sich also wieder verbessert, woraus ich schloß, daß auch die übrigen Körperteile eine Chance hatten.

Wenn ich im Rückblick an die Fortschritte denke, die mein Vater mit Hilfe Ihrer Lichttherapie gemacht hat, sehe ich, wie alle Verbesserungen direkt aufeinander aufbauten. Mit anderen Worten: Sobald eine bestimmte Blockade beseitigt oder eine Tür geöffnet war, blieb der Fortschritt nicht stehen, sondern baute auf dem Erreichten weiter auf und steigerte sich mehr und mehr. Ich verstehe nichts von Medizin und weiß nicht, warum die Lichttherapie Papa geholfen hat, aber ich bin sicher, daß sie direkte Ursache für die Fortschritte war, die er kurz vor seinem Tode noch erleben durfte.

Fall 3

Eine siebenundvierzigjährige Österreicherin suchte mich während ihres USA-Aufenthalts auf und erkundigte sich nach Behandlungsmöglichkeiten für eine Augenkrankheit, die man bei ihr bereits diagnostiziert hatte, als sie zwanzig war. Es handelte sich um Retinopathia pigmentosa, eine Krankheit, die gewöhnlich schon in der Jugend ausbricht und als erblich gilt. Nach und nach ergreift sie bestimmte lichtempfindliche Elemente in beiden Augen (die Stäbchen) und führt zu mangelhafter Nachtsicht, Sehfeldverlust, bei Personen mittleren Alters auch zum Verlust des zentralen Sehvermögens und häufig zu vollkommener Blindheit. Zur Zeit ist noch keine wirksame Therapie bekannt.

Die Patientin berichtete, sie hätte mit 20 Jahren zum ersten Mal bemerkt, daß sie nachts schlechter Auto fahren konnte. Zum jetzigen Zeitpunkt könnte sie nachts nicht einmal mehr allein spazierengehen. Da ich spürte, daß ihre Beschwerden mit alten emotionalen Belastungen zu tun hatten, fragte ich sie nach ihrer Kindheit. Sie sagte, sie sei Einzelkind, habe eine unglückliche Kindheit gehabt, sei von der Großmutter aufgezogen worden und habe die Eltern kaum gesehen.

Sie zeigte mir Sehfeldwerte, die ein Augenarzt vor ein paar Jahren bei ihr ermittelt hatte: Das Sehfeld betrug nur noch 8 Grad, war also sehr eingeschränkt, und aus dem Kommentar des Arztes war herauszulesen, daß sie mit 55 oder 60 Jahren damit rechnen konnte, ihre Sehfähigkeit weitgehend zu verlieren. Ich ermittelte einen Sehfeldwert von 10 Grad, womit die frühere Untersuchung bestätigt war. Da sie ungefähr 150 Kilometer von meiner Praxis wohnte und zwei Wochen später nach Österreich zurückkehren wollte, empfahl ich ihr eine vierzehntägige Selbstbehandlung. Nach Ablauf der beiden Wochen hatte sich ihr Sehfeld im rechten Auge auf 33 Grad, im linken auf 42 Grad erweitert. Außerdem sagte sie, sie könnte jetzt besser lesen, würde nachts gelegentlich allein vor die Tür gehen und fühlte sich insgesamt hervorragend, was von ihrem Ehemann begeistert bestätigt wurde.

Ich habe von diesen Fällen nicht berichtet, um zu beweisen, daß Lichttherapie in allen Fällen von Glaukom, Schlaganfall oder Retinopathia pigmentosa Erfolg bringen würde, sondern um zu zeigen, daß die Möglichkeiten der Therapie uneingeschränkt sind – bis jemand das Gegenteil beweist. Wir sollten unsere Vorurteile bezüglich der Behandelbarkeit bestimmter Beschwerden und bezüglich der Wirksamkeit von Therapien ablegen. Sonst stehen wir plötzlich vorzeitig an der Schwelle zum Tode, einfach weil wir meinen, daß «man ja sowieso nicht ewig leben kann».

Wenn Lichttherapie zur Behandlung von funktionellen

Sehstörungen, Lerndefiziten und bestimmten Augenkrankheiten geeignet ist, so ist nicht auszuschließen, daß sie
auch bei anderen Problemen und Krankheiten hilfreich
wirkt. Da das meiste Lernen auf visuellem Wege stattfindet
und da die Augen der wesentliche Weg sind, über den
Licht in den Körper eintritt, frage ich mich, was wohl passieren wird, wenn man in Schulen und Universitäten die
Beleuchtungsverhältnisse und die Farbgebung der Räume
verändert.

8
Licht, Farbe und Lernen

In den vorangegangenen Kapiteln erwähnte ich die Untersuchungen mehrerer Forscher, die eindeutig bewiesen haben, daß kühlweiße Leuchtstoffröhren, wie sie in den meisten Klassenzimmern eingesetzt werden, körperlichen Streß erzeugen und auf diese Weise die Lernfähigkeit beeinträchtigen. Diese Studien haben außerdem gezeigt, daß eine Beleuchtung, die das Spektrum des Sonnenlichts annähernd imitiert (Vollspektrum-Leuchtstoffröhren), wenig oder gar keinen Streß erzeugt und Verhalten und schulische Leistung positiv beeinflußt. Überdies deuten die Ergebnisse von Gerard, Wohlfarth und anderen darauf hin, daß bestimmte Farben eine meßbare und vorhersagbare Wirkung auf Menschen haben.

Wohlfarths Untersuchungen an Schulkindern

Auf dem Hintergrund dieser Erkenntnisse entwickelte Dr. Harry Wohlfarth eine Reihe von Experimenten, um die Wirkung von Licht und/oder Farbe im Rahmen der schulischen Umgebung auf bestimmte physiologische Faktoren, auf Verhalten und Lernfähigkeit zu prüfen.[1] 1981 führte er zusammen mit seiner Mitarbeiterin Catherine Sam eine Studie am Elves Memorial Child Development Centre durch, einer Schule für behinderte Kinder in Edmonton/Kanada. Bewertet wurde die kombinierte Wirkung von bestimmten Farben und Vollspektrumbeleuchtung auf Verhalten und Physiologie von blinden Kindern mit schweren Verhaltensstörungen und sehenden Kindern mit anderen schweren Behinderungen. Zweimal wurden die physiologischen Werte und das Verhalten überwacht und bewertet, einmal, bevor man Vollspektrumbeleuchtung installiert und die Wände in ausgewählten warmen Farben gestrichen hatte, und einmal, nachdem diese räumlichen Veränderungen durchgeführt waren. Die Entscheidung, die Wände zu streichen, fiel aufgrund der Arbeiten des Münchener Psychologen Henner Ertel, der festgestellt hat, daß die Verwendung heller, warmer Farben wie Gelb und Orange bei Schulkindern den Intelligenzquotienten und die schulische Leistung erhöht.[2]

Die Ergebnisse waren hochsignifikant. In den neu gestrichenen Räumen mit Vollspektrumbeleuchtung sank der systolische Blutdruck der Kinder um durchschnittlich 20 Punkte, und das Verhalten verbesserte sich dramatisch (was besonders an einem Rückgang der Aggressivität abzulesen war). Als man jedoch die Vollspektrumröhren wieder durch die ursprünglichen kühlweißen Leuchtstoffröhren ersetzte, stieg der Blutdruck wieder und die Kinder wurden von neuem wesentlich unruhiger. Eine weitere interessante Erkenntnis ist die Tatsache, daß die Wirkung sowohl bei sehenden als auch bei blinden Versuchspersonen eintrat.

Diese Untersuchung bestätigte die psychophysiologische Wirkung von Farbe und Licht und ihren Einfluß auf menschliches Verhalten. Allerdings wurde dabei der Einfluß der Farbe nicht von dem des Lichts getrennt. Um diesen Unterschied klarer herauszuarbeiten, entwickelte Wohlfarth eine neue umfassende Studie, in der er weit mehr Variablen als je zuvor gleichzeitig untersuchte. Im Schuljahr 1982/83 führte er parallel mehrere Forschungsprojekte an vier Grundschulen in Wetaskiwin in der kanadischen Provinz Alberta durch.[3-6] Die ursprünglichen Wandfarben Orange, Weiß, Beige und Braun ersetzte er durch hellgelbe und hellblaue Farbtöne, kühlweiße Leuchtstoffröhren durch Vollspektrumlicht. Ziel der Studie war die Bewertung der Wirkung unterschiedlicher Beleuchtungs- und Farbverhältnisse auf systolischen Blutdruck, Gemütsverfassung, krankheitsbedingtes Fehlen, Disziplin, Geräuschpegel im Klassenzimmer, IQ-Werte und schulische Leistung während eines ganzen Schuljahrs. In den vier Schulen wurden unterschiedliche Maßnahmen durchgeführt:

1. Die erste Schule diente als Kontrollgruppe und wurde im ursprünglichen Zustand belassen.
2. In der zweiten Schule wurden sowohl die Beleuchtung als auch die Wandfarben verändert.
3. In der dritten Schule wurde nur die Beleuchtung verändert.
4. In der vierten Schule wurden nur die Wandfarben verändert.

Die Ergebnisse waren beeindruckend. Die besten Ergebnisse auf allen Gebieten außer Disziplin wurden in der zweiten Schule beobachtet, wo man Beleuchtung und Wandfarben verändert hatte. Am schlechtesten schnitt die erste Schule ab, in der man weder Beleuchtung noch Wandfarbe verändert hatte. In der zweiten Schule waren die Schüler weniger gestreßt und ruhiger, litten weniger unter Stimmungsschwankungen, zeigten die stärkste Verbesserung bei IQ-Tests und schulischen Leistungen und waren nur ein Drittel so oft krank wie die Kinder in der ersten Schule. Die Zahl der Disziplinarvergehen war in der vierten Schule am geringsten, in der man nur die Wandfarben verändert hatte. Alle diese Werte wurden während eines ganzen Schuljahres regelmäßig aufgezeichnet, was die Gefahr der Fehlinterpretation wesentlich reduzierte. Angesichts solcher Ergebnisse und der Tatsache, daß Dr. Wohlfarth als einer der führenden Farbforscher der Welt gilt, fragt man sich, weshalb nicht alle Klassenzimmer für Kinder in diesen warmen Farbtönen gestrichen und mit Vollspektrumbeleuchtung ausgestattet werden. (Siehe auch Anhang C: Die bei Wohlfarths Experimenten verwendeten Wandfarben.)

Die Beobachtungen von Vitale

Der Lichtschein, den Wohlfarth und andere erzeugen, ist bisher leider noch kaum in Pädagogenkreise vorgedrungen. Dennoch gibt es schon viele Lehrer, die den machtvollen Einfluß von Licht und Farbe auf das Lernverhalten intuitiv seit langem begriffen haben. Die durch ihre Bücher *Frei fliegen* und *Lernen kann phantastisch sein* sowie Vorträge bekannte Pädagogin Barbara Meister Vitale zum Beispiel setzt seit 1970 in ihrer Arbeit Farben ein. Im folgenden Brief an mich berichtet sie von Beobachtungen, die sie persönlich und andere Lehrer gemacht haben:

1. Legt man ein Stück Filz in der richtigen Farbe in den visuellen Arbeitsbereich des Kindes, geht Hyperaktivität häufig zurück, die Aufmerksamkeitsspanne wächst, und Geschwindigkeit und Genauigkeit bei der Ausführung von Aufgaben nehmen zu. In den meisten Fällen scheint die Farbe Rot am besten zur Reduzierung des Aktivitätsdrangs geeignet.
2. Manchmal sind an Kindern Verhaltensveränderungen zu beobachten, wenn sie eine andere Kleiderfarbe tragen.
3. Je nach Farbe von Stift und Papier können manche Kin-

der und Erwachsene flüssiger lesen, machen weniger Rechtschreibfehler und begreifen gelesene Texte besser. Außerdem verbessert sich das Langzeitgedächtnis, wenn man sich in seiner Lieblingsfarbe Notizen macht.

4. Manche Erwachsene und Kinder können unter einer blauen Lichtquelle besser lesen oder arbeiten.

5. Erwachsene und Kinder, die beim Lesen oft Buchstaben und Worte verwechseln, die Stelle verlieren, an der sie gerade waren, und/oder den Eindruck haben, daß die Worte vor ihren Augen tanzen, profitieren oft davon, wenn man eine farbige transparente Folie über die Buchseite legt. Allein dadurch verändert sich ihre Leseleistung oft ganz erstaunlich.

6. Menschen, die nicht lesen können, beginnen oft je nach Vorbildung versuchsweise zu lesen, wenn sie ihre Lieblingsfarbe visualisieren.

7. Der Einfluß von Farben scheint personenspezifisch zu sein. In den meisten Fällen wirkt entweder die Lieblingsfarbe oder deren Komplementärfarbe am besten.

Die gefärbten Linsen von Irlen

Wenn Licht und Farbe in der Lage sind, Lernfähigkeit und Verhalten von normalen Kindern und Erwachsenen signifikant zu verbessern, müßten auch Menschen mit Lernschwierigkeiten davon profitieren. Dank der Arbeiten der kalifornischen Psychologin Helen Irlen ist die Wirkung von Farbe auf die Lernfähigkeit weithin bekannt geworden.[7-11] Ihre Weltpremiere hatte sie 1988 in der amerikanischen Fernsehsendung *60 Minutes,* als ein kurzer Film mit dem Titel *Reading by the Colors* («Lesen nach Farben») ausgestrahlt wurde. Millionen Menschen sahen zu, wie Helen Irlen lerngestörte Analphabeten in flüssige Leser verwandelte. Es wirkte wie Zauberei. Irlen nennt die von ihr entdeckte Form der «visuellen Legasthenie» Scotopic Sensitivity Syndrome. Dieses Problem wird Irlen zufolge dadurch verursacht, daß das von den Augen empfangene Licht die Wahrnehmungen des Auges verzerrt. Menschen, die unter dieser Störung leiden, reagieren unangemessen auf bestimmte Wellenlängen des Lichts; wenn sie mit diesen Wellenlängen konfrontiert sind, fühlen sie sich überwältigt, fast als wären sie dagegen allergisch. Die von Irlen entwickelte Technik zur Behebung dieser Störungen beruht auf der Verwendung farbiger Folien und Linsen zur Modifizierung des auf die Augen treffenden Lichts und beseitigt so die Wahrnehmungsverzerrungen. Der Patient sucht sich dabei selbst nach der Trial-and-Error-Methode gefärbte Linsen aus, die ihm am besten helfen. Der genaue Wirkmechanismus des Verfahrens ist nicht bekannt, Irlen meint jedoch, daß die unterschiedlich gefärbten Linsen (von denen etwa 140 zur Auswahl stehen) selektiv diejenigen Wellenlängen reduzieren oder herausfiltern, die das Auge nicht verarbeiten kann, und nur die Wellenlängen durchlassen, die es verträgt.

Die Grundlagen von Helen Irlens Arbeit sind nicht neu. Seit nunmehr 58 Jahren benutzt das College of Syntonic Optometry ausgewählte Lichtfrequenzen zur Behandlung von Lernstörungen und anderen Problemen auf dem Weg über das Auge. Auch Dr. Richard Frenkel, ein Arzt aus Scarsdale im Staat New York, setzt seit vielen Jahren getönte Linsen zur Behandlung psychischer Störungen ein. Sein Verfahren ähnelt in vieler Hinsicht der von Helen Irlen zur Behandlung von Lernproblemen entwickelten Methode.

Das endgültige Urteil über die Irlenschen Linsen steht noch aus, wobei vor allem zu klären wäre, was eigentlich passiert, wenn man diese Linsen als isoliertes Behandlungsinstrument einsetzt. Hier sind noch viele Fragen offen: Wie lange bleibt die Wirkung einer spezifischen Behandlung erhalten, wenn sie täglich angewendet wird? Baut der Körper mit der Zeit eine Toleranz gegenüber einem bestimmten Farbton auf? Was geht da eigentlich vor, wenn der Körper radikal auf eine bestimmte Licht-Diät gesetzt wird und nur ein ausgewählter Teil des Spektrums durch die Augen eintreten kann? Mit welchen Langzeitwirkungen müssen die Träger dieser Linsen rechnen? Kürzlich berichtete das *Journal of the Royal Society of Medicine,* daß Patienten ohne Augenkrankheiten eher zu psychopathischem Verhalten neigen, wenn sie getönte Brillengläser tragen, als Personen, die keine getönten Gläser tragen.

Wo liegt die Ursache, wo die Wirkung?

Bei jeder Behandlungsmethode sollte man sich fragen, ob sie tatsächlich die *Ursache* des Problems trifft oder nur dessen *Wirkung* beeinflußt. Ich selbst war einst ein hyperaktives Kind, konnte nicht lesen und hatte verschiedene andere Lernschwächen. Deshalb kann ich mir nur zu gut vorstellen, was für ein Wunder es für mich als Kind bedeutet hätte, wenn ich plötzlich mit Leichtigkeit hätte lesen können. Die eigentliche Frage aber muß lauten: Was hat mich veranlaßt, als Kind einen Teil meiner Lernfähigkeit vollkommen auszuschalten? Aus welchem Grund mochten die meisten meiner Mitschüler die Schule ebensowenig wie ich selbst? Haben vielleicht unsere Lehrmethoden etwas mit den Lernschwierigkeiten zu tun? Oder die hohen Leistungsanforderungen, die wir an die Kinder stellen, indem wir von ihnen erwarten, möglichst früh lesen zu lernen? Nachdem ich mit Tausenden von Kindern und Erwachsenen gearbeitet habe, die alle Lernschwierigkeiten hatten, ist für mich immer deutlicher geworden, daß sie alle unter irgendwelchen Angstsymptomen leiden. Wird die Angst durch Lernschwierigkeiten verursacht, oder ist die Angst zuerst da und verursacht dann die Lernschwierigkeiten? Falls Angst der Ursprung von Lernstörungen ist, muß man sich fragen, woher die Angst kommt.

Seit vielen Jahren kleben wir Kindern mit Problemen, die wir selbst nicht begreifen, immer neue Etiketten auf. Wir testen sie, verordnen ihnen Nachhilfestunden und psychologische Beratung, nur um festzustellen, daß sie im allgemeinen ganz helle wirken, jedoch aus irgendeinem Grund, der außerhalb unseres Begriffsvermögens liegt, in der traditionellen Lernumgebung nicht die Leistung bringen, die wir von ihnen erwarten. Die Etiketten für diese Kinder haben sich gewandelt: Nannte man sie früher blöde, dumm oder faul, so diagnostiziert man heute Legasthenie, minimale zerebrale Dysfunktion oder Lernstörungen. In allen Fällen aber fügt man ihnen durch die Etiketten Wunden zu, deren Narben das ganze Leben bleiben. Einstein, Beethoven und Edison galten in ihrer Jugend als hoffnungslose Fälle, dumm oder schwer von Begriff. Wie viele sogenannte lerngestörte Kinder müssen wir noch untersuchen, um zu begreifen, daß das, was wir für ein Lernproblem halten, im Grunde charakteristisch für einen völlig anderen kreativen Ausdruck von Intelligenz ist? Abgesehen davon gibt es viele wirklich genial begabte Menschen, die weit weniger leisten, als sie eigentlich könnten, weil sie durch die schulische und akademische Umgebung eingeschüchtert und blockiert wurden.

Wir entdecken heute langsam, daß es viele verschiedene Formen von Intelligenz gibt. Am seltensten ist vielleicht gerade die, um die sich unser Erziehungssystem vorrangig bemüht. Wann werden wir endlich erkennen, daß das, was wir für das Problem halten, häufig nichts mit den *wahren*

Problemen zu tun hat? Was ist zerstörerischer: die sogenannte Lernstörung oder die extremen persönlichen Verletzungen, die Kinder hinnehmen müssen, wenn man ihnen ein Etikett aufklebt oder sie ständig testet, um herauszukriegen, was bei ihnen nicht stimmt? Haben diese Kinder wirklich alle eine Lernstörung? Warum haben sie dann als Erwachsene oft doch noch Erfolg? Oder ist unsere Kultur gestört, weil sie nicht sieht, was da wirklich abläuft? Letzteres scheint mir wesentlich plausibler!

Von Kindheit an gibt man den meisten Menschen das Gefühl, sie seien irgendwie unvollkommen. Wenn wir uns nur mehr anstrengen würden, mehr wie unsere älteren Geschwister wären, besser aufpassen würden, weniger «quasseln», uns mehr konzentrieren oder besser betragen würden, bessere Zensuren hätten, dann, so suggeriert man uns, wären wir vielleicht okay. Aber wie soll einer bei all diesen Unterstellungen noch glauben, daß aus ihm «was werden kann»? Es ist wirklich paradox, daß all die neu entdeckten Symptome und Syndrome letztendlich nur die Liste verlängern, auf der jeder von uns all das einträgt, was an ihm nicht stimmt. Also stellt sich die Frage: Wie können wir Farbe so einsetzen, daß wir wirklich auf tieferer Ebene geheilt werden, und nicht nur mit dem Ziel, kurzfristig in einer grundsätzlich verfahrenen Lage besser zurechtzukommen? Diese Frage steht im Zentrum meiner persönlichen Arbeit und Forschung. Ich werde im dritten Teil dieses Buches darauf eingehen.

Bislang habe ich nur die Wirkung von Licht und Farben auf psychophysiologische Funktionen wie Verhalten, Gemütsverfassung, Lernen und einige wenige Krankheitsbilder erörtert. Wie aber wirken Farbe und Licht bei lebensbedrohenden Krankheiten? Kann etwas so Subtiles wie Licht da helfen? Kann Licht wirklich zur Medizin der Zukunft werden?

9
Krebs in neuem Licht

Die Forschung hat mehrfach gezeigt, daß künstliches Licht, welches das Spektrum der Sonne simuliert, die lichtabhängigen Funktionen des Körpers stützt. Verglichen mit anderen künstlichen Lichtquellen wirkt es streßreduzierend und hat einen positiven Einfluß auf Gesundheit, Gemütsverfassung, Verhalten und Lernfähigkeit. Auf dem Hintergrund dieser Information müssen wir unsere Vorstellungen über Sinn und Zweck von Licht neu überdenken: *Licht darf nicht länger bloß als Errungenschaft der Technik gelten, die der Erhellung unserer Umgebung dient, sondern muß als eines der wirksamsten Instrumente zur Krankheitsverhütung begriffen werden, die uns zur Verfügung stehen.*

Licht und Langlebigkeit

Dank der Pionierarbeiten von John Ott wissen wir, daß Licht die Gesundheit beeinflußt.[1] 1964 konnte Ott nachweisen, daß Mäuse, die unter rosafarbenen Leuchtstoffröhren leben, eher zu Krebs und Fortpflanzungsproblemen neigen. Um Otts Erkenntnisse zu überprüfen, führten Forscher am National Institute of Environmental Health Sciences umfangreiche Untersuchungen an einer speziell gezüchteten, besonders tumoranfälligen Mäuseart durch.[2] Die Mäuse wurden in drei Gruppen aufgeteilt, von denen jede unter anderen Beleuchtungsbedingungen leben mußte: Die erste Gruppe unter rosafarbenem Licht wie in Otts Experimenten, die zweite unter kühlweißem, und bei der dritten Gruppe setzte man Tageslicht simulierende Vollspektrumlampen ein.

Bei der unter Rosa-Licht lebenden Gruppe entwickelten sich nach 42 Wochen Tumore – eine Bestätigung für Otts Erkenntnisse. Bei den mit kühlweißem Licht bestrahlten Mäusen hingegen traten erst nach 47 Wochen Tumorbildungen auf, in der mit Vollspektrumlicht bestrahlten Gruppe nach 51 Wochen. Nach 573 Tagen hatte jede Mäusegruppe in unterschiedlichem Maße eine Resistenz gegen Krebs entwickelt. Der Zeitpunkt, zu dem die Krebserkrankungen auftraten, war also je nach Lichtbedingungen sehr unterschiedlich. Können wir daraus schließen, daß eines Tages ebenso die Überlebenschancen für Menschen, die von dieser so häufig tödlichen Erkrankung befallen werden, deutlich zunehmen werden?

Spitler hat festgestellt, daß auch Kaninchen unter verschiedenfarbigem Licht eine ganze Reihe pathologischer Symptome bekommen. Es ist demnach vollkommen klar, daß die Umweltbeleuchtung Einfluß auf Entwicklung, Gesundheitszustand und Langlebigkeit von lebenden Organismen hat. Dies wird auch durch die Arbeiten von Joan Smith-Sonneborn, Professorin für Zoologie und Physiologie an der Universität von Wyoming, bestätigt, die bahnbrechende Forschungen zur Verhütung von Tumorbildungen und Altersschäden an Zellen geleistet hat.[3-5] Ihre Arbeit baut auf früheren Forschungsergebnissen auf, die darauf hindeuteten, daß Zellen nur dann zu Krebszellen werden, wenn ihre Erbinformation (DNS) geschädigt wird. Die Krebshäufigkeit nimmt mit dem Alter zu, was dafür spräche, daß die dem Krebs vorangehenden DNS-Schäden, je älter der Mensch, um so wahrscheinlicher auftreten.

140

In Versuchen an Einzellern (Paramecien bzw. Pantoffeltierchen) konnte die Zoologin zeigen, daß in alten Zellen tatsächlich eine Häufung von DNS-Schäden auftritt.

Als nächstes untersuchte sie, ob sich diese Schäden reparieren oder möglicherweise auch verhüten lassen. Nach Rücksprache mit Dr. Ron Hart, der gezeigt hatte, daß durch bestimmte UV-Strahlen ausgelöster Krebs bei Fischen rückgängig zu machen war, falls die UV-Schäden behoben wurden, führte sie einen äußerst interessanten Versuch durch. Sie bestrahlte die Paramecien mit bakterienabtötender UV-C-Strahlung, wodurch die DNS beschädigt und die Lebensdauer der Zellen verkürzt wurde. Danach wollte sie wissen, ob die Reparatur dieser Schäden tatsächlich die durch die UV-C-Bestrahlung hervorgerufene Beschleunigung des Alterungsprozesses rückgängig machen konnte. Also bestrahlte sie die beschädigten Zellen erneut, diesmal aber mit UV-A-Strahlung. Daraufhin reparierten sich die Zellen von selbst und der Alterungsprozeß kam zum Stillstand.

Schon das allein war eine Sensation, aber was dann kam, grenzte schon an ein Wunder. Nachdem sie die zuvor beschädigten Zellen durch UV-A-Bestrahlung repariert hatte, wollte Dr. Smith-Sonneborn wissen, was geschehen würde, wenn sie sie erneut mit UV-A-Strahlen bestrahlte. Diese zweite Bestrahlung verlängerte die Lebensdauer der Zellen um bis zu 50 Prozent im Vergleich zu den Zellen einer Kontrollgruppe. Durch diese Ergebnisse ist klar bewiesen, daß bestimmte Arten von Licht nicht nur Zellen bei der Reparatur ihrer DNS unterstützen können, sondern offensichtlich auch lebensverlängernde Faktoren in der DNS fördern.

Was könnte die Entdeckung von Dr. Smith-Sonneborn für die Altersforschung und die Krankheitsprävention bedeuten? Spielen sich dieselben Prozesse auch in der menschlichen Zelle ab? Offensichtlich ist Licht wichtig für eine optimale Gesundheit und Krankheitsvorbeugung. Außerdem kann es zur Behandlung lebensbedrohender Krankheiten eingesetzt werden.

Todesstrahlen gegen Krebs: die Photodynamische Therapie

Im Jahre 1900 bemerkten Wissenschaftler zum ersten Mal, daß bestimmte Substanzen wie etwa Eosin, das Pigment, das rote Tinte rot macht, lebendes Gewebe schädigen können, wenn es mit Licht bestrahlt wird, während sie im Dunkeln nicht toxisch wirken.[6] Man fand heraus, daß manche Mikroorganismen starben, wenn man sie mit bestimmten Substanzen färbte und dann mit Licht bestrahlte. Schon damals wurde diese Entdeckung in Frankreich eine Zeitlang zur Behandlung menschlicher Hauttumore eingesetzt.[7]

Später fand man, daß viele Verbindungen, die sich durch diese Eigenschaft auszeichneten, aus der Familie der Porphyrine stammen, einer Gruppe von Chemikalien, die durch Licht aktiviert werden. Porphyrine sind von Bedeutung für alle Lebensformen der Erde und spielen eine wesentliche Rolle bei so wichtigen Prozessen wie der Chlorophyll- und Hämoglobinbildung. Sind sie jedoch im Übermaß vorhanden, können diese lebenspendenden Chemikalien lebensbedrohlich werden.[8] Ein Beispiel dafür ist die durch Vererbung und Umwelteinflüsse ausgelöste Krankheit Porphyrie, die durch einen Porphyrinüberschuß im Körper ausgelöst wird. Bei den Betroffenen kann es zu ernsten pathologischen Reaktionen und starken Gewebeschäden kommen, sobald sie dem Sonnenlicht ausgesetzt sind. Die Auswirkungen sind derart zerstörerisch und so grotesk, daß sich die Betroffenen nur nachts auf die Straße wagen können. Die Krankheit verändert sie so sehr, daß sie Züge annehmen, die man im Mittelalter den «Werwölfen» zugeschrieben hat.[9]

1942 entdeckte man, daß nach der Injektion von Porphyrinen in den Körper Tumore unter bestimmten Bedingungen im Licht fluoreszieren. Zusätzliche medizinische Bedeutung gewann diese Entdeckung, als Wissenschaftler der Mayo-Klinik fanden, daß Porphyrin gerade in Krebszellen akkumuliert wird.[10] Mit anderen Worten: Krebszellen nehmen nicht nur selektiv Porphyrine auf, sondern geben auch ein strahlend rotes fluoreszierendes Licht ab, wenn man sie mit ultraviolettem Licht bestrahlt, so daß man erkennt, wo sie sich verstecken.

Auf dem Hintergrund dieser Entdeckungen entwickelte man eine der vielversprechendsten Methoden in der Krebsforschung der letzten zwanzig Jahre: die Photodynamische Therapie (PDT), das direkte Ergebnis jahrzehntelanger Forschungen von Dr. Thomas Dougherty am Roswell Park Memorial Institute in Buffalo.[11-15] PDT wurde möglich, nachdem man entdeckt hatte, daß bestimmte intravenös injizierte lichtempfindliche Chemikalien nicht nur in Krebszellen akkumuliert werden, sondern unter UV-Bestrahlung gerade diese Zellen ansteuern und sie selektiv zerstören, wenn sie danach mit rotem Licht aktiviert werden. Mit anderen Worten: Diese Technik läßt sich sowohl zur Diagnose als auch zur Behandlung einsetzen. Geben die Zellen, die die lichtempfindlichen Chemikalien aufgenommen haben, unter UV-Bestrahlung einen charakteristischen roten Schimmer ab, so identifizieren sie sich damit als Krebszellen.[16] Ist kein Schimmer vorhanden, ist auch kein Krebs da. Rotes Licht setzt man wegen seiner größeren Wellenlänge ein, durch die es tiefer ins Gewebe eindringen kann als das kurzwelligere blaue Licht.

Im Jahre 1973 gelang Dougherty mit Hilfe einer lichtempfindlichen Chemikalie namens Hpd und rotem Licht aus einem normalen Diaprojektor zum ersten Mal die Entfernung eines Tumors bei einem Menschen. Bei seinen anfänglichen Experimenten setzte Dougherty fast immer Hpd ein, heute hingegen wird meistens die einzige von den amerikanischen Behörden zur Verwendung am Menschen zugelassene lichtempfindliche Substanz, Photofrin, verwendet.[17] Dabei handelt es sich um eine gereinigte Form von Hpd, die nicht nur zur gezielten Zerstörung von Krebszellen, sondern gelegentlich auch zur Lokalisierung von Tumorgewebe benutzt wird. Dabei injiziert man dem Patienten intravenös eine genau berechnete Menge Photofrin, die im Körper zirkuliert, während der Patient vor direkter Sonneneinstrahlung und anderen hellen Lichtquellen geschützt ist. Früher nahm man an, daß Photofrin nur im Krebsgewebe akkumuliert wird; heute weiß man, daß es sich auch in bestimmten gesunden Gewebebereichen wie Niere, Leber, Milz und Pankreas ansammelt. Deshalb wartet man mit der Lichtbehandlung 24–72 Stunden, bis zumindest ein Teil des Photofrins wieder aus den gesunden Organen ausgeschieden ist.[18]

Die bei diesem Verfahren eingesetzte Lichtquelle ist ein speziell eingestelltes rotes Licht mit einer Wellenlänge von 630 Nanometern.[19] (Wie bereits erwähnt, wird die Wellenlänge elektromagnetischer Strahlung in Nanometern gemessen. Ein Nanometer entspricht einem millionstel Millimeter.) Dieses rote Licht wird durch einen Laser mit Argon-Medium über haarfeine Glasfasern direkt zum Behandlungsort geleitet. Die Glasfasertechnologie wird wegen ihrer hervorragenden Lichtleitfähigkeit benutzt. Außerdem lassen sich Glasfaserröhren ohne weiteres in kleine Körperöffnungen wie etwa die Harnröhre einschieben, so daß tiefere und schwer zugängliche Regionen eher zu erreichen sind.

144

Nach einstündiger Lichtbehandlung beginnt die Krebszelle abzusterben. Das normale Gewebe wird kaum angegriffen. In Gewebebereichen, die nur zum Teil aus Krebszellen bestehen, sterben nur die Krebszellen. Die Behandlung ist äußerst zielgenau, da spezifische lichtempfindliche Farbstoffe in Kombination mit exakt einstellbaren Lasern eingesetzt werden. Man hat diese lichtempfindlichen Farbstoffe mit exakt plazierten Granaten verglichen, deren Zündmechanismus durch Lichtimpulse ausgelöst wird.[20] Man kann die Krebszellen auch mit einem roten Ballon vergleichen, der sich innerhalb eines weißen Ballons befindet, welcher das normale Gewebe repräsentiert. Im Inneren des roten Ballons befindet sich ein weiterer weißer Ballon, der ebenfalls normales Gewebe repräsentiert. Nun kann man den roten Laser so einstellen, daß er nur den roten Ballon (das Tumorgewebe) platzen läßt, während er den inneren und äußeren weißen Ballon (das normale Gewebe) völlig intakt läßt.

Bis heute sind weltweit mehr als 3000 Menschen mit den verschiedensten bösartigen Tumoren mit dieser Technik behandelt worden. Die Erfolge waren sehr gut, die Nebenwirkungen relativ gering. Obwohl man sie vorher operiert, mit Chemotherapie, Bestrahlung und Immuntherapie oder mit einer Kombination dieser Verfahren behandelt hatte, reagierten die Tumore in 70 bis 80 Prozent der Fälle schon nach einer Behandlung positiv auf die Lichttherapie.[21]

Die Photodynamische Therapie ist relativ einfach, schmerzlos und bei der Behandlung örtlich begrenzter Tumore erfolgreicher als jede konventionelle Methode. Sie hat allerdings gewisse Grenzen, da manche Tumore wegen ihrer Größe oder ihrer Lokalisierung tief im Körper nicht vom Licht erreicht werden. Falls der Tumor jedoch vom Licht erreicht wird, wirkt die Therapie fast immer.[22] Es gibt nur eine unerfreuliche Nebenwirkung: Da sich das vom

Licht aktivierte Photofrin zeitweilig in der Haut sammelt, reagieren die Patienten häufig extrem empfindlich auf Sonnenlicht und können in den ersten vier bis sechs Wochen nach der Behandlung unter ernsten Hautreizungen leiden. Man hofft, schon in wenigen Jahren eine Lösung für dieses relativ geringfügige Problem gefunden zu haben. Zur Zeit werden neue lichtempfindliche Chemikalien erforscht, die beim Patienten keine längerfristige Lichtempfindlichkeit hervorrufen und Licht längerer Wellenlängen absorbieren können, das, wie erwähnt, tiefer ins Gewebe eindringt.[23]

Die Photodynamische Therapie hat einige Zeit gebraucht, um Glaubwürdigkeit zu erlangen. Mittlerweile findet sie das Interesse von Ärzten und medizinischen Forschern in aller Welt. Zur Zeit wird diese Technik an etwa 70 verschiedenen Zentren, darunter 45 in den Vereinigten Staaten und Kanada, vor allem an Patienten mit Speiseröhren-, Lungen- und Blasenkrebs erprobt und ihre Wirksamkeit mit der konventioneller Verfahren verglichen.[24] Außerdem setzt man sie ein zur Behandlung von Krebserkrankungen der weiblichen Geschlechtsorgane, von Kolon- und Rektalkarzinomen, metastasiertem Brustkrebs und von Tumoren im Bereich von Haut, Gehirn, Augen, Kopf und Hals. PDT ist ein äußerst vielversprechendes Instrument zur Früherkennung und zur nichtinvasiven Behandlung von Tumoren, die man anders vielleicht gar nicht finden würde.[25]

Neuerdings wird die Behandlung weiterer Krankheiten mit Hilfe der Photodynamischen Therapie erforscht. Wahrscheinlich wird man demnächst Warzen an den Geschlechtsteilen, die sich in letzter Zeit epidemisch ausgebreitet haben, durch lokale Anwendung von Photofrin und anschließende Bestrahlung mit normalem rotem Licht behandeln. Vermutlich kann die Behandlung den Körper tatsächlich vom Warzenvirus befreien, falls dieses nicht bereits in den Kreislauf eingedrungen ist. Vielversprechend ist auch die Anwendung der Photodynamischen Therapie gegen arteriosklerotische Ablagerungen. Diese sind Folge einer allmählichen Ansammlung von Fettablagerungen (Cholesterin!) an den Innenwänden der Arterien, welche die Gefäße zunehmend verengen und so die Blutzufuhr zu lebenswichtigen Organen vermindern. Werden diese Ablagerungen zu groß, können sie den Blutfluß durch die Arterien vollkommen unterbinden, wodurch es zu Herzattakken, Schlaganfällen und sogar zu tödlichen Infarkten kommen kann. Neuere Tierversuche ergaben, daß Photofrin in arteriosklerotischen Ablagerungen akkumuliert wird und bei Aktivierung mit Licht geringer Intensität die Ablagerungen regelrecht abschmilzt. Sollten sich die Ergebnisse in der Anwendung am Menschen bestätigen, könnten dank dieser Behandlung Herzattacken und Schlaganfälle deutlich seltener werden. In manchen Fällen wird sich dadurch eine Bypass-Operation erübrigen.

Licht als Blutreiniger

Auch in Blutbanken und in der AIDS-Forschung gibt es vielversprechende Einsatzmöglichkeiten für Licht.[26] In den letzten Jahren haben Wissenschaftler vom Baylor University Medical Center Licht zur Vernichtung von Viren eingesetzt, die AIDS und andere Infektionskrankheiten verursachen. Zur Zeit wird unter Leitung von Dr. Lester Matthews, dem Direktor der Baylor Research Foundation, eine neue Technologie entwickelt, mit der das Infektionsrisiko durch Herpes-, AIDS- und andere Viren bei Bluttransfusionen ausgeschaltet werden soll.[27] Dabei werden dieselbe lichtempfindliche Substanz (Photofrin) und dasselbe rote Licht verwendet, die auch Thomas Dougherty benutzt. Lester Matthews und anderen Forschern ist es gelungen, Herpes-simplex-Viren vom Typ 1, Masernviren, AIDS-Viren und andere virale Erreger hundertprozentig abzutöten, ohne daß die physiologischen Elemente des Bluts erkennbar Schaden genommen hätten.[28] Die Forscher sind überzeugt, daß die Photodynamische Therapie sich gegen alle Viren mit Hüllen einsetzen läßt, das bedeutet, sogar gegen jene Viren, die für bestimmte Formen von Leukämie verantwortlich sind.[29] Besonders ermutigend bei dieser Technik ist, daß sich dadurch Viren und andere Verunreinigungen beseitigen lassen, ohne daß die normalen Blutbestandteile Schaden nehmen. Das wäre für die Blutreinigungstechnologie ein großer Schritt nach vorn. Die bisher üblichen Screeningmethoden für Blutkonserven sind nicht hundertprozentig wirksam, weil bestimmte Viren dabei nicht mit letzter Sicherheit erfaßt werden können.

Laser mit verstellbarer Wellenlänge

Matthews benutzte zu den Experimenten, bei denen ihm unter anderem die Abtötung von AIDS-Viren gelang, eine gewöhnliche Lichtquelle ohne Laser. In Zukunft wird man wahrscheinlich spezielle Laser mit verstellbarer Wellenlänge verwenden, wie sie zur Zeit von Wissenschaftlern im Rahmen des SDI-Programms der US-Regierung erprobt werden.[30-31] Ich sage voraus, daß man schon in naher Zukunft die Photodynamische Therapie allein oder in Kombination mit anderen konventionellen Techniken erfolgreich zur Behandlung der meisten, wenn nicht gar aller Krebsarten und anderer lebensbedrohlicher Krankheiten einsetzen wird. Wahrscheinlich wird das Verfahren schon bald ebenso verbreitet sein wie Mikrochirurgie bei Knieoperationen.

148

Stellen Sie sich einen Patienten mit einem großen, schwer erreichbaren Tumor vor. Nach intravenöser Injektion des entsprechenden photosensiblen Mittels macht man in der Nähe des Tumors einen kleinen Einschnitt und führt dort zwei Glasfibersonden ein. Die eine davon führt zu einer Videokamera, die dem Chirurgen unmittelbaren optischen Zugang zum verdächtigen Bereich gestattet, die andere ist verbunden mit einem verstellbaren Laser, welcher Licht der erwünschten Wellenlänge genau auf den Zielpunkt schickt. Sobald die genaue Lokalisierung des Tumors anhand des Fluoreszenzeffekts im Gewebe erfolgt ist, kann man den Bereich mit der entsprechenden Wellenlänge behandeln und den Krebs zerstören.

Der nächste Schritt wäre eine vollkommen nichtinvasive Behandlung. Man könnte zum Beispiel mit einem Gerät exakt den Ort des Tumors bestimmen und die Entfernung von dort bis zur Hautoberfläche messen. Möglicherweise gelingt es auch, den Laser so einzustellen, daß er die erforderliche Wellenlänge bis in eine ganz bestimmte Tiefe abstrahlt.

Heute mag das noch wie Science-fiction klingen, doch ich bin sicher, daß es diese Technologie in nicht allzu ferner Zukunft geben wird.

Denkbar wäre auch ein alljährliches Lichtbad anläßlich der regelmäßigen Vorsorgeuntersuchungen. Vorher würde man eine Injektion mit einer photosensiblen Chemikalie bekommen, die nur in Krebszellen akkumuliert wird und beim Patienten keinerlei Lichtempfindlichkeit hervorruft. Eine Diagnose wäre gar nicht mehr nötig, weil im therapeutischen Lichtbad ganz automatisch alle Krebszellen, egal in welchem Entwicklungsstadium, zerstört würden. Vielleicht wird die Injektion auch bald überflüssig werden, weil das Licht selbst die Energie zur Wiederherstellung der Gesundheit liefert.

Außerdem lassen sich mit der Lichttherapie die körperlichen und psychischen Komponenten einer Krankheit parallel behandeln. (In Teil 3 werde ich auf diese Möglichkeiten näher eingehen.)

10
Licht – das Wundermittel
der Natur

Schon in den frühesten historischen Berichten wird darauf hingewiesen, daß zyklische bzw. rhythmische Muster von wesentlicher Bedeutung für die Funktion aller dynamischen Systeme sind. Diese Zyklen haben ihren Ursprung wahrscheinlich an einem Punkt, der außerhalb unseres Universums liegt, sie greifen aber in alle dynamischen Systeme innerhalb unseres Universums ein. Stufenweise vom Größten bis zum Kleinsten beeinflussen die kosmischen Zyklen unser Universum. Dieses wirkt auf unser Sonnensystem, das wiederum die klimatischen Verhältnisse auf der Erde, die Jahreszeiten, das gesamte Leben der Erdbewohner bestimmt, bis die Rhythmen schließlich beim kleinsten Teilchen innerhalb des Atoms ankommen. Da alles auf der Welt auf diese integrale Weise mit allem anderen verbunden ist, übt alles, was es gibt, ohne Ausnahme einen Einfluß auf alles andere aus.

Nur wenn man sich dies vor Augen hält, kann man verstehen, wie die Zyklen des menschlichen Lebens mit den Zyklen der Umgebung zusammenhängen. Wie zum Beispiel beeinflußt die jeweilige Jahreszeit unser Leben in diesem Zeitabschnitt? Sollten wir nicht unseren Lebensstil mit der Natur synchronisieren, wo es doch anscheinend die Bestimmung des Menschen ist, eins mit dem Universum zu werden? Wie würden wir uns fühlen, wenn wir wirklich synchron mit der Natur lebten? Wie wirkt es sich aus, daß wir so wenig synchron mit dem Universum leben?

Seit den Zeiten von Hippokrates weiß man, daß Menschen ebenso wie Tiere spezifischen täglichen und jahreszeitlichen Rhythmen unterworfen sind. Hippokrates selbst befand dies als so wichtig, daß er allen künftigen Medizinstudenten empfahl, sich zunächst einmal den Wandel der Jahreszeiten und die damit einhergehenden Veränderungen in Tieren und Menschen bewußt zu machen.[1] Denn durch das Verständnis der jahreszeitlichen Schwankungen sind auch die damit verbundenen physiologischen und emotionalen Veränderungen besser zu verstehen. So scheinen bestimmte psychologische und körperliche Störungen vor allem im Herbst aufzutreten, während die Fruchtbarkeit des Menschen im Sommer ihren Höhepunkt erreicht.

Es liegt eine tiefe Bedeutung in den Botschaften, die uns die Jahreszeiten übermitteln. Der Frühling war schon immer eine Zeit des erwachenden Lebens, der Sommer eine Zeit der Erfüllung. Der Herbst steht für Reife an der Grenze zum Verfall, und im Winter befreit sich die Natur vom Alten und schafft die Grundlagen für den Neubeginn. Frühling und Sommer ermutigen uns, hinaus ins Freie zu gehen, «aus uns herauszugehen». Jetzt ist die Zeit, wo alles wächst, sich bewegt und Früchte trägt. Herbst und Winter hingegen veranlassen die Menschen, sich mehr nach innen zu kehren. Nach und nach wird alles langsamer, es ist die Zeit für stille Innenschau und Ruhe.

Im Winter halten wir uns vorwiegend im Inneren der Häuser und im Inneren unserer Seele auf. Ganz natürlich treten tiefe Gefühle an die Oberfläche, Familien finden wieder zueinander. Anscheinend gibt es einen großen Plan in der Natur, der uns einen Teil des Lebens mit der Erkundung der äußeren Umgebung verbringen läßt, und einen anderen mit der Erkundung innerer Räume. Einst war der Winter eine Zeit, in der die Natur unser inneres Wachstum unterstützte, indem sie uns tief in die verborgenen Aspekte der Seele eindringen ließ. Heute aber fürchten ihn leider viele Menschen als eine Zeit apathischer oder depressiver Stimmung.

Licht gegen Winterdepressionen

Seit vielen tausend Jahren weiß der Mensch, daß im Winter alles langsamer wird und man weniger aktiv ist. Davon sind auch die Gemütsverfassung und die Begeisterungsfähigkeit des Menschen nicht ausgenommen. Die meisten Menschen spüren, daß sich in ihnen als Reaktion auf die kalten, verkürzten Wintertage etwas verändert. Zahlreiche Personen erleben diese Veränderungen sehr intensiv, zum Beispiel als lähmende Depressionen, die mitunter sogar mit Selbstmordgedanken einhergehen. In den letzten Jahren haben Wissenschaftler am National Institute of Mental Health eine emotionale Störung erforscht und beschrieben, die sich durch drastische Stimmungsschwankungen und Depressionen bemerkbar macht, die mit dem Winter kommen und erst im Frühjahr wieder verschwinden.[2] Anders als Menschen, die sonst mit Depressionen zu kämpfen haben, leiden die Betroffenen (zu etwa 80 Prozent Frauen) weder unter Schlafstörungen noch unter Appetitlosigkeit. Statt dessen essen sie mehr (vor allem Kohlehydrate), schlafen mehr, haben weniger Interesse an Sex, nehmen zu, wirken häufig in sich zurückgezogen und machen eine deutliche Persönlichkeitsveränderung durch.[3] Es ist, als befänden sie sich in einer Art Winterschlaf oder als wären sie zeitweilig in einen Kokon eingesponnen. Einige der Betroffenen sagten von sich, sie wären wohl besser als Bären zur Welt gekommen.

Obwohl die Störung erst seit kurzem wissenschaftlich erforscht wird, schätzt man, daß fast 25 Millionen Menschen allein in den USA davon in geringerem oder stärkerem Ausmaß betroffen sind. Der englische Fachausdruck für die Symptomatik lautet Seasonal Affective Disorder (kurz: SAD, deutsch etwa: jahreszeitlich bedingte Störung der Gemütsverfassung).[4] Meist spricht man einfach von «Winterdepressionen». Wie ist es möglich, daß so viele Menschen unter einer Störung leiden, die erst in den letzten zehn Jahren ins Bewußtsein der Medizin gerückt ist? Dr. Norman E. Rosenthal, der Mann, der 1981 als erster die Symptome beobachtete und Erfinder der Bezeichnung SAD ist, meint, Winterdepressionen seien so verbreitet, daß die Symptome schon fast als normal gelten können.

Mittlerweile hat man entdeckt, daß die von dieser Störung Betroffenen in erster Linie unter Mangel an Sonnenlicht leiden. Meist ist ihnen schon erheblich geholfen, indem man einfach ein bißchen mehr Licht in ihr Leben bringt. Schon 1815 schrieb J. F. Cauvin:

Der Einfluß des Lichts auf die Moral des Menschen ist sehr mächtig. Den Traurigen und Schwachen wird der Arzt Sonne verschreiben. Sonne in Verbindung mit leichten körperlichen Übungen bringt den verlorengegangenen Lebensmut zurück. Die Reichen Englands und Deutschlands fahren nach Italien oder in den Süden Frankreichs, um eine Gemütskrankheit namens Melancholie zu kurieren oder um zumindest eine Zeitlang der Monotonie eines fast gleichbleibend trüben Wetters zu entkommen.[5]

Wie kommt es zu dieser Problematik, und warum läßt sie sich erfolgreich durch Licht behandeln? Um dies zu klären, müssen wir uns noch einmal mit der Funktion der Epiphyse befassen. Diese Drüse sitzt, wie bereits beschrieben, tief im Innern des Gehirns und spielt eine äußerst wichtige

Rolle bei der Regulierung der Vitalfunktionen des Körpers. In vielen wissenschaftlichen Veröffentlichungen wird behauptet, beim Menschen habe die Epiphyse andere Funktionen als bei anderen Arten. Ich aber glaube, daß ihre Funktionen bei den meisten Arten praktisch gleich sind. Sollte es tatsächlich einen funktionellen Unterschied zwischen der Epiphyse von Menschen und der anderer Arten geben, so kommt er wahrscheinlich dadurch zustande, daß wir in unserer Gesellschaft so viel künstliches Licht einsetzen und die meisten Menschen den Kontakt zu ihrer Umwelt weitgehend verloren haben. Die Epiphyse steuert nicht nur das Einsetzen der Pubertät, unsere Schlaf- und Wachperioden wie auch unsere Stimmung, sondern fungiert auch als Lichtmeßinstrument und Zeitsteuerung des Organismus, dirigiert unsere inneren Funktionen und synchronisiert sie mit der natürlichen Umgebung. Da die Epiphyse vorrangig von Lichtveränderungen in der Umwelt reguliert wird, kann man davon ausgehen, daß wir dieses Organ durch die massenhafte Verwendung künstlicher Lichtquellen ständig manipulieren und desensibilisieren.

Die Wirkung der Epiphyse auf Physiologie und Gemütsverfassung des Menschen wird – wie schon in Kapitel 3 ausgeführt – durch die in täglichen Rhythmen verlaufende Ausschüttung des Epiphysenhormons Melatonin vermittelt. Nachts sind die Melatoninwerte am höchsten, tagsüber am niedrigsten. Die Bedeutung des täglichen Melatoninrhythmus wurde erst 1980 erkannt, als Dr. Alfred Lewy und Dr. Thomas Wehr entdeckten, daß sich die normale nächtliche Melatoninausschüttung durch helles Licht unterbinden läßt.[6] Damit war der Beweis erbracht, daß die Melatoninsekretion durch Tageslicht unterdrückt und durch die nächtliche Dunkelheit angeregt wird. Diese Entdeckung in Verbindung mit den Beobachtungen anderer klinischer Forscher und den positiven Resultaten erster Pilotstudien führte dazu, daß Lewy und Wehr kurz darauf eine vorläufige Empfehlung formulierten. Sie schlugen vor, Wintertage durch helles künstliches Licht zu verlängern, um so dem Gehirn zu suggerieren, daß es bereits Frühling sei. Auf diese Weise, so ihre Vermutung, würden sich die durch die kurzen Tage hervorgerufenen Winterdepressionen lindern lassen. Diese Hypothese basierte auf der Erkenntnis, daß die jahreszeitliche Anpassung bei Tieren durch Melatonin reguliert wird und daß der Hypothalamus (der ja die Lichtinformationen direkt vom Auge erhält) für die Kontrolle vieler Funktionen verantwortlich ist, die bei deprimierten Menschen typischerweise gestört sind.

Um die Existenz dieser Form von Depression und die Wirksamkeit der von ihnen vorgeschlagenen Behandlung nachzuweisen, führten Wehr und Rosenthal einen ersten kontrollierten Test mit zwei Gruppen von Patienten durch, die unter jahreszeitabhängiger Depression litten.[7] Jede Gruppe wurde zwei Wochen täglich sechs Stunden lang behandelt, die eine mit hellem Vollspektrumlicht, die andere mit schwachem gelbem Licht. Dann wurde jede Gruppe weitere zwei Wochen mit der jeweils anderen Lichtquelle behandelt. Es handelte sich um eine sog. Doppelblindstudie, bei der keiner der beteiligten Wissenschaftler außer dem Leiter des Projekts wußte, in welcher Reihenfolge die Patienten mit den beiden verschiedenen Lichtquellen bestrahlt wurden. Außerdem wußten sie nicht, von welcher Lichtquelle man sich eine therapeutische Wirkung erwartete.

Die Ergebnisse waren erstaunlich. Allen Patienten ging es während der Behandlung mit hellem Vollspektrumlicht deutlich besser, während sich unter gelbem Licht bei keinem einzigen Verbesserungen ergaben, obwohl man diese Farbe mit der Sonne assoziiert. Einige Patienten berichteten, sie hätten unter der Bestrahlung mit Vollspektrumlicht das Gefühl, aus dem Winterschlaf zu erwachen; andere sagten, sie fühlten sich prächtig und produktiv und seien in der Lage, ihre normalen Aufgaben wieder zu bewältigen.

Damit war die Existenz jahreszeitabhängiger Gemütsstörungen nachgewiesen und eine brauchbare Therapie gefunden. Doch bald sollte sich daraus noch ein ganz neuer Therapieansatz entwickeln, der sich mittlerweile weit über das Gebiet der Psychiatrie hinaus erweitert hat. Heute ist die antidepressive Wirkung der Behandlung mit Vollspektrumlicht international durch so viele verschiedene kontrollierte Studien wissenschaftlich dokumentiert, daß sie als bevorzugte Therapie bei jahreszeitabhängigen Gemütsstörungen (SAD) gilt. Aufgrund der bisherigen Forschungsergebnisse lassen sich eine Reihe allgemeiner Aussagen über SAD und die Behandlung mit hellem Licht machen:

- Die jahreszeitabhängige Gemütsstörung wird durch drastische Stimmungsschwankungen, verminderte Energie und Depression charakterisiert, die jedes Jahr etwa um dieselbe Zeit auftreten, nämlich im Winter beginnen und im Frühling verschwinden. Je weiter im Norden Menschen leben, desto wahrscheinlicher ist bei ihnen ein Auftreten von Winterdepressionen. Zum Beispiel sind nur 8,9 Prozent der Einwohner von Sarasota/ Florida von diesem Phänomen betroffen, während mehr als 30 Prozent der Menschen in Nashua/New Hampshire darunter leiden.[8] Die Beschwerden werden vorrangig bei Erwachsenen zwischen 20 und 40 Jahren beobachtet, mitunter leiden aber auch Kinder unter dieser Störung.[9] Bei ihnen tritt neben Reizbarkeit, Mattigkeit und Traurigkeit häufig ein Rückgang der Konzentrationsfähigkeit und schulischen Leistung auf.
- Die Beschwerden werden häufiger bei Frauen als bei

Männern beobachtet (das Verhältnis liegt bei 4:1). Typische Begleitsymptome sind: übermäßiges Essen, verstärktes Schlafbedürfnis, Gewichtszunahme, verminderter Sexualtrieb und manchmal eine Verschlechterung der Immunfunktion.

- Man vermutet, daß die jahreszeitabhängigen Gemütsstörungen zum Teil mit erhöhten Melatoninwerten zusammenhängen, die auf die kürzeren Tage und die verminderte Tageslichtmenge im Winter zurückzuführen sind.

- Obwohl der genaue Wirkmechanismus bisher nicht bekannt ist, hat die Behandlung mit hellem Licht erwiesenermaßen einen signifikant antidepressiven Effekt bei mehr als 80 Prozent der Personen, die unter jahreszeitabhängigen Gemütsstörungen oder deren milderer Form, dem «Winter Blues», leiden.

- Sehr wichtig für den Therapieerfolg ist die eingesetzte Lichtmenge. Bei Beleuchtung einer bestimmten Intensität wurden die folgenden physiologischen Wirkungen nachgewiesen:

  a) Die Bestrahlung mit hellem Licht kann in kürzester Zeit die Melatoninwerte im Blut verringern, die zu bestimmten Tageszeiten abnorm hoch liegen können.

  b) Je nach Zeitpunkt der Behandlung wird die biologische Uhr des Körpers zurück- oder vorgestellt, wodurch wiederum die täglichen Rhythmen von Schlaf, Körpertemperatur, Hormonsekretion usw. beeinflußt werden. Möglicherweise sind diese Verschiebungen der physiologischen Körperfunktionen die Grundlage für die therapeutische Wirkung von Licht bei den unterschiedlichsten Beschwerden.

- Die am häufigsten eingesetzte Lichtquelle zur Behandlung von Winterdepressionen besteht aus sechs 40-Watt-Vollspektrum-Leuchtstoffröhren, die eine Helligkeit von ca. 2500 Lux erzeugen, was etwa einem Vierzigstel der Helligkeit eines sonnigen Sommertages entspricht. Mittlerweile gibt es auch neue Geräte zur Lichttherapie, die eine Helligkeit von etwa 10 000 Lux erzeugen. Mit ihnen läßt sich die Behandlungsdauer auf eine halbe Stunde täglich reduzieren.[10] In naher Zukunft wird es auch tragbare Geräte geben, die man wie ein Visier auf dem Kopf trägt, so daß der Patient sich während der Behandlung bewegen kann. Seit kurzem wird auch ein Gerät in der Behandlung von Winterdepressionen erprobt, welches das allmähliche Einsetzen von Morgen- und Abenddämmerung per Computersteuerung simuliert.[11] Dieses Gerät wurde von Dr. Michael Terman und seinen Mitarbeitern entwickelt und wird angewendet, während der Patient noch im Bett liegt, so daß er weniger von seiner wertvollen Zeit verliert. Dies ist wohl die bis jetzt gelungenste Annäherung an die natürlichen Lichtveränderungen.

- Der optimale Behandlungszeitpunkt und die Behandlungsdauer sind von Patient zu Patient verschieden. Allerdings scheint die morgendliche Behandlung generell der Behandlung am Abend überlegen. Die Wirkung tritt bei manchen schon bei halbstündigen Bestrahlungen ein, andere brauchen vier Stunden Bestrahlung mit hellem Licht, je nach Wohnort des Patienten, Klima und Jahreszeit. Damit die Behandlung wirkt, muß sie täglich während der gesamten Zeit durchgeführt werden, in der die Umweltbeleuchtung für den betreffenden Menschen ungenügend ist.[12]

- Manche Menschen spüren die positive Wirkung der Behandlung schon nach der ersten Sitzung. Bei den meisten dauert es zwei bis vier Tage, bis sie die Wirkung spüren. Läßt man die Behandlung etwa zwei Tage lang aus, kehren die meisten Symptome zurück.

- Die Behandlung wird im allgemeinen gut vertragen, sieht man ab von gelegentlich auftretenden, vorübergehenden Nebenwirkungen wie Augenschmerzen, Kopfschmerzen, Reizbarkeit und Schlafstörungen.

Eine Reihe von Psychiatern berichtet auch über die erfolgreiche Behandlung eines sog. jahreszeitabhängigen Energiesyndroms (Seasonal energy syndrome – gemeint ist das abwechselnde Auftreten von Winterdepression und sommerlicher Übererregtheit) mit farbigen Brillen.[13] Nach ihren Erkenntnissen scheinen rotgetönte Brillen bei Herbst- und Winterdepressionen zu helfen, während bei Übererregtheit im Frühling und Sommer polarisierte blaugrüne Gläser zu empfehlen sind.

Zur Zeit werden neben der äußerst erfolgreichen Behandlung von Winterdepressionen mehrere andere Möglichkeiten zur Anwendung von hellem Licht erforscht. Kürzlich führte eine Gruppe kalifornischer Wissenschaftler unter Leitung von Dr. Daniel Kripke eine kontrollierte Studie durch, die ergab, daß sich auch bei Patienten mit nichtjahreszeitabhängigen Depressionen die Beschwerden geringfügig, aber immerhin statistisch signifikant bessern, wenn man sie jeden Abend drei Stunden lang mit hellem Licht behandelt.[14] Außerdem wird geprüft, ob diese Therapie zur Behandlung von Patienten mit Eßstörungen wie etwa Bulimie geeignet ist, deren Symptome anscheinend jahreszeitabhängig schlimmer werden.[15] Jüngste Ergebnisse deuten darauf hin, daß auch die Entwöhnung von Alkohol- und Drogenabhängigen durch helles Licht unterstützt wird. In Österreich hat eine Gruppe von Neurologen und Psychiatern 20 Alkoholiker mit ernsten Entzugssymptomen getestet. Ein Teil davon wurde zwei Tage lang mit hellem Licht behandelt, worauf sich ihre Stimmung, Konzentrationsfähigkeit und Gedächtnisleistung verbesserten

160

und sie nur 10 bis 20 Prozent der angstreduzierenden Medikamente der unbehandelten Kontrollgruppe benötigten. Obwohl die Forschungen auf diesem Gebiet noch spärlich sind, läßt sich wohl schon jetzt sagen, daß die Entzugssymptome in bestimmten Fällen gemindert werden.[16]

Der Einsatz von hellem Licht im Alkoholentzug ist noch relativ neu. Der Zusammenhang zwischen Licht und Alkoholismus aber ist schon länger bekannt. In der *Science*-Ausgabe vom 30. Juli 1971 berichtet Dr. Irving Geller von hochsignifikanten Erkenntnissen, die das eher zufällige Ergebnis eines Experiments waren.[17] Geller wollte die Auswirkungen verschiedener Streßfaktoren auf die Entwicklung von Alkoholismus bei Ratten untersuchen und bemerkte dabei, daß die Ratten an Werktagen eindeutig Wasser den Vorzug gaben, während sie am Wochenende regelrecht «im Suff versackten». Als er der Sache nachging, entdeckte er, daß die automatische Zeitschaltuhr, die die Laborbeleuchtung hätte an- und ausschalten sollen, nicht funktionierte. Die Ratten hatten das Wochenende in vollkommener Dunkelheit verbringen müssen.

Um zu entscheiden, ob es wirklich die Dunkelheit oder andere Streßfaktoren waren, die die Ratten zum Alkohol trieben, führte Geller ein weiteres Experiment durch. Die Ergebnisse waren signifikant: Ratten, die in völliger Dunkelheit gehalten werden und keinen weiteren Streßfaktoren ausgesetzt sind, bevorzugen mit der Zeit Alkohol gegenüber Wasser.

Zur Erhärtung dieser Erkenntnisse führte Geller noch ein drittes Experiment durch: Da er wußte, daß die Epiphyse im Dunkeln Melatonin produziert, beschloß er, seinen Ratten Melatonin-Injektionen zu verabreichen, während sie unter regelmäßigem Hell-Dunkel-Wechsel lebten und keinem weiteren Streß ausgesetzt waren. Es stellte sich heraus, daß die Ratten trotz des regelmäßigen Hell-Dunkel-Zyklus mit Wasser vermischten Alkohol einfachem Wasser vorzogen – offensichtlich aufgrund der Melatonin-Injektionen.

Dr. Gellers Experimente haben klar gezeigt, daß ein signifikanter Zusammenhang zwischen reduzierter Beleuchtung und der Entwicklung von Alkoholismus besteht. Möglicherweise besteht bei anderen chemischen Vorgängen im Körper ein ähnlicher Zusammenhang.

Licht gegen sexuelle Störungen

Eine weitere medizinische Anwendung der Lichttherapie, die derzeit untersucht wird, ist die Behandlung von sexuellen Störungen. Es ist bekannt, daß alle Tiere, die in ihrer natürlichen Umgebung leben, sich jahreszeitabhängig fortpflanzen und daß ihre Fortpflanzungsfähigkeit durch die Lichtmenge bestimmt wird, die sie sehen. Da die Epiphyse (das Lichtmeßinstrument des Körpers) Melatonin produziert, um den Organismus über die Lichtmenge in der Umgebung zu informieren, ist es logisch, daß Melatonin eine tiefgreifende Wirkung auf die Fortpflanzungsabläufe zahlloser Tierarten und wahrscheinlich auch des Menschen hat.

Man weiß heute, daß das Sexualverhalten des Menschen durch die Epiphyse beeinflußt wird. Hohe Melatoninwerte, die in der Regel dann auftreten, wenn die Tage kurz sind, haben eine Verminderung der Sexualfunktionen zur Folge (niedrige Werte bei den Geschlechtshormonen, Verlangsamung der sexuellen Reife), während niedrige Melatoninwerte, die meist dann vorliegen, wenn die Tage lang sind, gegensätzliche Wirkung haben.[18] Vielleicht ist das einer der Gründe für das frühe Einsetzen der Pubertät bei manchen Kindern, die in hochentwickelten Staaten wie

Nordamerika, Westeuropa und Japan leben, wo sehr viel helles künstliches Licht eingesetzt wird.

Bei Frauen mit normalem Menstruationszyklus sind die nächtlichen Melatoninwerte während des Eisprungs am niedrigsten und erreichen während der Menstruation einen Höhepunkt.[19] Bei Frauen, die aufgrund einer «hypothalamischen Amenorrhöe» niemals eine Regelblutung erleben, findet man über längere Zeiträume anhaltende abnorm hohe Melatoninwerte.[20] Melatonin unterdrückt nicht nur den Eisprung bei Frauen, sondern auch die Spermienbildung bei Männern.[21] Da Licht die Melatoninsynthese unterdrückt, könnte sich die Lichttherapie als äußerst einfache, nichtinvasive Methode zur Korrektur sexueller Funktionsstörungen bei Männern und Frauen erweisen. Ich kann den Wert der Lichttherapie in diesem Zusammenhang bezeugen, denn viele Frauen, die ich wegen Sehproblemen behandelte, erfuhren gleichzeitig eine Normalisierung ihres Menstruationszyklus oder erlebten nach mehrmonatigem Ausbleiben wieder eine normale Regelblutung.

Eine weitere höchst interessante Entdeckung ist die Tatsache, daß Melatonin das Wachstum bestimmter Tumorarten bei Menschen und Tieren unterdrückt.[22] Bei Frauen mit bestimmten Arten von Brustkrebs sind die nächtlichen Melatoninwerte sehr niedrig. Bei Tieren, die täglich Melatonin erhielten, entwickelten sich solche Tumore seltener als bei anderen Tieren. Wenn sich das Wachstum bestimmter Tumore durch Melatonin unterdrücken läßt, dessen Produktion ja direkt mit den Lichtbedingungen zusammenhängt, dann müßte sich das Tumorwachstum ebenso durch Licht beeinflussen lassen. Hier eröffnen sich ungeheure Behandlungsaussichten für die Zukunft, auch wenn man zur Zeit gerade erst beginnt, die Rolle des Lichts bei Fortpflanzung und Tumorwachstum zu begreifen.

Wie Licht die innere Uhr des Körpers umstellt

Vielleicht hält die Forschung schon in nächster Zukunft eine strahlende Überraschung für Schichtarbeiter, Menschen mit Schlafstörungen und Leute, die unter Jet-lag leiden, bereit. Neuere Forschungen deuten darauf hin, daß die biologische Uhr des Körpers, die uns sagt, wann wir schlafen und wann wir hellwach sein sollen, äußerst empfindlich auf helles Licht und Dunkelheit reagiert.[23] Möglicherweise muß man Menschen nur mit zeitlich genau dosierten Lichtmengen über die Augen behandeln, um die wesentlichen inneren Zeitgeber des Körpers neu zu stellen. Wenn dies gelänge, könnte man damit Schlafstörungen beheben, Schichtarbeitern bei der Umstellung auf andere Arbeitszeiten helfen und bei Reisenden die Jet-lag-Symptome nach langen Flügen mildern.[24] Außerdem wird zur Zeit untersucht, ob sich die Schlafstörungen, die man oft bei Patienten mit Alzheimer-Krankheit findet, ebenfalls durch Anwendung von Licht korrigieren lassen.[25] Es handelt sich dabei in der Regel um ältere Menschen, die im Durchschnitt nur halb soviel helles Sonnenlicht empfangen wie ihre gesunden Altersgenossen. Deshalb nimmt man an, daß ihre Schlaf-Wach-Zyklen durch die verminderte Lichtaufnahme gestört sind. Die Lichttherapie gilt zur Zeit als vielversprechende Behandlungsmethode. Könnten diese Patienten nachts besser schlafen, würden sich möglicherweise auch ihre kognitiven Fähigkeiten tagsüber verbessern. Nicht umsonst sagt ein altes italienisches Sprichwort: «Wo die Sonne nicht hinkommt, ist der Doktor nicht fern.»

Stellen Sie sich vor, wie es wäre, wenn diese neue Technologie in allen modernen Düsenflugzeugen und Flughäfen eingesetzt würde! Plötzlich kommt eine Durchsage, daß Sie die Jalousien an den Fenstern herunterziehen sollen, und der ganze Fahrgastraum wird eine Zeitlang von

hellem Licht durchflutet, oder man schaltet spezielle Lichtquellen in der Nähe Ihres Sitzes an. Vielleicht ließe sich dadurch die Jet-lag-Störung deutlich verringern. Oder man
könnte in Flughäfen große Säle einrichten, in denen man
vor und nach dem Flug behandelt wird. Vielleicht gehört
das Problem des Jet-lags schon bald der Vergangenheit an.
Zur Zeit klingt das noch wie Zukunftsmusik, aber schon
jetzt gibt es Empfehlungen, mit denen Fluggäste auf Inter-
kontinentalflügen ihre innere Uhr um bis zu drei Stunden
pro Tag verstellen können.[26]

- Egal ob Sie nach Osten oder Westen fliegen, sollten Sie
  vor Reisebeginn, während des Fluges und nach der An-
  kunft bis etwa zehn Uhr morgens das Tageslicht vermeiden. Am besten dazu geeignet sind Schweißerbrillen,
  aber auch eine sehr dunkle Sonnenbrille wirkt gut. Behalten Sie die Brille mindestens bis zehn Uhr morgens
  auf, und halten Sie während dieser Zeit auch die Jalousie im Flugzeug geschlossen, damit nicht plötzlich doch
  helles Tageslicht in Ihre Augen fällt.
- Setzen Sie sich am Nachmittag und frühen Abend des-
  selben Tages möglichst intensiv dem Tageslicht aus. Damit Sie möglichst viel Tageslicht abbekommen, sollten
  Sie einen Fensterplatz nehmen.
- Falls Sie nachmittags fliegen, sollten Sie die Jalousie
  nicht herunterziehen und auch keine Videofilme sehen.

Licht in der Zahnheilkunde

Seit einiger Zeit wird in der Zahnheilkunde eine moderne
Technik eingesetzt, bei der lichtgehärtete Composite-Mate-
rialien (d. h. Mehrkomponenten-Kunststoffe) zur Anwendung kommen, die farblich dem natürlichen Aussehen der

Zähne sehr nahe kommen.[27] Dank der ständigen Verbesserungen dieser neuen Technik scheint die Verwendung von Amalgamfüllungen, die bekanntlich giftig sind, zurückzugehen.

Ein Besuch beim Zahnarzt ist heute weit weniger unangenehm und rascher vorüber als früher. Die erwähnten Composite-Füllungen werden nach Entfernung des kariösen Gewebes mit Hilfe einer Art «Fugenabdichtungspistole» in die Schadstelle injiziert. Dann bestrahlt der Zahnarzt oder seine Assistentin die Füllung mit einem sichtbaren Lichtstrahl, der das lichtaktivierte Composite-Material sozusagen vulkanisiert, so daß eine äußerst funktionstüchtige und ästhetisch ansprechende Plombe entsteht.[28]

Nadeln aus Licht

Ein weiteres zukunftweisendes Heilverfahren mit Licht gibt es auf dem Gebiet der Akupunktur. Viele tausend Jahre arbeitete diese Wissenschaft vor allem mit Nadeln zur Stimulation der Akupunkturpunkte. In den letzten Jahren werden zur Akupunktur vermehrt pulsierende elektrische Ströme, Ultraschall, Hochfrequenzschallgeräte und seit kurzem auch Laser eingesetzt – mit durchaus vergleichbaren Resultaten.[29] Zwar setzen die meisten Akupunkteure nach wie vor Nadeln ein, aber die «Laserpunktur» gewinnt immer mehr Anhänger. Die Technik wurde in der Sowjetunion entwickelt und stimuliert die Akupunkturpunkte durch niederenergetische Laserstrahlen. Obwohl diese Technologie noch in den Kinderschuhen steckt, lassen erste klinische Ergebnisse schon jetzt vermuten, daß Laserpunktur möglicherweise noch wirksamer ist als das klassische Nadeln.

Farben – die Lebenskraft des Körpers

Nachdem ich die Arbeit und die Publikationen zahlreicher Forscher studiert habe, deren Untersuchungen den Wert von Licht und Farbe für unsere Gesundheit bestätigen, bin ich am meisten beeindruckt von denjenigen, die zum lebenden Zeugnis für ihre Arbeit wurden. Eine dieser Persönlichkeiten ist Dr. Hazel Parcells, die Doktortitel in Philosophie, Orthopädie und Naturheilkunde besitzt, über hundert Jahre alt und bei ausgezeichneter Gesundheit ist und nach wie vor ihre Privatpraxis in Albuquerque/New Mexico betreibt.

Seit fast 40 Jahren arbeitet Dr. Parcells in ihrer ganzheitlich orientierten Praxis mit Farben. Die Ergebnisse sind durchweg gut.[30] Nach ihren Beobachtungen lassen sich mit Hilfe von Farbe in vielen Fällen die Lähmungen von Schlaganfall-Patienten rückgängig machen und die Normalfunktionen wiederherstellen. Bei Geburten behandelt sie sowohl Mütter als auch Neugeborene mit Farben, um Schocksymptomen und Blutungen vorzubeugen und die Genesungszeit zu verkürzen. Nach ihren Aussagen haben derart behandelte Kinder später weniger gesundheitliche Probleme als Kinder, die während der Geburt nicht so behandelt werden.

Laut Dr. Parcells ist Farbe die «Lebenskraft» des Körpers. Im Falle von Krankheit oder Erschöpfung wird der Fluß der Farben zu den Organen des Körpers vermindert, bis die Gesundheit wiederhergestellt ist. Farbe, sagt sie, kann jede Funktion des Körpers verändern.

Farben gegen Streß

Dr. Richard Frenkel, ein Psychiater aus Scarsdale/New York, hat eine sehr originelle Anwendungsmöglichkeit für Licht im psychiatrischen Bereich entwickelt.[31-33] Seit den frühen sechziger Jahren setzt er Farben zur Behandlung von Streß bei Menschen ein. Nach 25 Jahren klinischer Erfahrung ist Frenkel zu der Auffassung gelangt, daß Streß vom Verstand als Farbe kodiert wird. Da alles im Leben farbig ist, meint er, sind alle unsere Erfahrungen ebenso wie unsere Reaktionen darauf zu Erfahrungskomplexen verschmolzen und im Gehirn durch bestimmte Farben kodiert. Nach Frenkel funktioniert der menschliche Verstand «wie eine Datenbank mit Farbinformationen», die streßerzeugende und nichtstreßerzeugende Erfahrungen durch entsprechende Farben abspeichert.

Mit Hilfe einer Technik, die er «Farbrefraktion» nennt, ermittelt Frenkel, wie seine Patienten auf verschiedene Farben (Rot, Orange, Gelb, Grün, Blau, Purpur, Weiß, Braun und Grau) reagieren. Er ist vorrangig daran interessiert, welche Farben alte schmerzliche Erinnerungen auslösen und auf diese Weise Streß verursachen. Sobald feststeht, welche Farben diese Streßreaktionen hervorrufen, neutralisiert er die Auswirkungen des Streß, indem er die Patienten durch entsprechend getönte Brillen auf dieselben Farben blicken läßt. Wenn man diese Brille täglich trägt, wird die Wirkung der streßerzeugenden Farben optisch ausgeschaltet, so daß die Ängste der Patienten zurückgehen oder verschwinden. Außerdem arbeitet Frenkel mit einem patentierten Gerät, dem Imagescope, und mit einer Technik, die er Image Analysis (dt.: Bildanalyse) nennt, um an die mit bestimmten Farben verbundenen Streßgefühle heranzukommen. Dann führt er eine Art optische Desensibilisierung gegenüber diesen farblich kodierten Stressoren durch.

Die Technik funktioniert ungefähr folgendermaßen: Die Patienten konzentrieren sich auf ihr eigenes Abbild in einem Spiegel, der von verschiedenfarbigen Glühbirnen umgeben ist. Dann bittet man sie, alle Gefühle oder Erinnerungen zu beschreiben, die ihnen zu Bewußtsein kommen. Frenkel berichtet, daß sich bei diesem Verfahren ein regelrechter «Strom» von alten schmerzlichen Erinnerungen aus dem Unterbewußtsein der Patienten ergießt, begleitet in vielen Fällen von den Körpersymptomen, die auch mit den ursprünglichen Erfahrungen einhergingen. Frenkel ist überzeugt, daß die Beseitigung von Streß auf der geistigen Ebene nicht nur weniger Krankheit für den Menschen bedeutet, sondern auch Kreativität freisetzt. Er hat großen Erfolg bei der Behandlung von Angstzuständen, Depressionen, Phobien, Migräne, Selbstmordgedanken, Erschöpfung von Bildschirmarbeitern, Übergewicht, Drogen- und Alkoholmißbrauch. Er hat seine Arbeit vor den Vereinten Nationen vorgestellt und veröffentlicht demnächst ein Buch, das den Titel tragen soll: *Overcoming Stress* (dt. etwa: «Wie man Streß überwindet»).

Lichttherapie gegen das Prämenstruelle Syndrom

Eine weitere sehr verbreitete Störung, das Prämenstruelle Syndrom (PMS), läßt sich anscheinend ebenfalls erfolgreich mit hellem Licht behandeln. Typische Symptome sind: Gewichtszunahme, Depressionen, Rückzug von der Außenwelt, Gier nach Kohlehydraten, Erschöpfung und Reizbarkeit etwa eine Woche vor Einsetzen der Regelblutung. Für manche Frauen bedeuten diese Symptome eine ganz erhebliche Beeinträchtigung ihres Befindens. Vor kurzem aber konnte Dr. Barbara Parry aus San Diego/Kalifornien zeigen, daß die Symptome zurückgehen, wenn man

Frauen jeden Abend zwei Stunden lang mit hellem Licht bestrahlt.[34] Hier sind sicher weitere Forschungen erforderlich, aber dennoch sind diese ersten Ergebnisse ein Hinweis darauf, daß die Lichttherapie in Zukunft eine sehr wirksame Alternative zur medikamentösen Behandlung von PMS darstellen könnte.

Im folgenden gebe ich die Gedanken einer Frau über den Sinn ihres Monatszyklus wieder:

Zum Zeitpunkt der Regel fühle ich mich «ganz unten am Boden» oder «zur Erde herabgezogen». Es ist, als würde ich von der Erde in Höhlen der Innenschau gezogen, um darüber nachzudenken, wie ich mit meinen unmittelbaren Lebenserfahrungen umgehe, und um in der Stille tief in mein Inneres zu lauschen. Es ist eine Zeit von Erleuchtung und erhöhter emotionaler Bewußtheit – ganz gleich, in welchen Lernprozessen ich mich gerade befinde. Ich fühle mich verletzlich, empfindsam und wund. Wenn ich mich dann auf irgendwelche unpassenden Aktivitäten stürze, die nicht mit dem «Ruf des Mondes» vereinbar sind, werde ich reizbar, übellaunig, gemein und habe das Gefühl, daß meine Lebensenergie versickert – für mich ein Hinweis, daß ich meine weibliche Energie verschwende und die Gelegenheit verpasse, diesen Augenblick zu erfahren und mit anderen zu teilen, während die tiefere Quelle in mir, oder wie immer man das nennen kann, sich öffnet. Für mich ist jede «Mondzeit» eine besondere Gabe an die Frau, eine Gabe der «Gebär-Mutter», die uns auf das Potential des Lebens hinweist. In der Bibel heißt es: Und aus dem Nichts wurde etwas – sei es nun meine ganz persönliche Schöpfung aus meiner inneren Quelle heraus, die Zeugung eines Kindes mit meinem Mann oder ein kreatives Projekt zusammen mit ihm und anderen.

Wenn ich diesem inneren Ruf folge und ihm lausche, fühle ich mich friedvoll und gestärkt. Allerdings habe ich nicht immer das Gefühl, daß ich wirklich in Kontakt mit meinem Inneren stehe und mich in meiner Mitte befinde. Manchmal fühle ich mich leer und ausgehöhlt und weiß nicht, was da drinnen vor sich geht, was ich machen, wohin ich gehen soll. Doch indem ich diese unbekannten Gefühle achte und ihnen Zeit lasse, entwikkelt sich ein Gefühl von Stabilität und Vertrauen.

Oft erlebe ich das Prämenstruelle Syndrom wie den Winteranfang. Ich spüre, wie mein Aktivitätsrhythmus langsamer wird, und merke, die Zeit ist gekommen, alles, was ich getan und geleistet habe, zu bewerten. Wenn dann die Periode tatsächlich einsetzt, fühle ich mich oft wie im Winterschlaf. In dieser Zeit des Winterschlafs habe ich sehr klare und intensive Träume. Ich tagträume viel und fühle mich abgehoben, mitunter auch energiegeladen – aber nicht im Sinne von hektischer Ruhelosigkeit. Es ist eher eine dynamische, passive Energie, bei der ich die Wirklichkeit wie in Zeitlupe spüre. Wenn die Periode vorüber ist, fühle ich mich erneuert, wie im Frühling, als ob da ein neuer Anfang ist, und stürze mich wieder voll ins Leben, wobei ich mir aber die durch den «Ruf des Mondes» erworbene Bewußtheit bewahre. Ist etwa der Zyklus der Frau die mikrokosmische Entsprechung der Jahreszeiten im Makrokosmos?

In manchen Kulturen der Ureinwohner Amerikas galt die «Mondzeit» der Frau als besonders machtvolle Zeit. Durch die Visionen, die die Frauen in dieser Zeit hatten, empfing der Häuptling Wissen, das für den ganzen Stamm wichtig war. Bei den Frauen der Ureinwohner fiel die Regel mit dem Neumond zusammen. In ihren Augen war das der Beginn des Zyklus. Ich erfahre den Neumond wie die Leere, die Zeit des «Nichtwissens» während der Regel, während ich den Vollmond eher mit der vollen Energie vergleichen kann, die ich nach der Periode verspüre. Waren die Frauen der Ureinwohner eingestimmt auf einen Gleichklang zwischen dem Zyklus des Mondes und dem Zyklus der Frau? Sollte man den Zyklus der Frau nicht besser «Mondzeit» nennen, da der Mond doch eine so erleuchtende Wirkung auf ihren Menstruationszyklus hat, so wie die Sonne eine erleuchtende Wirkung auf die Jahreszeiten besitzt?[35]

Die Zyklen des Lebens wiederfinden

Wenn man Überlegungen anstellt, welche Beschwerden sich möglicherweise mit hellem Licht behandeln ließen, also zum Beispiel Winterdepressionen, sexuelle Störungen oder Jet-lag, muß man auch die folgenden Fragen einbeziehen:

1. Handelt es sich bei diesen Beschwerden um Störungen im medizinischen Sinne oder um Symptome tieferer Vorgänge, die wir nicht verstehen?
2. Was geschieht, wenn man die biologische Uhr von Schichtarbeitern oder Menschen, die unter Jet-lag leiden, durch Licht manipuliert? Hilft man ihnen damit wirklich oder trägt man nur dazu bei, daß sie letztlich um so schneller «ausbrennen»? Mit welchen Langzeitwirkungen ist zu rechnen?
3. Sind ein Großteil der Rhythmusstörungen vielleicht einfach Hinweise darauf, wie sehr wir den Kontakt zu unserem Körper und zur Natur im allgemeinen bereits verloren haben?
4. Würden vielleicht mehr Männer unter Winterdepressionen oder sogar unter einer männlichen Version des Prä-

menstruellen Syndroms leiden, wenn sie nicht seit alter Zeit gewohnt wären, ihre Gefühle nicht zuzulassen oder auszudrücken?

5. Fürchten wir, von der Welt dafür verurteilt zu werden, wenn wir nicht die ganze Zeit lächelnd oder scheinbar glücklich herumlaufen? Sind wir tatsächlich deprimiert, oder spüren wir einfach nur unsere Gefühle? Haben Tiere im Winter auch Depressionen?

Mir fällt auf, daß die verschiedenen Anwendungen von Lichttherapie in der Medizin sich zur Zeit noch eher mit der Behandlung von Symptomen als mit der von Ursachen befassen. Auch die Ärzte, die angeblich für unsere «geistige Gesundheit» zuständig sind, führen die meisten seelischen Schwierigkeiten auf Störungen der Körperchemie zurück. Wenn man aber sagt, eine chemische Störung sei Ursache (und nicht Folge) der Befindlichkeit eines Menschen, dann ist das höchst bedenklich, denn dadurch fühlt sich der Patient als hilfloses Opfer anstatt in seinen Selbstheilungskräften gestärkt. Auf diese Weise bestätigt man einmal mehr, daß körperliche Instabilität und Krankheit Auswirkungen von Traumen, Erbanlagen oder irgendwelchen Krankheitserregern sind, anstatt anzuerkennen, daß viele körperliche Beschwerden emotionale Ursachen haben. Anstatt Licht wie ein beliebiges neues Medikament einzusetzen, sollten Ärzte zu der Erkenntnis gelangen, daß ein *ganzheitlicher Ansatz*, der den *ganzen* Menschen mit Geist, Körper, Gefühlen und Seele umfaßt, zu weit besseren Wirkungen führt.

Empfindungsfähige Menschen haben den Wechsel der Jahreszeiten und die damit einhergehenden Gefühle schon immer wahrgenommen. Eigentlich sind diese Verschiebungen nicht nur jahreszeitlich bedingt, sondern wiederholen sich mehr oder minder ausgeprägt auf vielen verschiedenen Ebenen während unseres gesamten Lebens. Die Verschiebungen, die im Winter oder während der Regel auftreten, sind eigentlich zur Reinigung der Seele bestimmt. Lassen wir diese Gelegenheit zum seelischen Großreinemachen ungenutzt verstreichen, werden viele Gefühle einfach unter den Teppich gekehrt. Geschieht dies ständig, so wird der emotionale und körperliche Zusammenbruch unvermeidlich. Außerdem werden solch chronisch unterdrückte Gefühle zu bestimmten Zeiten des Tages, des Monats oder des Jahres (zum Beispiel nachts, während der Regel oder im Winter) eher an die Oberfläche kommen und sich durch Angstzustände, Depressionen und allgemeinen Gefühlsaufruhr Ausdruck verschaffen.

Ich gehe ausführlich auf diese Fragen ein, weil der Mensch mit der modernen Technik und insbesondere mit der Erfindung der Glühbirne begonnen hat, Mutter Natur und ihre Gesetze zu ignorieren. Anfangs dienten die Glühlampen nur dazu, der Nacht ein paar Stunden zu stehlen, um am Tag ein bißchen mehr Geld zum Ausgeben zu haben, heute aber ist die künstliche Beleuchtung zu einem entscheidenden Faktor im System der Ausbeutung geworden, mit dem wir uns und andere zugrunde richten. Vom erleuchteten Zeitalter der Aufklärung kommend, sind wir in einer Epoche angelangt, in der wir uns ständig Sorgen machen, ob und wann die Lichter bei uns endgültig ausgehen. Erst geht der Kontakt mit der Natur und ihrem tieferen Sinn verloren, dann der Kontakt zu den Menschen um uns und schließlich der Kontakt zu uns selbst. Aus dieser Situation sind mit der Zeit ein inneres Ungleichgewicht in Form lebensbedrohlicher Krankheiten und ein äußeres Ungleichgewicht in Form von Umweltzerstörung entstanden. Vielleicht sollten wir in unserem Inneren nach Antworten suchen, anstatt uns fortwährend als Opfer irgendeiner unabwendbaren neuen Krankheit zu betrachten.

Ich bin sicher, es gibt eine Beziehung zwischen allen Dingen, ob klein oder groß. Vielleicht ist dies mit der Vorstellung des Karma gemeint oder mit dem englischen Sprichwort «What goes around comes around» («Alles kommt letztlich zu einem zurück»). Es ist, als wären wir ein kleiner Teil eines sehr großen Bildes, das sich ständig verändert – regiert von einem unveränderlichen Gesetz der Veränderung. Dieses Gesetz der Veränderung und sein Zusammenhang mit allem Leben fand beredten Niederschlag in einem der ältesten und geheimnisvollsten Bücher der Geschichte, dem *I Ging*, in dem Leben und Wachstum beschrieben werden als ein Prozeß sich ständig verändernder gegensätzlicher, aber auch einander ergänzender Kräfte: Yin/Yang, weiblich/männlich, Kontraktion/Expansion, Ebbe/Flut ... Wenn wir das Gesetz der Veränderung, das allem unterliegt, begreifen, können wir eher ein Bewußtsein vom Leben gewinnen, das dem eines teilnehmenden Beobachters entspricht, nicht dem eines Opfers.

Denn Weisheit ist dies:
Zu leben, zu lieben,
Zu nehmen, was das Schicksal
Oder die Götter uns geben;
Mach, daß die Leidenschaft wieder verebbt,
Deren Fluß du eben noch grüßtest,
Zu haben, zu halten,
Und zur rechten Zeit: loszulassen.
(Verfasser unbekannt)

Meine Gefühle zu diesem Thema werden bestens zusammengefaßt in dem Abschnitt «Jahreszeiten» aus Tolbert McCarrolls Buch *Notes From the Song of Life* (1977):

Der Baum weiß, wo er steht im Rad der Natur. Was immer ihm geschieht, ob er die ersten Knospen treibt, in vollem Blätterkleid dasteht oder reife Früchte trägt, es gehört alles zum Dasein eines Baumes.

Ebenso gibt es Jahreszeiten im Leben. Versuche nicht, ihnen zu entkommen. Wenn du versuchst, Früchte zu tragen in der Zeit des Knospens, wirst du vielleicht nie Früchte tragen.

Höre auf das Lied der Natur. Jedes Jahr ist ein Zyklus. Es gibt eine Zeit der Tätigkeit und eine Zeit der Ruhe. Es gibt den Augenblick des Anfangens und Augenblicke des Endens. Es gibt Jahreszeiten der Bewegung und Jahreszeiten der Erneuerung. Sei still und lerne. Sieh, wie sich die Geschichte der Natur entfaltet. Beobachte den Vogel und den Baum. Lerne die Gemeinsamkeiten kennen, die dich und den Vogel verbinden. Laß dir vom Baum helfen, deinen Platz zu finden.

Erlebe den Tag bewußt. Jeder Tag hat seine Jahreszeiten. Die Dämmerung ist der Frühling, Mittag der Sommer, der Nachmittag Herbst und der Winter die Nacht. Du bist geschaffen, diesen Zyklus jeden Tag zu erfahren. Denke immer, daß es morgen einen weiteren Zyklus, eine weitere Umdrehung des Rades geben wird.

Jeder Atemzug ist ein Zyklus des Lebens. Nimm den süßen Frühling des Atems in dich auf. Fülle die Lungen mit dem Sommer des Zyklus. Erlebe die herbstliche Freude des Loslassens. Sei leer und still im Winter des Atems. Dann atme erneut, denn es gibt immer einen Neuanfang und ein neues Ende.

Keiner deiner Atemzüge wird je wichtiger oder weniger wichtig sein als der, den du gerade in dich aufnimmst. Keiner deiner Tage und keines deiner Jahre wird je wichtiger oder weniger wichtig sein als der Augenblick, den du jetzt lebst.

Jeder Augenblick ist ein Neubeginn für alles Leben. Genau in dieser Sekunde könnte alles plötzlich enden. Dieser Moment ist aber auch ein neuer Anfang für alles. Wenn du wirklich in den Augenblick des Jetzt hineinspringst, wirst du vollkommen erneuert.

Das Leben ist wie der Ozean aus vielen Wellen gemacht. Es gibt Wellen für jeden Augenblick, jeden Tag, jedes Jahr, jedes Leben. Wenn dich nach einem Gefühl der Vollständigkeit hungert, sei in Harmonie mit den Wellen.[36]

11
UV oder nicht UV –
das ist die Frage

Millionen Jahre hat sich das Leben auf der Erde unter dem
ständigen Einfluß natürlichen Sonnenlichts entfaltet. Immer haben die Menschen ihre Abhängigkeit vom Licht ge-
fühlt und erkannt. Den alten Kulturen war die segensreiche
Wirkung der Sonne so offenkundig, daß sie sie als Gottheit
verehrten und täglich für die Gaben, die sie ihnen schenkte,
priesen. Leider haben sich die Zeiten geändert. Nachdem
der Mensch die künstliche Beleuchtung entdeckt hatte, verlor er allmählich seine intuitive Verbundenheit mit dem
Sonnenlicht. Die einst als Gottheit geltende Sonne wurde
in letzter Zeit sogar diverser Verbrechen für schuldig be-
funden: Man hält sie für schwerbewaffnet und gefährlich.
Weltweit wird die Öffentlichkeit gewarnt: «Vorsicht,
schauen Sie nicht direkt in die Sonne, sorgen Sie für ständigen Schutz vor ihr!»

Worauf gründen sich solche Kampagnen? Warum denken viele Leute sofort an Krebs, grauen Star, Falten und
vorzeitiges Altern, wenn sie das Wort «ultraviolett» (UV)
hören? Mehr als 50 Prozent der US-Bevölkerung tragen
vom Arzt verordnete Gläser oder Sonnenbrillen, deren
Linsen einen Großteil der UV-Strahlen abhalten. Der letzte
Schrei sind Plastiklinsen mit der Bezeichnung UV 400, die
die UV-Strahlung *vollständig* blockieren. Zur Zeit werden
Augentropfen klinisch getestet, die 98 Prozent des UV-
Lichts fernhalten sollen.[1] Sonnenschutzmittel mit Faktor 6,
10 oder 15 gelten nicht mehr als ausreichender Schutz ge-

178

gen UV-Strahlen, statt dessen empfiehlt man Sonnen-schutzfaktor 25 oder 30 zum *perfekten* Rundumschutz.

Diese Abschottung gegen UV-Strahlen kann zu einer ernsten Schwächung der Körperabwehr führen.[2-4] Nach Aussagen des Photobiologen John Ott gibt es deutliche Hinweise darauf, daß das über die Augen aufgenommene UV-Licht das Immunsystem stimuliert. Keine Frage, in großen Mengen ist UV-Licht schädlich, in geringen Spuren aber, so wie es im natürlichen Sonnenlicht enthalten ist, wirkt es laut Ott als ein äußerst gesundheitsfördernder, ja «lebenserhaltender Nährstoff». Ist die Wissenschaft vielleicht in der UV-Verteufelung zu weit gegangen? Möglicherweise haben wir es hier mit einer der größten wissenschaftlichen Fehleinschätzungen der letzten 50 Jahre zu tun.

Die verschiedenen Arten der ultravioletten Strahlung

Das Sonnenlicht besteht aus vielen verschiedenen Strahlungsarten; dazu gehört auch ein erheblicher Anteil UV-Strahlung. UV-Licht wird in UV-A, UV-B und UV-C eingeteilt. Die UV-A-Strahlung (320–380 nm) schließt sich direkt ans violette Ende des sichtbaren Spektrums an und ist für die Bräunungsreaktion der menschlichen Haut verantwortlich. UV-B (290–320 nm) scheint die Synthese von Vitamin D und die Resorption von Kalzium und anderen Mineralien zu fördern. UV-C (100–290 nm) schließlich wurde bislang zum größten Teil von der Ozonschicht der Erde herausgefiltert und ist tödlich nur für Bakterien, Viren und andere Infektionserreger. Heute aber gelten praktisch alle Formen der ultravioletten Strahlung als gesundheitsschädlich. Zum Beispiel sind alle Leuchtstoffröhren in den radiologischen Forschungslaboratorien der US Food and Drug Administration mit speziellen UV-undurchlässigen Plastikabdeckungen ausgestattet.[5] So will die Behörde vermeiden, daß die Angestellten auch nur die geringste Menge von den «Todesstrahlen» abkriegen.

Sonne und UV-Therapie

Wie ist es möglich, daß das Licht der Sonne, der mächtigste Nährstoff in unserem Sonnensystem, gleichzeitig so gefährlich ist? In Europa war die Sonnentherapie von der Jahrhundertwende bis zum Ende der dreißiger Jahre sehr beliebt. Man nannte sie «Heliotherapie» – nach dem griechischen Sonnengott Helios.

Einer der berühmtesten Vertreter der Sonnentherapie war Dr. August Rollier, Leiter einer Sonnentherapieklinik in Leysin, einem Städtchen weit oben in den Schweizer Alpen.[6] Er schrieb die therapeutische Wirkung der Sonne ihren unsichtbaren ultravioletten Strahlen zu. Seine Klinik befand sich etwa 1500 Meter über dem Meeresspiegel. Dr. Rollier bevorzugte Höhenlagen, weil «die Luft dort transparent und leicht von den Sonnenstrahlen zu durchdringen ist, da diese weniger von der Atmosphäre gefiltert werden». Je höher die UV-Dosis, desto größer der Behandlungserfolg, das wußte Dr. Rollier. Die Erfolge seiner Klinik waren derart unglaublich, daß er ein Buch über die Methode veröffentlichte: *La Cure de Soleil* («Heilen durch die Sonne»).[7]

Eine der schlimmsten Krankheiten, die man mit Sonnentherapie behandelte, war die Tuberkulose. Viele Patienten wurden vollkommen geheilt. Dabei wurde festgestellt, daß die Sonne nicht half, wenn die Patienten für das heilende UV-Licht undurchlässige Sonnenbrillen trugen.

Auch bei den folgenden Krankheiten half die Sonnentherapie: Colitis, Anämie, Gicht, Zystitis, Arteriosklerose, rheumatoide Arthritis, Ekzeme, Akne, Lupus erythematodes, Ischias, Asthma, Nierenstörungen und sogar bei Verbrennungen.

Im selben Zeitraum vollbrachte Professor George Sperti von der Universität Cincinnati wahre Wunderdinge mit nach Bedarf einstellbaren ultravioletten Strahlen.[8] Sperti, der zu seiner Zeit international als Autorität auf dem Gebiet der ultravioletten Strahlung galt, entwickelte eine Technik, mit der man UV-Strahlen so einstellen konnte, daß sie, je nach Bedarf, den Vitamin-D-Gehalt von Milch steigerten, die Haut bräunten, Keime abtöteten usw. Mitte der dreißiger Jahre waren Sonnenbaden und UV-Therapie als wirksamste Behandlungsmethode bei vielen Infektionskrankheiten bekannt.

1938 jedoch entdeckte man das Penicillin, und die Wissenschaft stürzte sich auf das neue Gebiet der Antibiotika. Das Big Business entdeckte die Medizin. Die Sonnentherapie genoß bald kaum mehr Ansehen als die Behandlung mit Schlangenöl und wurde nur von einer Handvoll Personen weitergeführt.

Warum wir UV-Licht brauchen

Es gibt also einen äußerst wichtigen Aspekt in der Geschichte der Lichttherapie, der bisher niemals voll gewürdigt wurde. Die meisten Menschen wissen gar nicht, daß UV-Licht von ungeheurem Nutzen für die Gesundheit sein kann. Hier einige Fakten:

1. *UV-Licht aktiviert die Vitamin-D-Synthese.*

Sie ist die Voraussetzung für die Resorption von Kalzium und anderen Mineralien aus der Nahrung.[9-13] Robert M. Neer und seine Mitarbeiter haben eine Studie an älteren Kriegsveteranen durchgeführt, um zu prüfen, ob zusätzliche Sonnenbestrahlung ihre Fähigkeit zur Resorption von Kalzium aus der Nahrung verbessern würde.[14] Im Untersuchungszeitraum erhielten sämtliche Männer täglich etwa 200 Einheiten Vitamin D über die Nahrung. Die Wohnungen der ersten Gruppe wurden mit UV-haltigem Vollspektrumlicht beleuchtet, die Wohnungen der anderen Gruppe waren mit normalen Lampen ohne UV-Anteil ausgestattet. Bei der Gruppe, die keine UV-Strahlen erhielt, wurde ein 25prozentiger Abfall der Kalziumresorption beobachtet, bei der Gruppe, die UV-Licht erhielt, dagegen ein 15prozentiger Anstieg. Mit anderen Worten: Die Gruppe, die UV-Licht erhielt, konnte das Kalzium aus der Nahrung 40 Prozent besser absorbieren als die Vergleichsgruppe, der die UV-Strahlung fehlte.

2. *UV-Licht senkt den Blutdruck.*

Zu Beginn dieses Jahrhunderts stellte man zum ersten Mal fest, daß die UV-Strahlung der Sonne den Blutdruck bei gesunden Menschen und bei Personen mit erhöhtem Blutdruck senkt. Eine Untersuchung ergab, daß schon eine einzige UV-Behandlung genügt, um einen deutlichen Rückgang des Blutdrucks zu bewirken, der fünf bis sechs Tage anhält.[15]

3. *UV-Licht erhöht die Herzleistung.*

In den dreißiger Jahren behandelte Dr. Raymond Johnson von der Tulane School of Medicine 20 Personen mit ultraviolettem Licht.[16] Bei 18 der 20 Testpersonen erhöhte sich die Herzleistung darauf um durchschnittlich 39 Prozent!

Ihre Herzmuskeln wurden stärker, und die Pumpleistung nahm zu.

4. *UV-Licht verbessert EKG-Werte und Blutwerte von Personen mit Arteriosklerose (Verhärtungen der Gefäßwände).*

Nachdem man 169 russische Patienten mit zerebraler Arteriosklerose mit UV-Licht behandelt hatte, konnte man ein Jahr später feststellen, daß die Gehirndurchblutung sich bei allen verbessert hatte und die Patienten durchweg wieder ihrer Arbeit nachgingen und sich besser fühlten.[17] Andere Untersuchungen kommen zu ähnlichen Ergebnissen.[18-20]

5. *UV-Licht senkt die Cholesterinwerte.*

Eine Studie, bei der Patienten mit Bluthochdruck und verwandten Kreislaufproblemen mit UV-Licht behandelt wurden,[21] ergab, daß zwei Stunden nach der ersten Bestrahlung die Serum-Cholesterinwerte bei 97 Prozent der Patienten um fast 13 Prozent gesunken waren. Bei 86 Prozent der Gruppe fand man auch 24 Stunden später noch dieselben niedrigen Werte. Auch andere Fettarten, die oft mit Herz-Kreislauf-Erkrankungen in Verbindung gebracht werden (Fettsäuren, Mono-, Di- und Triglyzeride) werden durch UV-Bestrahlung vermindert. Dies ist wahrscheinlich darauf zurückzuführen, daß der Körper zum Abbau von Cholesterin UV-Licht braucht.

6. *UV-Licht hilft beim Abnehmen.*

Vieh, das auf der Weide gehalten wird, wird nicht so leicht fett wie Tiere, die nur im Stall leben.[22] Diese Erfahrungstatsache wird durch Studien bestätigt, denen zufolge Tiere abnehmen, wenn sie mit UV-Licht bestrahlt werden. Man führt das darauf zurück, daß UV-Licht die Schilddrüse anregt, wodurch der Stoffwechsel beschleunigt und die Kalorienverbrennung gesteigert wird. In den dreißiger Jahren fanden Sonnentherapeuten bei ihren Patienten gut entwikkelte Muskeln, aber wenig Fett, obwohl sie sich seit Monaten nicht mehr körperlich betätigt hatten. Zu ähnlichen Schlüssen kommt auch Zane Kime in seinem Buch *Sonnenlicht und Gesundheit.*

7. *UV-Licht wirkt gegen Psoriasis.*
Berichte der National Psoriasis Foundation lassen vermuten, daß 80 Prozent der von dieser Hautkrankheit Betroffenen Besserung erfahren, wenn sie mit UV-Licht bestrahlt werden.[23]

8. *UV-Licht wirkt auch bei vielen anderen Krankheiten.*
UV-Licht hat sich als wirksames Mittel zur Abtötung von Infektionserregern erwiesen, darunter verschiedene Tuberkulosebakterien. 1933 zählte F. H. Krudsen in seinem Buch *Light Therapy* ungefähr 165 verschiedene Krankheiten auf, die erfolgreich mit UV-Licht behandelt wurden. In Rußland und Deutschland wird UV-Licht routinemäßig zur Bekämpfung von Infektionskrankheiten in der Schule und am Arbeitsplatz eingesetzt, außerdem gegen Bergarbeiterlunge: Die russischen Ärzte sind der Meinung, daß UV-Licht dem Kreislauf hilft, den Staub aus der Lunge der Arbeiter zu entfernen.[24-26] Bei anderen Untersuchungen konnten Patienten mit starken asthmatischen Beschwerden nach Behandlung mit UV-Strahlen wieder frei atmen.

9. *UV-Licht fördert die Produktion von Geschlechtshormonen.*
In einer Studie am Boston State Hospital stellte Dr. Abraham Myers fest, daß ultraviolettes Licht die männlichen Geschlechtshormonwerte um 120 Prozent ansteigen läßt.[27]

Ebenso erhöht ultraviolettes Licht die Menge der weiblichen Geschlechtshormone. In einem anderen Labor fand man, daß Östrogen mit Abstand am besten resorbiert wird, wenn Menschen mit UV-Licht einer bestimmten Wellenlänge (290 nm) bestrahlt werden. Viele behaupten, diese Frequenz sei schädlich und überflüssig. Die Laborergebnisse deuten jedoch darauf hin, daß Östrogen dann am wirksamsten ist, wenn Frauen mit UV-Licht bestrahlt werden.

10. *UV-Licht aktiviert ein wichtiges Hauthormon.*
Forscher von der University of North Carolina haben gezeigt, daß Solitrol (ein Hauthormon) zusammen mit dem Epiphysenhormon Melatonin die Reaktionen des Körpers auf Sonnenlicht und Dunkelheit reguliert.[28] Solitrol gilt als eine Form von Vitamin D_3 und steuert in antagonistischer Kooperation mit Melatonin Stimmungsveränderungen, zirkadiane (24stündige) Rhythmen und jahreszeitabhängiges Fortpflanzungsverhalten. Das Hormon entsteht unter Einwirkung von UV-Licht und beeinflußt viele Steuerzentren des Organismus sowie das Immunsystem. Die Ergebnisse dieser Forscher könnten zur Klärung der Zusammenhänge zwischen Sonnenlicht und menschlicher Gesundheit beitragen.

Noch einmal: Ist UV nun schädlich oder nützlich?

Ich habe hier nur einige wenige von Hunderten wissenschaftlicher Studien erwähnt, die die gesundheitlichen *Vorteile* von UV-Licht bestätigen. Dennoch behauptet das herrschende medizinische Establishment weiter, UV-Licht sei gesundheitsschädlich. Millionen Jahre hat die Evolution der Menschen unter Sonnenlicht stattgefunden, das bekanntlich UV-Strahlung enthält. Jetzt aber beschließt plötzlich die Wissenschaft, Gott habe einen Fehler gemacht und *alles* UV-Licht sei schädlich. Verblüffend, wie die Zeiten sich geändert haben. Zu Beginn dieses Jahrhunderts sind eine ganze Reihe von Aufsätzen über die gesundheitlichen Vorzüge von UV-durchlässigen Fenstern erschienen. 1990 spricht man in ähnlichen Aufsätzen nur davon, wie das UV-Licht am besten draußen zu halten ist.

Dr. Ott hat klar heraus gesagt, daß zuviel UV-Licht schädlich ist, aber nicht minder wichtig und richtig ist seine Feststellung: «Wir brauchen eine gewisse Dosis, um am Leben zu bleiben und unser Immunsystem gesund zu erhalten. Alle Wellenlängen der Sonne haben eine positive Wirkung.» Ott vergleicht die UV-Strahlung mit Sauerstoff, einem Gas, das absolut lebensnotwendig für den Menschen ist, aber bei Überdosierung ein neugeborenes Baby blind machen kann:

Es wäre albern, daraus zu schließen, daß Sauerstoff gesundheitsgefährdend ist und daß man ohne Sauerstoff leben sollte. Genau diese alberne Schlußfolgerung zieht man jedoch, wenn es um ultraviolettes Licht geht. Wenn man den Kopf in den Ofen steckt, verbrennt man sich. Das heißt aber nicht, daß man Wärme konsequent meiden und sicherheitshalber die Temperatur im Haus bei null Grad halten sollte! Die Öffentlichkeit muß begreifen, daß Licht ein «Nährstoff» ist – genauso wie ein Vitamin oder ein Mineral. Geringe Mengen ultravioletter Strahlung sind für den Menschen ebenso notwendig wie geringe Mengen gewisser Vitamine und Spurenelemente.

Früher hat man gelacht, wenn jemand behauptete, daß schon der millionste Teil einer Chemikalie oder eines Nährstoffs eine Wirkung auf die Gesundheit haben könnte. Man nahm an, eine so kleine Menge sei völlig unbedeutend. Heute weiß man, daß manche Substanzen uns schon in millionen- oder gar milliardenfacher Verdünnung erheblich beeinflussen. Dasselbe gilt für das Licht. Wenn in unserer täglichen «Lichtdiät» gewisse Wellenlängen nicht zumindest in geringen Mengen enthalten sind, können die Auswirkungen für unsere Gesundheit fatal sein.[29]

Und genau mit diesen gesundheitlichen Auswirkungen haben heute viele Menschen zu kämpfen, die einen Großteil ihres Lebens unter künstlicher Beleuchtung verbringen.

Probleme mit der Innenraumbeleuchtung

Da (UV-haltiges) Sonnenlicht eine so positive Wirkung auf den Menschen hat, muß es von Nachteil sein, wenn man ausschließlich in künstlich beleuchteter Umgebung lebt und arbeitet. Hierbei spielen zwei Faktoren eine Rolle: Helligkeit und Spektralcharakteristik. Die durchschnittliche Wohnung und der durchschnittliche Arbeitsplatz sind mit 600 bis 700 Lux beleuchtet, während die Helligkeit eines Sommertags Werte von bis zu 100 000 Lux erreichen kann. Außerdem unterscheidet sich das Spektrum des Sonnenlichts gewaltig von dem gängiger künstlicher Beleuchtungsgeräte, wie man sie in nahezu sämtlichen Wohnungen, Fabriken und Büros findet.

Normale Glühbirnen geben praktisch kein ultraviolettes Licht ab. Manche Hersteller benutzen sogar ein spezielles Glas, um auch die geringfügigen verbleibenden UV-Mengen noch herauszufiltern. Eine Firma wirbt für ihre «natürlichen» Glühbirnen stolz mit der Aussage, daß sie keinerlei UV-Licht abstrahlen. Außerdem produzieren die meisten

Glühbirnen nur einen stark verzerrten Ausschnitt des sichtbaren Lichtspektrums mit Energiespitzen im Gelb-, Rot- und Infrarotbereich. Dies ist in höchstem Maße unnatürlich und führt dazu, daß unsere Wohnraumbeleuchtung in der Regel gelblich und trübe wirkt. Dr. Ott hat nachgewiesen, daß Licht im Orange-Rosa-Gelb-Bereich – Farben, die in der Nähe der Energiespitzen von Glühbirnen liegen – bei Labortieren zu Haarausfall, Herzverkalkung und zur Bildung großer, rasch wachsender Tumore führt.[30] Außerdem beobachtete Ott, daß bei Tierzellen, die mit rotem und infrarotem Licht bestrahlt werden, die Zellwände reißen und die Mitose (also die Zellteilung) aufhört.

Das Sonnenlicht besteht aus einem ziemlich ausgeglichenen Farbspektrum, wobei es eine leichte Energiespitze im blau-grünen Bereich des Spektrums gibt. Gerade Blau fehlt interessanterweise im Spektrum von Glühbirnen am deutlichsten.

Bei Leuchtstoffröhren ist der UV-Anteil von Typ zu Typ unterschiedlich. Die meisten aber geben nur geringe UV-Mengen ab, welche im allgemeinen von den Plastikaufsätzen absorbiert werden, die man vor die Lampe setzt, um diffuses Licht zu erzielen. Eine weitere Problematik bei allen Leuchtstoffröhren ist die Tatsache, daß sie Quecksilberdampf abgeben, der das Spektrum beträchtlich verzerrt. Dr. Ott sagt, daß die Öffentlichkeit in diesem Punkt bewußt irregeführt wird, da nach seiner Ansicht die quecksilberbedingten Energiespitzen *hundertmal höher* liegen, als man auf den Spektraltabellen angibt. Ott fordert außerdem, daß diese Lampen nur mit der ausdrücklichen Warnung verkauft werden, daß Quecksilberdampf schwere Nahrungsmittel-Allergien auslösen kann.

Weiter behauptet Dr. Ott, daß alle Leuchtstoffröhren an der Kathode geringe Mengen von Röntgenstrahlen abgeben. Als er Geraniumpflanzen ans Ende der Röhren setzte, verwelkten sie, während sie im mittleren Bereich der Röhren gut gediehen. Nachdem er eine Bleiabschirmung gegen die vermuteten Röntgenstrahlen um die Enden der Leuchtstoffröhre gewickelt hatte, wuchsen auch die Geranien an den Enden der Röhre normal. Ähnliche Ergebnisse erzielte Ott mit Bohnenpflanzen.[31] Außerdem geben nach Otts Aussagen sämtliche Leuchtstoffröhren Radiowellen ab. Diese erzeugen natürlich keine Musik, wie wir sie im Radio hören, sondern ein Rauschen, das man hören kann, wenn man ein Radio in der Nähe aufstellt und die richtige Frequenz einstellt. Aufgrund dieser Beobachtungen empfiehlt Ott, alle Fassungen für Leuchtstoffröhren sorgfältig abzuschirmen und zu erden, um die Röntgenstrahlen und Radiowellen zu beseitigen.

Was künstliche Beleuchtung für Wohn- und Arbeitsräume angeht, so rät Dr. Ott ausdrücklich von der Verwendung von «Warmweiß»-Leuchtstoffröhren (deren Gipfel nah am Rosa-Bereich des Spektrums liegt) und «Kühlweiß»-Röhren (denen der blau-violette Teil des Spektrums fehlt) ab.

Um es noch einmal zu sagen: *Ultraviolettes Licht ist genau wie Vitamine oder Mineralien ein Nährstoff.* Eigentlich sollte es eine empfohlene Tagesdosis für UV-Licht geben – ebenso wie bei Vitamin C. Wie aber kam es dazu, daß Sonnenlicht und ultraviolette Strahlung heute in so schlechtem Ruf stehen? Man hat die Öffentlichkeit in eine UV-Hysterie geradezu hineingepeitscht. Wie können Wissenschaftler, von denen man erwarten könnte, daß sie es besser wissen, solch ein Klima der Angst erzeugen?

Pseudowissenschaftliche Panikmache

1981 führte man am Medical College of Virginia in Richmond eine Studie durch, deren Schlußfolgerungen mir fragwürdig erschienen.[32] Bei diesen Experimenten sedierte man Affen mit Tranquilizern und hielt ihre Augenlider mit Hilfe von Klemmen gewaltsam offen. Dann richteten die Forscher 16 Minuten lang das Licht einer 2500-Watt-Xenon-Lampe mit hohem UV-Anteil auf die weitgeöffneten Pupillen der Tiere. Solche Experimente sind nach meiner Meinung vollkommen irreführend. Denn obwohl bei der Studie gewisse Netzhautschädigungen nachgewiesen wurden, ist es lächerlich, irgendwelche Schlüsse aus diesem Versuch zu ziehen. Diese Affen erhielten eine UV-Dosis, die sie im wirklichen Leben nie erhalten hätten. Denn normalerweise würden sich die Pupillen und Augenlider der Affen automatisch anpassen, um die Augen zu schützen, so wie es auch die Pupillen und Augenlider von Menschen tun.

Oft wird seitens der Wissenschaft auch behauptet, UV-Licht erzeuge grauen Star. Um das nachzuweisen, zieht man häufig ganz ähnliche Tierversuche wie den eben beschriebenen heran.[33] Natürlich nehmen die Augen bei solchen Experimenten Schaden. Hat etwa jemand erwartet, daß das Sehvermögen dadurch verbessert würde? Ähnlich aufgebaut waren auch Versuche, bei denen man die Haut von Tieren wiederholt mit hohen UV-Dosen verbrannt hat, um zu «beweisen», daß ultraviolettes Licht Hautkrebs verursacht.[34] Nach meiner Ansicht kann man aus diesen inhumanen Experimenten nur einen Schluß ziehen: Diese Mißhandlung von Tieren führt bei ihnen zu Krebs, Blindheit und Tod!

Tierversuche lösen einige grundsätzliche Fragen aus: Wieso etikettiert man die Kreaturen, die zu diesen Experimenten benutzt werden, als «Labortiere»? Antwort: Um sie zu depersonalisieren, als ob ihr einziger Existenzzweck darin bestände, Experimenten unterzogen zu werden. Warum führt man entsetzliche Experimente mit ihnen durch, die sich kaum von denen unterscheiden, die man in Konzentrationslagern an Menschen vollzog? Inzwischen ist doch längst bekannt, daß man aufgrund solcher Experimente nicht zu gültigen wissenschaftlichen Aussagen gelangt, da die Versuche unter extrem unnatürlichen Bedingungen stattfinden, wie sie es in der Wirklichkeit nicht gibt. Das geht übrigens schon daraus hervor, daß die Forscher, wenn sie ihre Ergebnisse veröffentlichen, schreiben: «Unsere Resultate deuten darauf hin, daß bei *Labortieren* usw....» Was hat das mit Menschen zu tun? Wissen wir jetzt tatsächlich mehr, als wir vor den Experimenten wußten? Müssen wir weiter Versuche an anderen Geschöpfen anstellen und ihnen Schaden zufügen, um zu lernen, was für uns gut ist und was nicht? Sollten wir dies nicht bereits wissen, wo wir uns doch für eine der intelligentesten Spezies der Erde halten?

Der Weg in die Blindheit

Wenn man die Werbung für UV-undurchlässige Brillen betrachtet, fragt man sich, ob wir nicht, ohne es zu wissen, zum vermehrten Auftreten von Blindheit und Augenkrankheiten in diesem Lande beitragen. Mittlerweile kommen Tatsachen ans Licht, die vermuten lassen, daß gewisse Untersuchungen über die negativen Auswirkungen ultravioletten Lichts von irrigen Voraussetzungen ausgingen.

In einem Artikel mit der Überschrift *Light and the Ageing Eye* («Licht und das alternde Auge») schrieb Professor John Marshall von der Universität London vor kurzem, der Körper bestehe aus zwei unterschiedlichen Zellsystemen.[35] Das eine System besteht aus Zellen, die sich ständig durch Zellteilung erneuern (z. B. die Hornhaut des Auges, die Haut), während das andere System aus Zellen, die sich nicht teilen, besteht (z. B. im Gehirn, in der Netzhaut). Organe, die aus sich teilenden Zellen bestehen, werden sozusagen ständig neu geboren, während Organe aus Zellen, die sich nicht teilen, während des gesamten Menschenlebens dieselben Zellen behalten.

Als Beispiel für ein System von Zellen, die sich nicht teilen, nennt Dr. Marshall insbesondere die Photorezeptoren (Stäbchen und Kegel) und die Pigmentepithelzellen der Netzhaut. Er vermutet, daß gewisse degenerative Augenerkrankungen wahrscheinlich die direkte Folge einer übermäßigen Strahlungseinwirkung (insbesondere UV) auf diese nicht ersetzbaren Zellen im Laufe des menschlichen Lebens sind.

Da aber das Licht eine so tiefgreifende Wirkung auf die biologischen Funktionen des Körpers hat, muß es auch eine solche Wirkung auf die Funktionen jeder einzelnen Zelle im Körper haben. Das Auge ist nicht nur ein Fenster, durch das die Lichtenergie ins Gehirn gelangt, sondern die Bestandteile des Auges – zum Beispiel die Hornhaut und die Netzhaut – müssen die direkte Energie der Sonne auch nutzen, um die Funktion ihrer Zellen zu stimulieren und regulieren.

Schon vor 25 Jahren hat John Ott in Verbindung mit der Forschungsabteilung des Wills Eye Hospital in Philadelphia eine Folge von Zeitrafferaufnahmen gemacht, die neues Licht auf ein bisher unentdecktes Phänomen warfen. Während er die Pigmentepithelzellen eines Kaninchenauges durch die verschiedenfarbigen Filter eines Phasenkontrast-Mikroskops betrachtete, bemerkte er, daß die verschiedenen Farben der Filter eine sehr unterschiedliche Wirkung auf die biologischen Reaktionen in den Zellen hatten. Außerdem stellte er fest, daß die Zellen sich nur teilten, wenn sie mit UV-Strahlung in niedrigen Dosen bestrahlt wurden.

Also scheint klar, daß Pigmentepithelzellen sich doch teilen können, die richtigen Bedingungen – nämlich das Vorhandensein ultravioletten Lichts – vorausgesetzt. Die Aussagen von Marshall gingen demnach von unzutreffenden Voraussetzungen aus. Wahrscheinlich liegt das daran, daß die Lichtquellen der meisten Mikroskope keine ultraviolette Strahlung abgeben und die meisten Labors keinen UV-Anteil in der Raumbeleuchtung haben. Außerdem scheint es naheliegend, daß der typisch amerikanische Stubenhocker-Lebensstil in Verbindung mit dem exzessiven Gebrauch von Sonnenbrillen die für eine normale Zellteilung erforderliche UV-Strahlung blockiert, so daß es zu bestimmten degenerativen Augenerkrankungen wie etwa Macula-Degeneration kommt. Vielleicht sind solche Krankheiten gar nicht auf eine Überdosis UV-Strahlung zurückzuführen, sondern im Gegenteil auf einen Mangel an ultraviolettem Licht.

Wenn die Zellen im Auge nicht mehr in der Lage sind, sich zu teilen, ist es im Grunde dasselbe, wie wenn eine Tier- oder Pflanzengattung stirbt, weil sie sich nicht mehr fortpflanzen kann. Produzieren wir etwa unsere eigene Blindheit?

Verbreitete Annahmen und neue Erkenntnisse zum Thema Hautkrebs

Die meisten Menschen setzen Hautkrebs praktisch gleich mit Schädigung durch ultraviolettes Licht. Immer wieder werden bestimmte Informationen in den Medien wiederholt:

- Hautkrebs tritt öfter an den Körperteilen auf, die am meisten der Sonne ausgesetzt sind: an Kopf, Nacken, Armen und Händen.
- Hautkrebs kommt öfter bei hellhäutigen Menschen vor, insbesondere wenn sie im Freien arbeiten.
- Tierexperimente haben ergeben, daß über einen kurzen Zeitraum applizierte überhöhte UV-Dosen ein Faktor in der Entwicklung von Hautkrebs sind.
- Man nimmt an, daß chronische Überbelastung mit ultraviolettem Licht mit anschließendem Sonnenbrand in 90 Prozent der Fälle ein Kofaktor bei der Entstehung von Hautkrebs ist. Wenn die Haut verbrennt, bilden sich freie Radikale, die nicht nur für einen Großteil des beim Sonnenbrand entstehenden Schadens verantwortlich sind, sondern auch für das tatsächliche Altern der Haut. Wenn sie nicht unter Kontrolle gehalten werden, können diese freien Radikale DNS-Schäden verursachen, die zur Entwicklung von Hautkrebs beitragen. Hier sollte erwähnt werden, daß freie Radikale normalerweise durch Enzyme sowie durch einige Vitamine und Mineralien unter Kontrolle gehalten werden.
- Bösartige Hautveränderungen kommen in tropischen und subtropischen Breiten öfter vor.

Am 7. August 1982 veröffentlichte die britische Fachzeitschrift *Lancet* einen Artikel, der sich gegen die vorherrschende wissenschaftliche Position hinsichtlich des Zusammenhangs zwischen Hautkrebs und Sonneneinstrahlung aussprach. Bei einer Untersuchung, die parallel an der London School of Hygiene and Tropical Medicine und an der Melanomklinik der Universität Sydney durchgeführt wurde, fanden die Forscher, daß bösartige Melanome weit häufiger bei Büroangestellten vorkamen als bei Personen, die in Beruf oder Freizeit häufig an der Sonne waren.

Eine der Projektleiterinnen, Dr. Helen Shaw, stellte fest, daß das Hautkrebsrisiko bei Personen am niedrigsten war, die den Aufenthalt im Freien vor allem zum Sonnenbaden nutzten.[36] Bei Büroangestellten hingegen, die den ganzen Tag unter fluoreszierendem Licht arbeiten, lag das Risiko doppelt so hoch. Weitere Forschungen von Dr. Shaw haben ergeben, daß fluoreszierende Bürobeleuchtung Mutationen in Tierzellkulturen auslösen kann. Dr. Shaw resümiert: «Sowohl in Australien als auch in Großbritannien waren die Melanomzahlen bei Arbeitern und Büroangestellten hoch, aber niedrig bei Personen, die im Freien arbeiten.»

Die Ergebnisse zweier sorgfältig kontrollierter Studien der New York University School of Medicine bestätigten die Berichte aus London und Sydney.[37-38] Dr. F. Alan Anderson, ein bei der US Food and Drug Administration beschäftigter Biophysiker, nimmt an, daß unabgeschirmte fluoreszierende Lampen für etwa 5 Prozent der durchschnittlichen wöchentlichen Strahlendosis eines Büroangestellten verantwortlich sind. Bei empfindlichen Personen kann diese Dosis genügen, um Hautkrebs zu erzeugen.

Aus dem Obenstehenden wird klar, daß nur eins wirklich klar ist: Übertrieben langer Aufenthalt in der Sonne ist bei bestimmten hellen Hauttypen ein wichtiger Faktor bei der Entwicklung von Hautkrebs. Doch gibt es dagegen ein einfaches Rezept: Maßvoll genießen! Kürzere, vernünftig geplante Sonnenbäder sind nicht nur ungefährlich, sondern sogar von Vorteil. In allen Erdteilen gibt es Menschen, die in extremen Höhenlagen oder in Äquatornähe leben und ständig hohen UV-Dosen ausgesetzt sind. Dennoch haben sie kaum unter Tumoren irgendwelcher Art zu leiden. Offensichtlich spielen neben der UV-Strahlung auch viele andere Faktoren (etwa Ernährung und allgemeiner Lebensstil) eine Rolle.

In den letzten Jahren ist die UV-Hysterie unglaublich angeheizt worden, und zwar in der Regel durch Leute, die die Verantwortung für ihre Gesundheit und ihr Wohlbefinden nicht selbst übernehmen wollen. Heute bohren Ärzte keine Löcher mehr in die Köpfe ihrer Patienten und führen bei Krankheit keinen Aderlaß mehr durch. Dennoch herrscht Krieg im «Gesundheits»wesen. Wir führen Krieg gegen Krebs, Diabetes, Herzkrankheiten, AIDS und Drogen, um nur einige Feinde zu nennen. Die meisten Menschen glauben anscheinend, daß uns diese Probleme heimlich von arglistigen äußeren Mächten untergeschoben werden, ähnlich wie Spione eines feindlichen Landes oder ein eingeschlepptes unbekanntes Virus aus dem Weltraum. Wir leben im permanenten Belagerungszustand, bedrängt von Invasoren wie Hongkong-Grippe, südamerikanischem Rauschgift, AIDS-infizierten Affen aus Afrika und nicht zuletzt von der Sonne verursachtem grauen Star und Hautkrebs. Liegt der Ursprung solcher Störungen wirklich in unserer äußeren Umgebung – oder in uns? Hören Sie sich mal unter Ihren Bekannten um: Hat schon mal jemand von der neuen Krankheit «Smogitis» gehört? Von der großen nationalen Epidemie «Junk-Food-Krebs»? Oder von der Kinderkrankheit «Angst vor schlechten Noten»? Führende Wissenschaftler haben jetzt herausgefunden, daß diese Störung in Verbindung mit anderen Kinderkrankheiten im Erwachsenenalter zum «Karriere-Syndrom» führt. Beide Krankheiten münden leider letztendlich in Herzattacken, Gefühlsblockaden und häufigen Depressionen. Unsere Gesellschaft ist voller Opfer, die ständig unschuldige äußere Faktoren attackieren, die eigentlich nur Komplizen bei Verbrechen sind, die wir uns selbst antun.

Wann werden wir endlich die Verantwortung für unsere Lebensbedingungen übernehmen und erkennen, daß zu jeder Handlung auch eine Folge gehört? Erzeugt nicht gerade unsere chronische Ungeduld viele der Probleme, mit denen wir heute kämpfen? Alles, was wir tun, muß schnell gehen: Das Essen wird zum Fastfood, das Auto muß mindestens 200 Stundenkilometer fahren, die Sonnenbräune soll schon am zweiten Urlaubstag perfekt sein, unsere «wissenschaftlichen Theorien» müssen raschestens bewiesen werden. Auch hier gilt, daß wir in uns selbst nach Fehlern suchen müssen, anstatt die Schuld auf irgendeine Gefahr zu schieben, die angeblich draußen auf uns lauert.

Einige Empfehlungen

1. *Sonnenlicht.*
Verbringen Sie jeden Tag mindestens eine Stunde im Freien, egal wie das Wetter ist. Es genügt schon, wenn Sie sich im Schatten aufhalten oder auf einer überdachten Veranda. Alles, was man im Freien tun kann, sollte man nicht drinnen tun. Tragen Sie keine Sonnenbrille oder getönte Kontaktlinsen und benutzen Sie keine Sonnenschutzcremes, außer es handelt sich um einen extrem hellen Sonnentag. Wenn Sie Ihre Brille und die Kontaktlinsen ablegen, haben Sie Gelegenheit, die Wohltaten des natürlichen Sonnenlichts zu genießen. Möglicherweise verbessert sich dadurch auch Ihr Sehvermögen, falls Sie sich nicht krampfhaft bemühen, auch ohne Brille scharf zu sehen. Sie können auch länger als eine Stunde in der Sonne bleiben, aber Sie sollten die Dosis allmählich erhöhen. Übertreiben Sie nicht! Gehen Sie nicht zwischen zehn Uhr morgens und zwei Uhr nachmittags in die Sonne, und schauen Sie niemals direkt in die Sonne, weil das die Augen schädigen kann. Falls Sie Medikamente nehmen, die als Nebenwirkung Lichtempfindlichkeit hervorrufen, sollten Sie mit

197

Ihrem Arzt sprechen, ob Sie ins Freie dürfen. Wenn Sie im Haus sind, setzen Sie sich möglichst an ein offenes Fenster oder zumindest an ein geschlossenes Fenster ohne Gardinen oder Jalousien. Dadurch versorgen Sie sich mit dem vollen sichtbaren Lichtspektrum (inklusive UV-Strahlung, falls das Fenster geöffnet ist) in natürlicher Intensität. Gleichzeitig haben Sie eine Aussicht nach draußen, was entspannend für Augen und Gemüt wirkt.

2. *Sonnenbrillen.*
Falls Sie eine Sonnenbrille tragen müssen, sollte es eine neutral graugetönte sein. Neutrales Grau bietet im Vergleich zu anderen Farbtönen eine wesentlich ausgeglichenere Reduzierung der Intensität des Sonnenlichts. Modefarben wie Rosa, Blau oder Rot sind nicht zu empfehlen.

3. *Brillen.*
Falls Sie wegen Sehproblemen eine Brille tragen müssen, fragen Sie Ihren Optiker nach UV-durchlässigen Linsen. In der Regel müssen sie extra bestellt werden. Nach Staroperationen sind sie nicht zu empfehlen. Falls Sie eine andere Augenkrankheit haben, sprechen Sie mit Ihrem Arzt über das Brillenglas.

4. *Kontaktlinsen.*
Getönte Kontaktlinsen können ebenso viele Beschwerden hervorrufen wie Sonnenbrillen, insbesondere die neuen bunten Kontaktlinsen, die aus ästhetischen Gründen propagiert werden. Solche Linsen wirken vielleicht eindrucksvoll, aber das Licht, das die Augen durch sie erhalten, ist sehr unausgewogen. Am schlimmsten sind Braun und Rosa. Die Brillen- und Kontaktlinsenindustrie mag es insgesamt gut mit den Menschen meinen, aber von den Zusammenhängen zwischen Licht und Gesundheit verstehen

diese Leute herzlich wenig. Die meisten Kontaktlinsen filtern den UV-B-Anteil des Spektrums vollständig heraus. Manche farbigen Kontaktlinsen sind in der Mitte farblos transparent, aber auch dieser farblose Teil filtert das UV-Licht heraus. Viele Menschen, die Kontaktlinsen, Brillen oder Sonnenbrillen tragen, werden mit der Zeit lichtempfindlich, weil ihre Linsen sowohl UV-A als auch andere Teile des Spektrums abblocken.

5. *UV-durchlässige Plastikfenster.*
Sie sollten in Erwägung ziehen, in den Fenstern Ihrer Wohnung anstelle des üblichen Glases UV-durchlässiges Plexi- oder Acrylglas einzubauen. Diese beiden Plastikglassorten gibt es sowohl in einer UV-undurchlässigen als auch in einer UV-durchlässigen Version. Ich empfehle die letztgenannte Version. In Deutschland gibt es ein UV-durchlässiges Acrylglas von der Firma Röhm und ein UV-durchlässiges echtes Glas unter der Bezeichnung Sanolux vom Hersteller Desag.

6. *Vorsicht mit Sonnenschutzmitteln.*
Ein neuerer Bericht der US Food and Drug Administration kommt zu dem Schluß, daß 14 von 17 Sonnenschutzlotionen bei Verwendung in der Sonne karzinogen wirken können, weil sie die Substanz PABA enthalten.[39] PABA wird in vielen Sonnenschutzmitteln verwendet, um die UV-Strahlung abzublocken. Andere Forschungen lassen vermuten, daß PABA genetische Schäden an der DNS der Hautzellen auslösen kann. Dr. Zane Kime, Autor des Buches *Sonnenlicht und Gesundheit*, ist fest davon überzeugt, daß die meisten Sonnenschutzmittel bei Verwendung in der Sonne die Bildung von Krebszellen fördern können. Nach seinen Aussagen entsteht dieses Problem durch den Fettanteil der Mittel. Ich empfehle, beim Sonnenbaden vorsichtig zu be-

199

ginnen und den Aufenthalt in der Sonne nur allmählich zu verlängern. Wenn Sie nicht eine sehr helle Haut haben, brauchen Sie gar kein Sonnenschutzmittel. Falls Sie hellhäutig sind und sich mehr als eine halbe Stunde in der grellen Mittagssonne aufhalten, benutzen Sie möglichst ein Sonnenschutzmittel, das kein PABA enthält.

Liegt die Wissenschaft hier falsch?

Was hat die Natur zu diesen Fragen zu sagen? In den wissenschaftlichen Aufsätzen zur UV-Gefährdung findet man keinen Hinweis darauf, daß der Mensch sich unter natürlichem Sonnenlicht entwickelt hat. Sollen wir fünf Millionen Jahre Evolution einfach vergessen, weil die Wissenschaft die überlegene Weisheit der Natur nicht begreift? Heute gilt ultraviolettes Licht plötzlich als «gefährlich» und soll um jeden Preis vermieden werden. Wir leben in Wohnungen, in die keinerlei ultraviolettes Licht dringt. Wenn wir ins Freie kommen, tragen wir eine Sonnenbrille oder Kontaktlinsen, die einen Großteil der UV-Strahlung abblocken. Auch die Fenster unserer Autos halten das UV-Licht von uns fern. Wir arbeiten den ganzen Tag in Büros, wo es ebenfalls kein UV-Licht gibt. Und abends schließlich hokken wir uns unter von Menschenhand gemachte Lichtquellen mit grob verzerrtem Spektrum und erhalten wieder kein UV-Licht.

Wenn wir uns dann endlich mal eine Ruhepause gönnen und uns hinaus in die Sonne begeben, haben wir nichts Besseres zu tun, als sofort eine Sonnenbrille aufzusetzen und die Haut mit Sonnenschutzmittel zuzukleistern, damit wir es bloß nicht mit dieser lebensbedrohlichen Strahlung zu tun bekommen. Es gibt Menschen, die vor Angst erstarren bei dem Gedanken, sie müßten sich völlig ungeschützt dem natürlichen Sonnenschein aussetzen. Ich möchte ganz vorsichtig anfragen, ob wir da nicht ein bißchen zu weit gegangen sind. Liegt die Wissenschaft möglicherweise völlig falsch, indem sie nicht wahrhaben will: «*Der biologisch aktivste Teil des Sonnenlichts ist der UV-Anteil. Er ist für eine optimale Gesundheit unabdingbar.*»[40]

12
Wieder gesund werden mit der Regenbogendiät

In den vorangegangenen Kapiteln habe ich das Licht in seiner Eigenschaft als Nährstoff für den Körper und die Augen als wesentliche Zugänge, durch die das Licht auf uns einwirkt, dargestellt. Neben den Auswirkungen des über die Augen wahrgenommenen Lichts auf unsere Nerven und unser endokrines System beeinflußt Licht auch das Blut, das durch unsere Augen strömt. Man hat errechnet, daß alle zwei Stunden eine Blutmenge durch die Augen strömt, die dem gesamten Blutvolumen im Körper entspricht. Die Augen sind der einzige Teil des Körpers, durch den das Licht über eine Reihe *durchsichtiger biologischer Fenster* eindringen kann. Diese Fenster – die Cornea, der Humor aqueus, die Linse und die Glaskörperflüssigkeit – machen es möglich, daß die Energie des Lichts die Augen und das Blut direkt und alle anderen Körperfunktionen indirekt anregt. Wie aber wird das Blut, welches ja die meisten für den Körper notwendigen Nährstoffe transportiert, durch die direkte Lichteinwirkung beeinflußt?

Biologische Verbrennung

Um diese Frage zu beantworten, muß man zunächst erkennen, daß der Körper eine wohlabgestimmte Maschine ist, ebenso wie der Motor eines Autos. So wie der Automotor eine optimale Mischung von Benzin und Sauerstoff benötigt, damit der Zündvorgang durch die Zündkerze gelingt, braucht die Körpermaschine eine ausgewogene Mischung von Benzin (in Form von Nährstoffen) und Sauerstoff, damit der Zündvorgang durch das Licht gelingt. Beim Auto ist die richtige Mischung dieser Bestandteile Voraussetzung für den inneren Verbrennungsvorgang, der das Auto zum Fahren bringt. Ebenso muß im Körper die richtige Mischung vorhanden sein, damit die biologische Verbrennung stattfinden kann, die uns die notwendige Energie gibt, um gesund und leistungsfähig zu bleiben.

Man weiß, daß jede Substanz, die als Nahrung in den Körper aufgenommen wird (Vitamine, Mineralien, Chemikalien usw.), sich durch eine charakteristische maximale Wellenlängenabsorption auszeichnet.[1] Damit eine von uns verzehrte Substanz vollständig vom Körper verarbeitet oder genutzt werden kann, muß sie eine Reihe chemischer Reaktionen durchlaufen, die von einem bestimmten Ausschnitt des elektromagnetischen Spektrums katalysiert (bzw. gezündet) werden. So wie blaues Licht für den ordnungsgemäßen Abbau und die Ausscheidung von Bilirubin erforderlich ist, so wie ultraviolettes Licht für die vollständige Vitamin-D-Synthese gebraucht wird, so benötigt jede vom Körper aufgenommene Substanz die Interaktion mit einem spezifischen Ausschnitt des elektromagnetischen Spektrums, um vollständig «verstoffwechselt» zu werden. Fehlt dieser spezielle Ausschnitt des Spektrums (also der jeweils benötigte Lichttyp), wird die Substanz nicht vollständig verwertet, und irgendeine physiologische Funktion bleibt im Dunkeln.

Die Menschen verfügen anscheinend über denselben Mechanismus, mit dem auch Pflanzen Nahrung herstellen. Zwar lehrt man uns, daß nur Pflanzen zur Photosynthese fähig seien, also die Sonne direkt zur Erzeugung von Kohlehydraten nutzen könnten. Dr. Ott jedoch meint, daß «auch wir Menschen zur Photosynthese in der Lage sind». Denn durch die Haut und die Augen absorbieren wir Licht ebenso direkt, wie es Pflanzen tun. Nach Aussagen von Ott gibt es überall auf der Haut und im Körper Solarenergiezellen, die Kohlehydrate, Proteine und DNS erzeugen. Seines Erachtens handelt es sich dabei um die sogenannten «Bonghan-Korpuskeln», die koreanische Forscher vor fast 30 Jahren entdeckten.[2] Diese den Langerhans-Zellen in der Bauchspeicheldrüse eng verwandten Zellen sind der Ort der Photosynthese im Menschen. Der durch Licht vermittelte Prozeß der Photosynthese, den wir von Pflanzen kennen, ist meiner Meinung nach derselbe wie der Stoffwechsel des Menschen.

Ein Teil der durch Licht aktivierten Reaktionen geschieht über die Haut, die meisten aber werden über die Augen vermittelt. Das durch die Augen eintretende Licht übt direkten Einfluß auf die Nährstoffe im Blut aus und ermöglicht ihre vollständige Verwertung im Körper. Falls die Beleuchtung in unserer Umgebung nicht ausgewogen ist, ist jene Krankheit nicht weit, die Dr. John Ott so schön als «Fehlbeleuchtung» bezeichnet hat. Diese Störung ist wahrscheinlich weiter verbreitet, als man denkt, und kann zu mangelhafter Nährstoffversorgung bestimmter Bereiche und letztlich zu chronischer Krankheit führen.

Gefrorenes Licht

Das Licht, dieser unentbehrliche Nährstoff, beeinflußt den Körper nicht nur direkt, sondern auch indirekt über die Lebensmittel, die wir essen. Die meisten Nahrungsmittel sind im Grunde Licht in fester Form. Die Potenz oder der Nährwert des in der Nahrung enthaltenen Lichts steht in direkter Beziehung zur Qualität der Nahrung, die diese Licht-

kraft in sich trägt. Je weiter unten aus der Nahrungsmittelkette unsere Nahrung kommt (bzw. je mehr unsere Nahrung direkt aus Licht hergestellt wird), desto eher können
wir die volle Kraft des Lichts in uns aufnehmen. Wer seine
Nahrung weiter oben aus der Nahrungsmittelkette wählt,
also tierische Produkte oder bevorzugt Junkfood, Fastfood, tiefgefrorene, bestrahlte oder aufwendig bearbeitete
Lebensmittel ißt, der reduziert den Nährwert des Lichts in
seiner Nahrung beträchlich oder eliminiert ihn ganz. Ein
gutes Beispiel ist der ernährungsphysiologische Unterschied zwischen einem frischen, grünen Apfel und einem
grüngefärbten Bonbon. Am meisten Licht steckt wahrscheinlich in Grün- und Blaualgen und in biologisch ange-
bautem Obst und Gemüse. Nahrung, die ihrer Lichtenergie
durch industrielle Bearbeitung, Bestrahlung und so weiter
beraubt wurde, verliert nach und nach die Lebenskraft und
stirbt. Wenn wir ernährungsphysiologisch tote Nahrung essen, müssen unser Körper, unser Geist und unsere Seele
schließlich verhungern. Die Folge sind gestörte Organ-
funktionen, häufige Infektionskrankheiten, chronische Erkrankungen und letzten Endes der Tod.

So wie die verschiedenen Farben des Spektrums unterschiedlich auf uns wirken, so beeinflussen uns verschieden-
farbige Lebensmittel in verschiedener Weise. Zunächst
nehmen wir die Schwingung der Nahrung *visuell* in uns
auf. Indem wir das Essen betrachten, lassen wir seine Farbe
auf uns wirken und entscheiden, mit welchem Gefühl wir
essen und wie der Körper darauf reagiert. Die Farbe des
Essens sagt viel über seine Frische und seinen Nährstoffge-
halt aus. Denken Sie daran, wie uns schon beim Anschauen bestimmter Nahrungsmittel das Wasser im
Munde zusammenläuft. Farben haben nicht nur eine ästhetische Funktion, sondern vermitteln auch eine Botschaft. Dr. Gabriel Cousens, der Autor des Buches *Spiri-*

tual Nutrition and The Rainbow Diet (1986), sagt, die Farbe eines Nahrungsmittels sei seine Signatur. Es ist, als ob die Natur alle Nahrungsmittel mit einer Farbcodierung versehen hätte, anhand derer wir intuitiv und logisch ihren speziellen Sinn für den Körper begreifen können.

Wie bereits erwähnt, nimmt man an, daß die Chakras, also die Hauptenergiezentren des Körpers, die ungefähr auf der Höhe der wichtigsten endokrinen Drüsen liegen, erweckt und ins Gleichgewicht gebracht werden durch bestimmte Schwingungsenergien, deren sichtbares Äquivalent die Farben sind. Dr. Cousens hat in seiner klinischen Praxis festgestellt, daß die Farbe einer Nahrung eine sehr wichtige psychophysiologische Funktion hat. Mit Hilfe einer Technik namens Vascular Autonomic Signal (VAS) entdeckte er, daß verschiedene Nahrungsmittel verschiedene Aspekte unseres Seins nähren. Er beobachtete, daß die Farbe eines Lebensmittels in direkter Beziehung zu dem dieser Farbe entsprechenden Chakra steht und daß der Zweck des jeweiligen Nahrungsmittels darin liegt, das damit korrespondierende Chakra und die damit verbundenen Drüsen, Organe und Nervenzentren zu energetisieren, auszugleichen und zu heilen. Jedes Nahrungsmittel hat (je nach Farbe) eine spezifische Affinität zu einem bestimmten Energiezentrum (Chakra) im Körper.

Aufgrund seiner Forschungen und klinischen Erfahrung empfiehlt Cousens zur Ernährung unseres gesamten Wesens eine «Regenbogendiät», bestehend aus lebendigen, farbigen «Vollspektrum»-Nahrungsmitteln. Insbesondere empfiehlt er morgens vegetarische Kost aus roten, orangenen und gelben Nahrungsmitteln; mittags gelbe, grüne und blaue Speisen und abends Nahrungsmittel mit den Farben Blau, Indigo, Violett und Gold. Goldene Nahrungsmittel bezieht er deswegen ein, weil das siebte Chakra (oder Kronen-Chakra) häufig sowohl mit Purpur-Violett als auch mit

Gold in Verbindung gesehen wird. Außerdem meint er, daß weiße Nahrungsmittel (wie Blumenkohl und Tofu, aber kein weißer Zucker!) zu jeder Mahlzeit verzehrt werden können, weil sie als «Vollspektrum»-Nahrungsmittel gelten. Da die Abfolge der Farben in der Natur während des Tages sich von Rot, Orange und Gelb beim Sonnenaufgang bis hin zum Blau, Indigo und Violett des Sonnenuntergangs bewegt, bringt dieser Ernährungsplan das tägliche Erwachen der Chakras in Übereinstimmung mit dem täglichen Erwachen der übrigen Natur.

Bei dieser Diät ißt man zum Beispiel morgens Früchte (gelbe Bananen, rote Erdbeeren, Äpfel usw.), zu Mittag vorwiegend grünen Salat und am Abend Gemüse (Auberginen, Rotkohl, Rote Bete), goldenes Getreide (Weizen, Reis und Hirse) und Hülsenfrüchte (z. B. Feuerbohnen).

Nachdem ich viele Jahre Licht zur Behandlung der verschiedensten Beschwerden eingesetzt habe, weiß ich heute, daß es zu den wichtigsten Aufgaben des Lichts zählt, Krankheiten vorzubeugen und die Gesundheit zu erhalten. So wie wir ohne die Segnungen natürlichen Vollspektrumlichts nicht leben können, so brauchen wir auch natürliche «Vollspektrum»-Nahrung, um Geist, Körper und Seele zu nähren.

DRITTER TEIL

Lichtjahre voraus

13
Paradigmenwechsel
in der Medizin

Lange Zeit hat man uns gelehrt, Krankheit werde durch die Invasion von Keimen und allen möglichen Erregern verursacht. «Da macht wieder ein Virus die Runde», heißt es. Unsere Antwort auf solche Invasionen ist der Gegenangriff auf den vermeintlichen «Feind», die Bakterien und Viren. Dabei verschließen wir uns jedoch der Erkenntnis, daß diese sogenannten Feinde in unserem Körper leben und wir, wenn wir sie mit schweren Waffen angreifen, um sie zu töten, gleichzeitig uns selbst Schaden zufügen.

In Wirklichkeit verursachen nicht die Mikroorganismen Krankheiten, sondern *wir selbst*. Mikroorganismen gehören ebenso wie wir zur Weltbevölkerung der Lebewesen und versuchen, irgendwie harmonisch mit uns auszukommen. Nur wenn man sie ausdrücklich einlädt, tragen sie zu dem Prozeß bei, den wir Krankheit nennen. So wie Ameisen gar nicht daran denken, in unser Haus zu kommen, wenn nicht irgendwo etwas zu fressen herumliegt, so kommen die Bakterien nur dann in unseren Körper, wenn sie eine offene

Tür finden. Diese Tür öffnet sich als Reaktion auf Streß. Hier liegt der Schlüssel zu einer wirkungsvollen Krankheitsvorbeugung. Wir sollten uns nicht darauf konzentrieren, Mikroorganismen zu töten, sondern die mentale, emotionale und physische Umgebung zu verändern, die sie nährt.

Wenn wir unser Bewußtsein, unser Ernährungsverhalten, unseren Lebensstil und unsere Umwelt positiv ändern, kann sich die Körperchemie umstellen, so daß Infektionserreger in uns nicht gedeihen können und gezwungen sind, uns zu verlassen. Ähnlich ist es mit menschlichen Beziehungen. Indem wir während des Lebens wachsen und uns verändern, verlassen manche Menschen unseren Bekanntenkreis und andere kommen hinzu. Dazu brauchen wir die Menschen, die wir nicht mehr in unserem Umkreis haben wollen, keineswegs zu töten. Normalerweise genügt dazu eine klare Haltung, die unseren Gefühlen und Wünschen deutlichen Ausdruck gibt. So hat die Veränderung unseres Bewußtseins und unserer Handlungen eine machtvolle Wirkung. Wenn wir beabsichtigen, gesund zu leben und unsere Gefühle, unsere Körper und das Leben allgemein zu respektieren, dann werden sich auch diverse Aspekte im Hinblick auf Gefühle, Körper und Umwelt so verändern, daß sie nicht Anlässe für Krankheiten schaffen, sondern statt dessen ein stärkeres Immunsystem und beständige Gesundheit erzeugen.

Ein wesentlicher Antrieb zu meiner Arbeit ist, die Wurzeln und Ursachen «unserer Misere» zu finden. Wenn man Licht benutzt, um traumatische Ereignisse aus dem Unterbewußten wiederzuerwecken, können diese Geschehnisse auf die bewußte Ebene gelangen und besser verarbeitet werden, so daß tiefe Heilung stattfindet und das Leben sich entscheidend verändert. Leider bewirkt ein Großteil der therapeutischen Praxis, die ich um mich herum – auch auf dem ganzheitlichen Sektor! – beobachtete, kaum mehr, als wenn

210

man ein Krebsgeschwür einfach mit Pflaster überklebt. Damit ist der Tumor jedoch bestenfalls kurzfristig abgedeckt. Viele schulmedizinische Techniken versuchen bloß, die Auswirkungen eines Problems auszugleichen, anstatt nach seiner *Ursache* zu suchen. Auch die Mehrzahl der «ganzheitlichen» Therapieformen bringt die physiologischen Systeme des Patienten nur zeitweilig ins Gleichgewicht; sobald der Patient aber von neuem mit den Aspekten seines Lebens konfrontiert ist, die ursprünglich für die Beschwerden verantwortlich waren, gleitet er wieder ins Ungleichgewicht.

Wenn Ärzte, Heilpraktiker und Therapeuten ihre Werkzeuge nicht einsetzen, um Veränderungen in *tiefen* Schichten herbeizuführen, versorgen sie ihre Patienten nur von Jahr zu Jahr mit dickeren Krücken. Das beste Beispiel dafür ist die Augenheilkunde. Die Menschen lassen beim Augenarzt einen Sehtest machen, bekommen meistens eine Brille verschrieben und verlassen die Praxis mit der Empfehlung, einmal im Jahr wiederzukommen. Im nächsten Jahr sind die Augen dann oft schlechter geworden, also sagt man ihnen, ihre Störung (z. B. Kurzsichtigkeit) verschlimmere sich halt mit den Jahren und daß man dagegen eigentlich nichts machen könne. Nachdem ich in den letzten 16 Jahren Tausende von Patienten behandelt habe, weiß ich nur zu gut, daß genau dieses Szenario immer wieder abläuft, weil niemand sich um die *Wurzeln* der Sehstörungen kümmert. Falls der Augenarzt nicht ausgesprochen *vorbeugungsorientiert* ist, wird er den Patienten sagen, ihre Sehschwäche sei erblich bedingt – eine Diagnose, die nahelegt, daß es keinen Sinn hat, sich selbst energisch für die Besserung seines Zustands einzusetzen. Patienten, die mutig genug sind, ihren Arzt nach ganzheitlichen Heilverfahren für ihre Probleme zu fragen, läßt man spüren, daß schon das Stellen einer solchen Frage naiv ist.

Der Nimbus der Ärzte hat dazu geführt, daß viele Menschen glauben, nur «der Doktor» könne sie «wieder in Ordnung bringen». Diese allzu verbreitete Annahme hat dementsprechend auch zur Folge, daß man sich im Hinblick auf die eigene Gesundheit völlig hilflos fühlt. Wenn die Ärzte sich aber gestatten würden, die *Ähnlichkeiten* zwischen den Vorgängen in ihrem eigenen Leben und in dem der Patienten wahrzunehmen, würden sie erkennen, daß der Patient sich vor allem wünscht, daß der Arzt sich *in ihre Situation versetzt* und ihnen damit die Gewißheit vermittelt, daß sie ein gleichberechtigtes Individuum sind. Bei einer solchen Ausgangsbasis wird jede Therapie, sei es Psychotherapie, ein Medikament oder sonst etwas, wirksamer, weil die Patienten sich durch Anerkennung entspannter fühlen und sich für tiefere Ebenen der Heilung öffnen. Würden die Ärzte die ungeheuren Möglichkeiten eines derartigen Vorgehens erkennen, brauchten sie in vielen Fällen gar keine Medikamente mehr zu verschreiben, da sie sich der Bedeutung von Liebe, Mitgefühl und menschlicher Begegnung im Heilungsprozeß bewußt wären.

Viele Ärzte und Therapeuten distanzieren sich innerlich und äußerlich von dem, was mit ihren Patienten geschieht, um sich persönliche Anteilnahme oder gar eine Identifikation mit dem Kranken zu ersparen. Ärzte verschreiben zum Beispiel häufig Sedativa, um ihre Patienten zu beruhigen. In Wirklichkeit aber unterdrücken sie damit die Leiden, damit sie sich nicht mit ihren eigenen Problemen auseinandersetzen müssen. Wenn die Angst eines Patienten gar nicht erst an die Oberfläche gelassen wird, besteht keine Gefahr, daß sie den Arzt ansteckt. Selbstverständlich sind Medikamente in bestimmten Fällen angebracht. Werden sie jedoch eingesetzt, um eine oder beide Parteien zu betäuben, findet keine echte Heilung statt.

Doktor, heile dich selbst!

Um erfolgreich als Heiler zu wirken, braucht jeder Therapeut eine Grundlage, die auf persönlicher Erfahrung, Wissen, Verständnis, Veränderung und Reife beruht. Um Angst, Wut, Trauer, körperlichen Schmerz, verminderte Leistungsfähigkeit, Lernstörungen, Sehstörungen usw. bei anderen Menschen zu verstehen und beheben zu können, muß der Therapeut in der Lage sein, sich aus seiner persönlichen Erfahrung in Bezug zu diesen Problemen zu setzen. Eine probate Behandlungstechnik allein reicht nicht! Will man zum Beispiel die Sehfähigkeit von Menschen verbessern, muß man zunächst die psychophysiologischen Bedingungen begreifen, unter denen die Sehfähigkeit sich verschlechtert. Der Einsatz einer Behandlungstechnik sollte nie der erste Schritt der Behandlung sein, sondern höchstens den Heilungsprozeß begleiten.

Für mich ist mein persönlicher Lebensweg die Basis dafür, daß ich verstehe, wie Menschen lernen, wachsen und sich weiterentwickeln. Ich wurde in Havanna auf Kuba geboren und sprach die ersten sieben Jahre meines Lebens nur Spanisch. 1955 zog ich mit meinen Eltern nach Miami in Florida und erlebte einen Kulturschock: Ich kam auf eine englische Schule, wo ich kein Wort vom Unterricht verstand. Zwar lernte ich nach kurzer Zeit Englisch sprechen, aber in der Schule hatte ich immer mit großen Schwierigkeiten zu kämpfen. Das Lesen fiel mir nicht zu, deshalb hatte ich das Gefühl, ein Versager zu sein. Erst mit neunzehneinhalb Jahren beendete ich die High-School. Ich war ein guter Sportler und gewann zahlreiche Trophäen und Meisterschaften. Trotzdem fühlte ich mich dumm. Der beste Beweis dafür waren meine Schwierigkeiten beim Lesen und beim Begreifen von Gelesenem.

1967 schrieb ich mich am College ein, weil mir nichts

Besseres einfiel. Ich wußte gar nicht, worum es bei dem Studium ging. Nach zwei Jahren ergatterte ich dank meiner Überredungskünste einen Platz am Seminar für Optometrie, den man normalerweise erst nach vier Jahren College bekommt. Mein einziger Grund für diese Bewerbung war das mit einem Doktortitel verbundene Prestige. Wenn ich nur einen Doktortitel hätte, dachte ich, irgendeinen beliebigen, würde endlich jeder wissen, daß ich klug bin. In den ersten beiden Jahren der Optometrie-Ausbildung kam ich nur mit Mühe durch die Prüfungen, später aber, als es um die klinischen Aspekte der Ausbildung ging, schnitt ich bei allen Klausuren hervorragend ab und bestand das Examen mit Auszeichnung. 1973 eröffnete ich eine Privatpraxis, hatte schon nach kurzer Zeit großen Erfolg und war weithin bekannt für meine innovativen Ideen im Hinblick auf Verbesserung der Sehfähigkeit, Lernschwierigkeiten und Leistungsförderung.

Anfang 1978 erlebte ich eine unerwartete traumatische Erfahrung: Meine Frau und ich trennten uns voneinander. Anderthalb Jahre später waren wir geschieden. Darauf folgten sechs sehr schwierige Jahre mit täglichen massiven Panikattacken, Depressionen und emotionalem wie körperlichem Schmerz. In dieser belastenden Zeit wurde ich zweimal am Knie operiert. Auch früher, als ich noch Football spielte, hatte ich öfters Knieverletzungen gehabt, der wahre Grund für meine Entscheidung, mich zweimal operieren zu lassen, war jedoch, wie ich heute weiß, daß ich in meiner geschiedenen Frau Schuldgefühle dafür erzeugen wollte, daß sie mich verlassen hatte. Ich weiß noch, wie ich immer wieder zu mir sagte: «Wenn ich bloß Krebs hätte, dann würde es ihr schon leid tun.»

Aufgrund dieser Erfahrung und der schmerzhaften Operationen entwickelte ich die Hypothese, daß die meisten Krankheiten eigentlich Krankheiten des Geistes sind und

214

daß sich Menschen oft selbst Verletzungen zufügen, um andere darauf aufmerksam zu machen, wie sie sich fühlen – besonders, wenn sie unter extremen emotionalen Schmerzen leiden. Heute nenne ich diese Periode meines Lebens die «Jahre der Angst». Ich weiß, daß damit meine eigene Heilung begann und der Grundstein für mein Verständnis der menschlichen Dynamik gelegt wurde.

Mitte 1984 hatte ich mich aus dieser dunklen Periode gelöst. Mein Leben ging wieder aufwärts, ich hatte mit meiner Arbeit großen Erfolg und war mit mir recht zufrieden. 1986 erhielt ich einen zweiten Doktortitel für meine Entdeckungen über die Wirkung von Lichttherapie. Aber noch immer fühlte sich ein Teil von mir «dumm». Ich verkaufte meine augenärztliche Praxis, weil ich nicht mehr «ein Arzt, der den Patienten repariert» sein wollte, sondern lieber «ein Mensch, der einem anderen hilft». Ich beschloß, ein Buch über meine klinischen Erfahrungen mit der Lichttherapie zu schreiben. Mehrere Monate lang reservierte ich jeden Tag ein paar Stunden fürs Schreiben. Doch gerade, als ich meinte, endlich gut voranzukommen und schon 45 Seiten geschrieben hatte, verließ mich plötzlich die Inspiration, und ich konnte nicht mehr weiterschreiben.

Im November 1988 fühlte ich mich wie von einer höheren Macht gedrängt, nach Aspen in Colorado umzuziehen. In Aspen hatte ich das Gefühl, endlich zu Hause zu sein. Logisch war das nicht, denn meine Kinder, meine Freunde, mein Haus und meine Familie waren in Miami. Ich ahnte nicht, daß mir ein weiterer Zusammenbruch bevorstand. Als ich Miami im Auto verließ, war es, als ob die ganzen Schmerzen der sechs «Jahre der Angst» während der fünfzehnstündigen Fahrt noch einmal geballt über mich herfielen. Während ich fuhr, brüllte und heulte mein Körper. Es war, als würde mein Leben aus meinen Eingeweiden ausgespien. Ich begriff nicht, was da vor sich ging. In den vergangenen zehn Jahren hatte ich körperlichen Schmerz, Gefühlsaufruhr und manchmal auch Freude erlebt, das Verlassen Miamis jedoch war eine extrem traumatische Erfahrung für mich. Endlich löste ich mich aus dem Uterus – eben noch Teil meiner Mutter, im nächsten Augenblick allein.

Auf dieses emotionale Trauma folgten bald wieder körperliche Schmerzen: Anfang 1989 zog ich mir eine schwere Rückenverletzung zu und mußte drei Monate lang im Bett liegen. In dieser Zeit der Untätigkeit hatte ich viele kraftvolle Visionen und Momente des Erwachens. Unter anderem durchlebte ich meine ganze Geburt von neuem und erkannte meinen Mangel an Selbstliebe. Indem ich mir gestattete, alles tief zu erfühlen, unterstützte ich meinen Heilungsprozeß entscheidend. Schließlich ging ich aus dem körperlichen und gefühlsmäßigen Trauma stärker, gesünder und mit einem klaren Bewußtsein vom Sinn meines Lebens hervor. Diese Erfahrung war wirklich ein bedeutender Wendepunkt in meinem Leben. Jetzt begriff ich endlich, warum ich mich vor allem bemüht hatte, Kinder mit Lernschwierigkeiten zu unterstützen, Sportlern zur Erhöhung ihrer Leistungsfähigkeit zu verhelfen und andere Menschen bei der Bewältigung wichtiger Veränderungen in ihrem Leben zu begleiten. Jede einzelne Lebensgeschichte war auch meine Geschichte.

Sobald mein Rücken einigermaßen verheilt war, nahm ich das Material, das ich drei Jahre zuvor geschrieben hatte, zur Hand. Als ich las, was ich da geschrieben hatte, bekam ich einen Schock. Ich fragte mich: Warum habe ich das geschrieben und für wen? Ob das überhaupt jemand verstehen kann?

Ursprünglich hatte ich vorgehabt, ein Buch für Ärzte und Wissenschaftler zu schreiben. Es sollte das definitive Werk über Lichttherapie werden. Doch als ich die ersten

Kapitel wieder las, wurde ich immer verwirrter. Es kam mir vor, als hätte ich in einer fremden Sprache geschrieben. Ich bemerkte, daß ich unwillkürlich den Atem anhielt, während ich herumrätselte, was ich damals hatte sagen wollen.

Ich fühlte mich an all die Gelegenheiten in der Vergangenheit erinnert, bei denen ich mich durch andere wissenschaftliche Texte durchgekämpft hatte. Wie hatte ich das gehaßt! Sie waren oft kaum zu verstehen. Zunächst war ich der Meinung, sie seien so kompliziert geschrieben, weil sie sich an andere Wissenschaftler richteten, doch dann wurde mir klar, daß die Autoren mit dem Leser Versteck spielten, ohne es zu wissen. Mir war seltsam zumute. Was hatte ich da wieder vorgehabt? Mein ganzes Leben hatte ich gedacht, ich wäre nicht schlau genug, und nun wollte ich all den «Schlaubergern» beweisen, wer wirklich der Schlauste war. Wenn ich erst «das definitive Werk» geschrieben hätte, würde ich endlich überall als schlau gelten. Es waren dieselben Beweggründe, deretwegen ich zwei Doktortitel erworben hatte.

Sechs Monate lang schlug ich mich mit den Seiten herum, die ich geschrieben hatte. Plötzlich stellte ich einen Großteil der Informationen in Frage, die ich ursprünglich für wichtig erachtet hatte. Das, was ich zunächst für den Kern des Werkes gehalten hatte, erschien mir auf einmal wie «Schnickschnack». Da ich den Wert meiner intuitiven Einsichten nicht erkannte, hatte ich furchtbar viel Zeit mit dem Versuch verbracht, in den Augen anderer intelligent zu wirken. Ich hatte mir den Kopf mit nutzlosen Fakten vollgestopft und vergessen, daß wahres Wissen mit dem Herzen und über die Gefühle gewußt wird. Das Buch, das ich zu schreiben begonnen hatte, spiegelte das nur allzu deutlich wider.

Tag für Tag zerpflückte ich unter Schmerzen die Informationen, die ich einst für wichtig gehalten hatte. Dann löschte ich mutig die Teile, die mir nicht mehr relevant erschienen, und warf sie in den Papierkorb meines Computers. Nach mehreren Monaten waren von den ursprünglichen 45 Seiten gerade noch 12 übriggeblieben, aus denen schließlich der Anfang dieses Buches wurde.

Nachdem ich den Vertrag mit meinem Verleger unterzeichnet hatte, saß ich jeden Tag, auch am Wochenende, acht bis zwölf Stunden vor dem Computer und versuchte zu schreiben. Es war ein emotional schmerzhafter Prozeß, der bis zur physischen Erschöpfung ging. Ein Tag war wie der andere. Ich saß und saß und saß. Manchmal war mein Kopf stundenlang leer. Ständig erinnerte mich mein Verstand an die Aussagen, die man so oft über mich gemacht hatte: «Siehst du, du bist wirklich dumm. Wann lernst du das denn endlich? Du müßtest das doch schon längst können. Es stimmt also wirklich: Du taugst nichts, du bist ein Versager.»

Jeden Tag war ich mit den Schmerzen der Vergangenheit und all meinen Unsicherheiten konfrontiert. Dann geschah ein Wunder. Ich bemerkte, daß etwas in mir nachgab, wenn ich nur lange genug bei meinem Schmerz blieb. Ich verstand auf einmal die alte Redensart «Auch das geht vorbei». Je länger ich so dasaß, desto kreativer wurde ich. Es war, als ob ich wieder zur Schule ginge, nur war ich diesmal Lehrer und Schüler zugleich. Ich begann zu begreifen, wie Lernen tatsächlich stattfindet. Je mehr ich schrieb, desto besser fühlte ich mich. Ich erkannte, daß sich Weisheit nicht an akademischen Titeln oder Diplomen ablesen läßt, sondern daß sie zu der Grundausstattung gehört, die jedem Menschen zusammen mit dem Vehikel, das man Körper, Geist und Seele nennt, mitgeliefert wird. Leider ist unsere wahre Weisheit meist verborgen, tief begraben unter Gefühlen der Unzulänglichkeit oder unter der fixen Idee, daß wir etwas tun müssen, etwas werden müssen oder jemand sein müssen. Wahre Weisheit braucht keine Mühe, sondern nur viel Geduld. Je länger wir bereit sind, geduldig zu sein, ohne darüber nachzudenken, ob sich das auch auszahlt, desto größer wird die Weisheit sein – die Weisheit der Selbstachtung.

Auf noch tieferen Ebenen meiner intuitiven Weisheit entdeckte ich dann, daß «schlau sein» im Grunde nichts anderes war als meine Fähigkeit, zu *fühlen*, was in mir und in den Menschen ablief, mit denen ich arbeitete. So wurde ich allmählich reifer.

Wir alle sind Bio-Empfänger

Als Ergebnis meines persönlichen Entwicklungsprozesses und meiner jahrelangen Arbeit mit anderen Menschen gelangte ich zu der Erkenntnis, daß alles, was wir im Leben erfahren – mittels unserer physiologischen Funktionen, Klang, Sehen, Sprechen, Hören usw. –, aus wechselnden Energiefrequenzen besteht, die sich ständig weiterentwickeln. EKGs und EEGs zum Beispiel messen diese Frequenzen und Energiemuster in Herz und Gehirn. Der Körper gleicht einem lebenden Radarschirm und enthält eine Vielzahl unterschiedlicher Sensoren, die Energien empfangen, aufzeichnen und übertragen. Einige Sensoren sind speziell für die Aufzeichnung grober Reize bestimmt, wie der Aufschlag eines Hammers oder der Krach von Detonationen. Andere lassen sich auch auf sehr feine Reize einstellen, wie etwa ein sanfter Windhauch oder ein Flüstern. Eine dritte Gruppe von Sensoren schließlich dient der *extrasensorischen* Wahrnehmung und reagiert auf Reize, die wir unter normalen Bedingungen weder hören noch sehen. Diese extrasensorischen Sensoren sind wahrscheinlich verantwortlich für die große, fast schon mediale Sensibilität, die bei vielen Kindern zu beobachten ist, bevor sie *(v)erwachsen* werden. Die simultane Aufzeichnung all dieser unterschiedlichen Energien macht das aus, was wir gemeinhin «Erfahrung» nennen.

Nachdem ich die Aufnahme von Licht durch den menschlichen Körper und die daraus folgenden Wirkungen auf lebende Organismen ausführlich erörtert habe, möchte ich jetzt auf eine besondere Art von Energie eingehen – auf die Energie, die vom Körper als Licht übertragen wird. Es ist hinreichend bewiesen, daß alle Lebewesen Licht aufnehmen und abstrahlen. Gewisse talentierte Medien behaupten, daß sie dieses Licht in Form der Körperaura wahrnehmen, aber auch die Wissenschaft hat das Phänomen nachgewiesen. Der deutsche Chemiker und Physiker Fritz Albert Popp hat entdeckt, daß die Zellen lebender Organismen Licht abstrahlen.[1] Diese «Biophotonen» bzw. vom Körper abgegebene Lichtpartikel reichen vom ultravioletten bis zum infraroten Bereich des elektromagnetischen Spektrums. Ihre Intensität hängt von der gerade stattfindenden biochemischen Reaktion ab und ist während der Zellteilung am stärksten.

Zu ähnlichen Ergebnissen kam Herbert Pohl, der nachgewiesen hat, daß die Zellen von Menschen, Tieren, Pflanzen und Bakterien schwache Radiosignale ausstrahlen.[2] Ebenso wie Popp stellte er fest, daß die Intensität dieser Radiosignale ihren Höhepunkt während der Zellteilung erreichte.

Interessanterweise berichten Menschen, die tiefgreifende Körpertherapien wie zum Beispiel Rolfing mitgemacht haben, häufig von ein- oder mehrfarbigen Explosionen vor ihrem inneren Auge, die immer dann auftraten, wenn besonders empfindliche Körperbereiche bearbeitet und blockierte Energien freigesetzt wurden. Anscheinend wird parallel zur Auflösung tiefsitzender körperlicher

Energieblockaden die entsprechende blockierte Lichtenergie freigesetzt.

Nach Erkenntnissen indischer Wissenschaftler und Ärzte wirken die elektromagnetischen Felder, von denen alle Lebewesen umgeben sind, wie Fingerabdrücke, anhand derer sich bestimmte körperliche oder emotionale Störungen voraussagen oder identifizieren lassen. Nachdem sie die Aura an den Fingerspitzen von über 1000 Personen fotografiert hatten, identifizierten Ärzte am Government General Hospital im indischen Madras über ein Dutzend unterscheidbare Muster bei Patienten mit Beschwerden, die von Gehirntumoren bis zu Schizophrenie reichten.[3] Es ist schon lange bekannt, daß Medien an der Aura Krankheiten erkennen oder vorhersagen können. Erst jetzt findet dieses Phänomen nach und nach wissenschaftliche Bestätigung. Dinshah aber (einer der in Kapitel 6 vorgestellten Pioniere der Lichttherapie) hat schon in den zwanziger Jahren gesagt, daß sich körperliche Krankheit an der menschlichen Aura ablesen läßt.

Alle Energie, ob in Form von Licht, Klang, Aroma, Nahrung, Gefühlen oder sonst etwas, befindet sich ständig im Fluß. Veränderung ist das einzige, was konstant bleibt. Über Nahrungsaufnahme, Verdauung, Assimilation und Ausscheidung interagiert die Energie mit dem Körper. Stößt die Energie auf Widerstand oder kommt zum Stehen, drohen verheerende Folgen für die Gesundheit des Körpers. Stellen Sie sich einen Fluß vor: Solange er fließen kann, ist er sauber; stößt sein Strom jedoch auf Widerstand und stagniert er, so verschmutzt er allmählich immer mehr, bis alles Leben in ihm abstirbt.

Dasselbe können wir jeden Tag mit unseren Gefühlen erleben. Wenn wir etwas Angenehmes erleben, scheint alles leicht dahinzu«fließen». Wenn unsere Energie so fließt – unbehindert von den Kontrollen, mit denen wir uns normalerweise hemmen –, sagt man: «Kinder, wie die Zeit vergeht, wenn man sich amüsiert!» Die physiologische Entsprechung solchen Fließens ist ein gesunder Körper, der funktioniert wie eine gutgeölte Maschine.

Stellen Sie sich nun vor, daß Sie sich mit jemandem unterhalten, und plötzlich sagt der andere etwas, was Sie aufregt. Achten Sie darauf, was jetzt geschieht: Vielleicht reagieren Sie emotional – mit Wut, Trauer, Angst oder Enttäuschung. Oder der Körper verkrampft sich und wird Ihnen zu eng. Oder Sie essen etwas und bekommen plötzlich Sodbrennen oder Bauchschmerzen. Als ob der Teil der Erfahrung, den Sie gefühlsmäßig nicht vertragen und verdauen können, sich in Ihren inneren Organen widerspiegelt. Sie können die Nahrung – oder die Erfahrung – einfach nicht «schlucken».

Auf energetischer Ebene verschließen sich all unsere physiologischen Systeme und ziehen sich zusammen, wenn wir Angst haben oder uns bedroht fühlen. Die Verdauung und Assimilation von Erfahrungen ist gestört; unsere Energien bleiben plötzlich «stecken». Gleichzeitig merken wir häufig, daß wir den Atem anhalten. Bei angehaltenem Atem können unsere Lebenskräfte nicht fließen. Extrem furchteinflößende Erfahrungen halten wir buchstäblich mit unserem Geist und Körper fest, damit wir später die mit diesen Erfahrungen verbundenen Schmerzen nicht noch einmal fühlen und in vollem Ausmaß wiedererleben müssen. Schon Sigmund Freud hat erkannt, wie Streß auf die Atmung wirkt, als er schrieb: «Wenn unsere Eltern uns anschreien, stockt uns der Atem.»

Auf der körperlichen Ebene verursacht die Verlangsamung oder das Versiegen des Energieflusses in bestimmten Körperbereichen zunächst toxische Ablagerungen in den entsprechenden Organen und Muskeln, später dann physiologische Funktionsstörungen, Unwohlsein und schließlich Krankheit. Krankheit ist das Endergebnis von mangelndem Energiefluß in bestimmten Körperbereichen.

Auf Verstandesebene können jene Teile des Gehirns, die für die Speicherung traumatischer Erlebnisse zuständig sind, ihre Türen verschließen, um uns davor zu schützen, die mit diesen Ereignissen verbundenen Schmerzen und Erinnerungen wiederzuerleben. Da die sensorische Erinnerung durch bestimmte Augenbewegungen ausgelöst wird (wie in Kapitel 2 dargestellt), schafft die Angst ein kompensatorisches visuelles Muster, einen Schutzmechanismus, der bestimmte Augenbewegungen einschränkt und durch Kopfbewegungen ersetzt, bei denen zum Erfassen der Umgebung der Kopf anstelle der Augen bewegt wird. Mit der Zeit führt diese Einschränkung der flüssigen Augenbewegung in bestimmte Blickrichtungen zu einer Störung, die man Astigmatismus nennt. Die meisten Augenärzte sagen, Astigmatismus sei in der Regel durch eine Verkrümmung der Cornea (also der äußersten Schicht des Auges) verursacht, meine klinische Erfahrung aber hat gezeigt, daß diese Krümmungsveränderungen im Grunde meist nicht die *Ursache* von Astigmatismus sind, sondern das körperliche *Endergebnis* einer längerfristigen Veränderung des Augengebrauchs. Offensichtlich beeinflussen unsere emotionalen Reaktionen auf das Leben auch unsere Sehfähigkeit.

Wenn der Empfang gestört ist

Die biologische Empfangsfähigkeit kann durch drei Faktoren gestört sein: 1. Wenn man zuviel Zeit unter künstlichem Licht verbringt, dem die notwendigen Wellenlängen fehlen, werden bestimmte Körpersensoren gar nicht erst angeregt und verlieren einen Teil ihrer Funktion (was rastet, das rostet). 2. Häufiges Tragen von Sonnenbrillen verhindert, daß gewisse Anteile des Lichtspektrums zu den Augen gelangen. 3. Ein emotionales oder körperliches Trauma führt zum Verschließen einiger Sensoren, so daß sie bestimmte Wellenlängen (bzw. Schwingungsfrequenzen) des Lichts nicht mehr empfangen, selbst wenn diese Wellenlängen in der verwendeten Lichtquelle vorhanden sind.

Hat es etwas zu bedeuten, daß manche Menschen Morgentypen sind und das Licht lieben, während andere Nachteulen sind und das Licht eher meiden? Wäre es denkbar, daß diese unterschiedlichen Typen eigentlich «allergisch» sind – die einen gegen die Bestandteile des morgendlichen Lichts (das mehr aus dem roten Ende des Spektrums besteht), die anderen gegen das abendliche Licht (das sich vor allem aus Farbtönen vom blauen Ende des Spektrums zusammensetzt)? Was geschieht mit Leuten, die ständig eine Sonnenbrille tragen? Manche Sonnenbrillen (mit gelber oder rosa Tönung) hellen die Welt auf und stimulieren uns, andere (die blauen und braunen) machen die Dinge trübe und wirken deprimierend, während wieder andere, zum Beispiel die neutral grauen, in der Mitte zwischen den Extremen von Weiß und Schwarz liegen und relativ ausgewogen sämtliche Wellenlängen des Lichts reduzieren. Ist womöglich das ständige Tragen von Sonnenbrillen ein unbewußter Versuch des Geistes, diejenigen Anteile des Spektrums fernzuhalten, gegen die man eine Abneigung hat, weil sie ungelöste Probleme aufzurühren drohen?

Dr. Dhavid Cooper hat kürzlich entdeckt, daß die Augen selektiv bestimmte Wellenlängen des Lichts absorbieren bzw. reflektieren können. In diesem Punkt gibt es von Mensch zu Mensch deutliche Unterschiede. In einem Artikel mit dem Titel *The Physics of Light* («Die Physik des Lichts») schreibt Cooper:

Ich richtete die Meßinstrumente direkt auf die Pupille meiner Frau, die mir freundlicherweise als Versuchsperson diente. Da ich zuvor die Zusammensetzung der Lichtquelle gemessen hatte, wußte ich genau, welche Wellenlängen auf ihr Auge strahlten. Zu sehr interessanten Ergebnissen kam ich, als ich die Wellenlängen maß, die von ihrem Auge reflektiert wurden. Nur auf zwei oder drei sehr schmalen Bandbreiten wurde das Licht von ihrem Auge reflektiert. Das eine Band lag im gelbgrünen Bereich des sichtbaren Spektrums, das andere im Rotbereich. Dann führte ich das Experiment an mir selbst durch. Mein Auge reflektierte sogar nur ein sehr schmales Band im Rotbereich. Da sich zufällig auch Jacob Liberman in der Stadt aufhielt, hatte ich Gelegenheit, das Experiment auch an seinen Augen zu wiederholen. Dabei erhielt ich ein völlig anderes Ergebnis als bei mir und meiner Frau: Aus seinem Auge wurden praktisch alle Wellenlängen des sichtbaren Spektrums in relativ gleichmäßiger Verteilung reflektiert, als wäre sein Auge eine Vollspektrum-Lichtquelle.[4]

Der menschliche Körper ist wie ein Sieb, gemacht, um Energie (Licht) hindurchfließen zu lassen. Wenn unsere Empfänglichkeit für bestimmte Aspekte der Schwingungserfahrung reduziert ist, verstopft das Sieb, der Energiefluß im Körper wird gehemmt, so daß die ursprüngliche Erfahrung, die diesen Teil unseres Seins zum Verstummen gebracht hat, nicht wiederaufleben kann.

Wenn man den Körper mit dem Teil des Spektrums behandelt, der blockiert ist, erwacht der lange nicht stimulierte Sensor zu neuem Leben. Blockierte Energie wird gelöst, gelangt zur Oberfläche und wird zerstreut. Es ist wie bei den Luftblasen, die aus dem Atemgerät eines Sporttauchers zur Oberfläche blubbern. Erst sind sie komprimiert,

wenn sie aber losgelassen werden und zur Oberfläche auf-
steigen können, zerstreuen sie sich sofort nach dem Kontakt mit der Atmosphäre.

Jede Facette unserer Erfahrungen besteht aus Energie.
Frühe emotionale Traumen bewirken, daß wir auf emotionaler oder körperlicher Ebene unempfänglich oder allergisch gegen gewisse Aspekte dieser Erfahrungen werden.
Wenn wir diese Energien nicht voll assimilieren, bleiben
manche Bereiche unserer physiologischen, geistigen und
emotionalen Funktionen im Dunkeln. Sicher können wir
uns, zumindest bis zu einem gewissen Grade, von den Al-
lergenen fernhalten, die unsere Probleme auslösen, also
entsprechende Situationen, Menschen, Nahrungsmittel
usw. meiden. Doch tiefgreifende Heilung geschieht nur,
wenn wir uns mit den Aspekten unserer Erfahrung anfreunden, die uns zuvor verstört haben, so daß wir nicht
mehr dagegen allergisch sind. Vielleicht bedeutet «Erleuchtung», Licht in die Bereiche unseres Seins bringen,
die bis dahin im Dunkeln lagen. Die entscheidende Frage
ist: Wie findet echte Heilung statt?

Ähnliches heilt Ähnliches

Eines der wichtigsten genetisch kodierten Programme im
Menschen ist die Fähigkeit zur Selbstheilung, das steht
heute fest. Dies gilt genauso für alle anderen Lebewesen.
Wie hilft uns die Natur bei diesem Vorgang?

Ungelöste traumatische Ereignisse im Leben scheinen
oft in verschiedenen Formen wiederzukehren. Es ist, als ob
wir uns von selbst in solche Situationen begeben, weil wir
sie brauchen, um zu lernen, zu reifen und zu heilen. Denken wir an Personen, die als Kind von einem oder beiden
Elternteilen mißbraucht wurden. Wenn diese Mißbrauch-

erlebnisse nie gelöst und geheilt werden, schafft sich ein Betroffener als Erwachsener immer neue Beziehungen zu Partnern, die ihn mißbrauchen. Wie verbreitet dieses Phänomen ist, beweist ein Blick auf die moderne Literatur über Ko-Abhängigkeit und Heilung von Kindheitstraumen.

Auf der Energieebene läßt sich die Dynamik menschlicher Beziehungen gut durch den Begriff «ansteckend» charakterisieren. Die Gefühle des Menschen lösen bei den Personen in seiner Umgebung identische Gefühle aus. Wenn zum Beispiel ein Baby schreit, werden die meisten Personen, die sich in der Nähe aufhalten, den Wunsch haben, entweder selbst das Baby auf den Arm zu nehmen, oder erwarten, daß ein anderer kommt, um es hochzunehmen und zu trösten. Zumindest denkt man das. In Wirklichkeit passiert folgendes: Wenn das Baby weint, erwacht der Teil in uns, der auch weinen will, und erinnert uns an unsere eigenen unausgedrückten Ängste und Schmerzen. Da man uns lehrt, daß es unpassend und unhöflich ist, solche Gefühle auszudrücken, nehmen wir das Baby im allgemeinen hoch und geben ihm die Brust oder eine Flasche, um *seine* Gefühle zu beruhigen. Dabei verstehen wir meist nicht, daß wir dies für uns selbst tun, nicht für das Baby.

Wenn Erwachsene schmerzliche Gefühle ausdrücken und an die Oberfläche kommen lassen, sind die Anwesenden meist unangenehm berührt. Aus Gründen, die normalerweise im verborgenen liegen, verspüren alle, die in der Nähe sind, das Bedürfnis, sich um die «fühlenden» Menschen zu kümmern, indem sie sie trösten und ihnen versichern, daß die Gefühle schon vorbeigehen werden. Dabei verstehen die, die sich um andere kümmern, nicht, daß sie den Schmerz der anderen eigentlich nur unterdrücken wollen, damit sie ihren eigenen Schmerz nicht fühlen müssen. Wenn man statt dessen die fühlenden Menschen in der – von der Natur gewollten – Artikulation ihrer Gefühle un-

227

terstützen würde, wäre das für den Lernprozeß und die Entwicklung aller Beteiligten von Vorteil. Wenn die Gefühle von anderen unsere eigenen ungelösten Gefühle aufwecken, haben wir Gelegenheit, uns des Teils von uns bewußt zu werden, der Heilung braucht. Indem wir diese mitunter schmerzhaften Erfahrungen zu unserem Vorteil nutzen, erweitern wir unser Bewußtsein und nähren unsere Weiterentwicklung, so wie gehaltvoller Dünger das Wachstum einer Pflanze fördert.

Die Unfähigkeit, unsere Gefühle auszudrücken, rührt von der Tatsache her, daß man uns zwar sprechen lehrt, nicht aber, wie man zuhört, wie wir uns selbst und andere wirklich hören können. Wie oft kommt es vor, daß man schon eine Antwort auf das, was ein anderer gerade sagt, formuliert, bevor der zu Ende geredet hat. Und wie oft antwortet man, ohne den Sinn der Frage des andern wirklich zu erfassen und zu fühlen. Wenn man das, was man tatsächlich sieht, hört und fühlt, nicht zu sehen, zu hören und zu fühlen vermag, werden die Bereiche des Seins, die für die Verarbeitung solcher Information zuständig sind, schließlich schlecht funktionieren. Vielleicht leiden deshalb so viele von uns unter Sehschwäche, Schwerhörigkeit und emotionaler Totenstarre.

Die Natur liefert uns genau das, was für unser Wachstum und unsere Entwicklung notwendig ist. Eine alte lateinische Weisheit lautet *Similia similibus curentur* (Ähnliches soll durch Ähnliches geheilt werden). Mit anderen Worten: Diejenigen Aspekte des Lebens, für die wir unempfänglich sind, sind wahrscheinlich genau die richtige Medizin für uns, wenn wir lernen wollen, in bestimmten Situationen aufnahmebereiter zu werden. Eine solche Medizin steigert unsere Bewußtheit. Dieses universale Heilgesetz, von Hippokrates und Paracelsus als Gesetz der Ähnlichkeit bezeichnet, wurde zur Grundlage der Wissenschaft von der Homöopathie. Die Homöopathie wurde 1810 von dem deutschen Arzt und Apotheker Samuel Hahnemann formuliert und behandelt den ganzen Menschen, nicht nur seine Krankheit.[5-6] Hahnemann ging davon aus, daß *körperliche Krankheit im Grunde genommen eine Störung der Vitalkraft des Körpers ist.*

Ein weiterer höchst wichtiger Grundsatz der Homöopathie wurde von Constantin Hering, dem Vater der amerikanischen Homöopathie, entwickelt und besagt, daß *Heilung auf den tiefsten Ebenen unseres Seins,* also den emotional/geistigen Ebenen, *beginnt und sich dann nach außen auf die körperliche Ebene ausbreitet.*[7] Für die Homöopathie sind Symptome nichts anderes als der Versuch des Organismus, sich zu verteidigen und sich selbst zu heilen. In der Homöopathie geht man davon aus, daß diejenige Medizin für einen Patienten am besten geeignet ist, deren *Schwingung* der Pathologie des Patienten entspricht. Außerdem ist es ein homöopathischer Grundsatz, daß die Potenz – d. h. die Wirkkraft – eines Heilmittels sich erhöht, je weiter man es verdünnt: *Weniger ist mehr.*

Anscheinend sind viele homöopathische Grundprinzipien von den Heilmethoden der Natur entlehnt. Auch meine eigenen klinischen Beobachtungen bestätigen diese Prinzipien. Nach meiner Erfahrung gelten bei Heilungsvorgängen die folgenden Regeln:

1. Geist und Körper stehen in wechselseitiger Verbindung zueinander und erzeugen einen Zyklus, in dem der eine ständig den anderen beeinflußt, so daß beide auf die Entwicklung und die Korrektur geistiger und körperlicher Störungen einwirken.
2. Zwar sind viele Aspekte von Verhalten, Persönlichkeit und äußerlicher Erscheinung erlernte Muster, die der Auseinandersetzung mit der Umwelt und der Förde-

rung von Heilung dienen sollen, ebenso aber gibt es viele Anlagen, die tief in unserem konstitutionellen Typus verwurzelt und für automatische reflexhafte Reaktionen auf unterschiedliche Bedingungen und Situationen verantwortlich sind.

3. Damit unsere grundlegende Dysfunktion oder Krankheit geheilt werden kann, müssen wir mit einem Mittel behandelt werden, das schwingungsmäßig allen unseren Symptomen entspricht. Wenn andere Menschen ähnliche (oder auch genau entgegengesetzte) Probleme haben wie wir, wenn wir bestimmte Situationen erleben, die genau zu unserem speziellen Problem passen, werden diejenigen emotionalen und körperlichen Anlagen in uns inspiriert, die wir zu heilen versuchen. Dies ist einer der Wege, über die sich unsere Gattung weiterentwickelt.

4. Je subtiler das Heilmittel, desto stärker die Wirkung.

5. Während des Heilungsprozesses werden in der Regel tiefe emotionale Regungen zuerst an die Oberfläche kommen, während ihre körperlichen Gegenstücke erst später folgen.

Der Erfolg der Homöopathie als natürliches Heilverfahren legt den Gedanken nahe, daß wir Menschen auch *füreinander* als homöopathische Heilmittel fungieren können. Wenn das zutrifft, dürfte der Heilerfolg am größten sein, je sanfter wir miteinander umgehen. Ich möchte darauf hinweisen, daß gerade die Ereignisse im Leben, die unseren Gefühlshaushalt am stärksten in Aufruhr bringen, unsere Aufmerksamkeit auf die sehr empfindlichen, verletzlichen und normalerweise gepanzerten Bereiche unseres Seins lenken, die der Heilung am meisten bedürfen. So bringt die Natur unbewußte Information auf die bewußte Ebene, so daß wir sie besser verarbeiten können.

Während die Natur uns Gelegenheit zu Wachstum und Reife gibt, indem sie unsere empfindlichsten Punkte durch andere Menschen oder bestimmte Situationen ansprechen läßt, verzichten die meisten Menschen aufgrund ihrer kulturellen Konditionierung auf ihre wahren Gefühle und entwickeln statt dessen Suchtmuster. Das Baby versucht, seine Gefühle auszudrücken, doch dann schiebt ihm sofort jemand ein Fläschchen, die Brustwarze oder den Schnuller in den Mund. So erhält das Baby die Botschaft: «Wenn Gefühle auftreten, steckt man sich am besten etwas in den Mund.» Die Folge sind im Erwachsenenalter Eßsucht, Rauchen, Drogen- und Alkoholmißbrauch. Mit anderen Worten: Wir drücken Gefühle nicht aus, sondern unterdrücken sie.

Neurose ist immer ein Ersatz für legitimes Leiden.
C. G. Jung

Trauern ist das heilende Gefühl.
John Bradshaw

Je größer der Schmerz, desto größer der Gewinn.
Talmud, «Sprüche der Väter», Kap. 5, V. 26

14
Erleuchtung durch Licht

Die großen Probleme, vor denen wir stehen,
lassen sich nicht vom selben Niveau des
Denkens aus lösen, auf dem wir standen, als
wir sie schufen.

Albert Einstein

Bisher habe ich Licht als ein Werkzeug zur Behandlung
verschiedener funktioneller und pathologischer Beschwerden dargestellt. Gleichzeitig aber ist Licht ein Werkzeug,
um unser Bewußtsein zu erweitern und auf diese Weise
einen inneren Zustand zu schaffen, in dem pulsierende Gesundheit die Norm ist.

Meine Ausbildung

Mein erster Kursus in Lichttherapie basierte auf der Arbeit
von Dr. Harry Riley Spitler, der ein umfangreiches Ausbil-
dungsprogramm zur Weitervermittlung seiner Syntonics-
Methode entwickelt hatte. Als ich diese Arbeit jedoch ken-
nenlernte, hatte man sie auf ein einfaches, kochbuchähnli-
ches Minimalprogramm zurechtgestutzt. Spitler teilte die
Menschen nach Körpertypen ein und setzte regelmäßig
etwa 20 verschiedene Farbfilter ein. Die heutigen Syntonics-Therapeuten arbeiten nicht mehr mit der Körpertypo-
logie und verwenden im allgemeinen nur noch fünf verschiedene Filter. Der Syntonics-Ansatz geht davon aus,
daß die meisten Dysfunktionen auf ein Ungleichgewicht

der sympathischen und parasympathischen Anteile des autonomen Nervensystems zurückzuführen sind. Die Filter sind je nach Wirkung auf das autonome Nervensystem in drei Kategorien unterteilt: 1. Filter, die das sympathische Nervensystem anregen; 2. Filter, die das parasympathische Nervensystem stimulieren; 3. Filter, die physiologisch oder emotional ausgleichend wirken.

Der gelbgrüne Filter zum Beispiel gilt als physiologisch ausgleichend und wird immer dann empfohlen, wenn eine chronische Unausgewogenheit oder Krankheit vorliegt, etwa bei Kopfverletzungen, die schon mehrere Jahre zurückliegen. Auch Blaugrün gilt als physiologisch ausgleichend, wird aber bei akuten oder erst vor kurzem aufgetretenen Störungen empfohlen, etwa bei Fieber oder Entzündungen. Magenta, eine Kombination von Rot und Violett, gilt als gefühlsstabilisierend und wird in Fällen eingesetzt, wenn eine emotionale Komponente im Spiel zu sein scheint.

Spitlers ursprüngliches Modell basierte auf den medizinischen Theorien der zwanziger Jahre und sah Dysfunktionen und Krankheiten vorrangig als Unausgewogenheiten in der Physiologie des Körpers oder als Folge von Traumen. Damals zog man kaum in Betracht, daß hinter vielen physiologischen Störungen psychische Probleme stecken können. Damals mußten die Belastungen schon sehr groß sein, damit man sie als echtes emotionales Problem anerkannte. Geringfügigere Störungen dieser Art wurden in der Regel unter den Teppich gekehrt und nicht artikuliert – wie es eben dem Zeitgeist entsprach.

Die verblüffende Wirkung von Syntonics

Während ich in meiner Praxis mit Syntonics arbeitete, kam mir die Methode oft allzu einfach vor. Doch die Behandlung war durchaus wirksam und führte oft in kürzester Zeit zu phantastischen Erfolgen, wie aus den Fallbeispielen ersichtlich ist, die ich in Kapitel 7 vorgestellt habe. Sollten Ihnen diese Fälle allzu spektakulär oder sogar unglaubhaft erscheinen, so möchte ich betonen, daß ich sehr häufig ähnliche Erfolge erzielen konnte, besonders mit Kindern, die nach meiner Erfahrung empfänglicher für Veränderung sind als Erwachsene.

In meiner augenärztlichen Praxis setzte ich Syntonics zur Behandlung einer ganzen Reihe von Sehstörungen (Schielen, Kurzsichtigkeit, Verkrampfung beim Sehen usw.) und von mit der Sehfunktion zusammenhängenden Lernschwierigkeiten ein (Lese- und Konzentrationsschwäche usw.). Immer wieder aber tauchte in mir die Frage auf: Durch welche tiefer liegenden Probleme werden diese Dysfunktionen verursacht? Aufgrund meiner klinischen Erfolge erschien es mir offensichtlich, daß nicht alle Fälle von Schielen oder Kurzsichtigkeit erblich sind. Im Gegenteil, nach meinen Erkenntnissen waren die meisten *nicht* erblich. Und Lernschwierigkeiten waren auch nicht die Folge neurologischer Dysfunktionen, wie man im allgemeinen glaubte. Immer wieder fragte ich mich: Stimmt es tatsächlich, daß eine bestimmte Filterkombination wie etwa Magenta (das gefühlsstabilisierend wirken soll) auf jeden Menschen in der gleichen Weise wirkt? Gibt es wirklich etwas, das auf alle oder auch nur die meisten Menschen die gleiche Wirkung hat? Ist es wirklich möglich, die emotionalen Probleme eines Menschen zu heilen, ohne daß der Patient sich mit der Ursache seiner Unausgewogenheit befaßt? Wie gehe ich mit den emotionalen Verletzungen in meinem eigenen Leben um? Wie kann ich sie lösen? Um diese Fragen zu beantworten, mußte ich tiefer in meiner eigenen Erfahrung suchen.

Vorstoß ins Unbekannte

Indem ich mit immer mehr Patienten arbeitete, wurde mir nach und nach klar, daß die sogenannten «Regeln» über die Wirkung bestimmter Filter nur in bestimmten Fällen galten. Magenta zum Beispiel wirkte tatsächlich auf viele beruhigend, andere aber wurden dadurch verstört. Wenn verschiedene Menschen dieselbe Mahlzeit essen, werden sie nicht alle denselben Nährwert daraus ziehen; wenn verschiedene Menschen mit derselben Situation oder Person konfrontiert sind, werden sie unterschiedlich reagieren. Ob jeder, der Vitamine nimmt, davon in gleichem Maße profitiert, ist sehr fraglich.

Bald wurde mir klar, daß die Wirkung jeder Therapie von der biologischen Empfangsbereitschaft und der psychischen Verfassung der behandelten Person abhängig ist, und daß es keine auf jeden anwendbare absolute Regeln gab. Auch erkannte ich, daß ein wichtiger Aspekt jeder Behandlung ihr Zweck ist. Was ist die Intention: das Problem zu lindern (es also abzuschwächen, ohne es jedoch zu heilen), eine Kompensation dafür zu schaffen (etwa indem man eine Brille verschreibt), den Patienten ins Gleichgewicht zu bringen (die kurzfristige Lösung) oder zum Urgrund des Problems vorzudringen? Sowohl aus eigener Erfahrung als auch durch die Erfahrungen meiner Patienten wurde mir klar, daß sich die tiefen emotionalen Verletzungen der Vergangenheit, die oft an der Wurzel gegenwärtiger Probleme liegen, auf keine Weise ignorieren oder übergehen lassen. Wenn man die Spitze eines Unkrauts abschneidet, wächst es nur um so schneller. Nur wenn man es mitsamt den Wurzeln herauszieht, kommt man zu einer echten Lösung. Das Aufdecken und Ausgraben der Quelle unseres Verhaltens ist nicht leicht, da sie gewöhnlich tief vergraben, wohlgeschützt und unter vielen Schichten von Verkleidung meisterhaft getarnt ist.

Die Spitze des Eisbergs

Stellen Sie sich vor, Sie befinden sich auf einer Kreuzfahrt an Bord eines Ozeanriesen. In der Ferne erblicken Sie einen gewaltigen Eisberg. Besser gesagt, Sie *glauben*, einen ganzen Eisberg zu sehen, dabei sehen Sie nur die Spitze. Eisberge sind das Gleichnis der Natur für das Verhältnis zwischen Bewußtsein und Unbewußtem. Der aus dem Wasser ragende Teil eines Eisbergs beträgt nur etwa 10 bis 12 Prozent seines Gesamtvolumens. Interessanterweise macht der bewußte Verstand ebenfalls nur etwa 10 Prozent der gesamten geistigen Kapazität des Menschen aus. Die meisten Menschen werden von der Masse gesteuert, die sich unter ihrer Oberfläche befindet.

Unsere Aufgabe ist es, das Unbewußte auf die bewußte Ebene zu bringen. Wenn wir die unterschwelligen Probleme aufdecken könnten, die unser Leben regieren, könnten wir uns besser auf sie einstellen und uns sogar mit ihnen anfreunden. Es ist so, wie wenn man nach und nach die Blätter einer Artischocke abschält und schließlich zum Herzen vordringt – dem Kern ihres Seins. Da alle unsere äußeren Ausdrucksformen in der Welt mit Angelegenheiten in unserem Herzen zusammenhängen, kann jeder Aspekt unseres Seins und unseres Funktionierens in der Welt profitieren, wenn wir die gestörte Verbindung zu unserem Herzen auf sanfte Weise wiederherstellen.

Farbensensibilität

Als ich feststellte, daß die Patienten grundsätzlich instinktiv die eine Farbe der anderen vorzogen, wenn man ihnen die Wahl zwischen zwei gegensätzlichen Farben (wie zum Beispiel Rot und Blau) ließ, begann ich eine subjektive Farbpräferenztechnik zu entwickeln. Ich erklärte meinen Patienten zu Beginn der Sitzung, ich würde ihnen jetzt Farbpaare nennen, worauf diejenige Farbe, mit der sie sich am wohlsten fühlten, sofort vor ihrem inneren Auge auftauchen würde. Ihr Körper wisse, wonach wir suchten, und würde intuitiv ohne jedes Nachdenken reagieren. Ich benutzte dabei die folgenden Farbpaare: Rot/Blau, Gelb/Violett, Kalkweiß/Türkis.

Bei dieser Arbeit machte ich eine interessante Beobachtung: Die Farbe, die die Patienten subjektiv bevorzugten, war fast immer das Gegenteil von dem, was sie nach meinem intuitiven Gefühl gebraucht hätten. Wenn zum Beispiel jemand Blau vor Rot den Vorzug gab, hatte ich meistens das Gefühl, daß er Rot brauchte, um auf tieferer Ebene Heilung zu erfahren. Das erinnerte mich an die Tatsache, daß die meisten Menschen sich das Leben angenehm einrichten, indem sie alles vermeiden, was sie beunruhigen könnte.

Da mir bewußt wurde, daß jeder Mensch Farbe anders wahrnimmt, beschloß ich, meine Patienten direkt mit Licht unterschiedlicher Farbe zu bestrahlen und so zu entscheiden, welche Farbe für sie die richtige wäre. Nachdem ich bei Hunderten von Patienten so verfahren war, bemerkte ich, daß sie in unterschiedlichem Maße für bestimmte Farben empfänglich oder auch unempfänglich waren. Manche Farben riefen bei bestimmten Personen ekstatische Gefühle hervor, während andere übergangslos Panikattacken und entsprechende körperliche Symptome erzeugten.

Ein Patient mit Kopfschmerzen stellte zum Beispiel fest, daß die Schmerzen durch eine bestimmte Farbe reduziert oder vollkommen beseitigt wurden, während eine andere Farbe die Beschwerden verschlimmerte. Ich fragte mich, was passieren würde, wenn man Menschen mit den Farben behandelte, die ihnen unangenehm waren, anstatt mit den Farben, mit denen sie sich wohl fühlten. Über die Farben, mit denen sie sich wohl fühlten, machte ich mir weiter keine Gedanken. Was aber war mit den Farben, durch die sie sich gestört fühlten? Anscheinend repräsentierten die störenden Farben kürzer oder länger zurückliegende schmerzliche Erfahrungen in der Vergangenheit oder hingen zumindest mit solchen Erfahrungen zusammen.

Neue Methoden bei Suchtverhalten

Bei meiner Suche nach der wirksamsten farbtherapeutischen Methode kam ich wieder auf den Grundsatz der Homöopathie zurück, der sagt, daß *dasjenige Heilmittel am besten für einen Patienten geeignet ist, dessen Schwingung seinem Krankheitsbild entspricht.* Mit anderen Worten: Möglicherweise sind die Farbe oder die Farben, die das Problem verschärfen, gerade die richtigen! Zur selben Zeit erfuhr ich, daß in den dreißiger und vierziger Jahren dieses Jahrhunderts der Wissenschaftspionier Royal R. Rife ein Mikroskop entwickelt hatte, mit dem sich die «Farbe» bestimmter Viren und anderer Infektionserreger bestimmen ließ.[1] Bestrahlte man den Organismus mit derselben Farbe, die er abstrahlte, wurde er rasch zerstört.

Zu diesem Zeitpunkt bemerkte ich, daß das Suchtverhalten von Patienten mit Suchtpersönlichkeit je nach der Farbe, auf die sie blickten, verstärkt oder abgeschwächt wurde. Ein Alkoholiker zum Beispiel schaut auf die ihm angenehmen Farben, für die er empfänglich ist, und fühlt sich bestens. Eine Farbe, für die er in geringem Maße unempfänglich ist, ruft in ihm das Bedürfnis nach Mineralwasser oder Fruchtsaft hervor; und eine Farbe, die ihm überhaupt nicht paßt, läßt in ihm das Verlangen nach Alkohol aufkommen. Immer deutlicher erkannte ich die Zusammenhänge: Wenn Situationen im Leben Angst oder Unbehagen auslösen, zwingt uns unser Unvermögen, uns mit diesen Empfindungen auseinanderzusetzen, zu einem Schutzmechanismus, mit dem wir solche Situationen vermeiden oder ausblenden. Dieser Schutzmechanismus ist das Suchtverhalten.

So ein Verhaltensmuster kann völlig unbewußt sein. Beispielsweise kann der Körper wissen, daß der Energiegehalt eines bestimmten Nahrungsmittels (Schokolade) oder eines bestimmten Getränks (Wodka) in Kombination mit dem Energiegehalt der Angst zeitweilig zur Linderung der Angst führt. Dies scheint mir die Basis jeder Sucht.

Da der Grad der Empfänglichkeit von Farbe zu Farbe bei den Patienten individuell sehr unterschiedlich war, beschloß ich schließlich, bei der Behandlung mit der Farbe zu beginnen, die den Patienten am wenigsten unangenehm war, und mich langsam bis zu der Farbe vorzuarbeiten, die ihnen am unangenehmsten war. Indem ·sie die Therapie mit einer Farbe begannen, die ihnen nur wenig unangenehm war, konnten die Patienten allmählich die auf eigener Erfahrung beruhende Sicherheit entwickeln, daß sie fähig sein würden, durch diesen Prozeß hindurchzugehen. So, meinte ich, würde auch ihre Fähigkeit zur Bewältigung von Streßsituationen im Alltag wachsen. Außerdem wollte ich ein Vertrauensverhältnis zwischen mir und den Patienten aufbauen, damit sie sich bei der Arbeit mit mir auch dann noch wohl fühlten, wenn tiefsitzende und schmerzhafte Probleme an die Oberfläche kamen.

Sobald ich begann, nach dieser Methode zu verfahren, kam es bei den Patienten zu erstaunlichen Reaktionen. Manche wurden traurig, weil alte schmerzliche Ereignisse in Form von Klarträumen oder intensiv erlebten Rückblenden an die Oberfläche kamen. Eine junge Dame erinnerte sich während ihrer elften Therapiesitzung auf diese Weise an eine Vergewaltigung. Sie erkannte, daß dieses Trauma ihr ganzes Leben beherrschte und sie daran hinderte, intime Beziehungen mit Männern aufzubauen.

Einige meiner Kollegen hielten meine Methode für verrückt. Ängstlich wiesen sie jede Möglichkeit von sich, daß *ihre* Therapie im Patienten auch negative Gefühle hervorrufen könnte. Dennoch drängte mich mein persönlicher Prozeß inneren Wachstums, diesen Therapieansatz weiterzuverfolgen. Sehr wichtig war dabei, daß ich mir erlaubte, in Gegenwart anderer Menschen meinen eigenen Schmerz zu spüren. Ich begann den Mechanismus zu begreifen, durch den Menschen heilen und geheilt werden. Die Technik der Lichttherapie ist schon für sich genommen hoch wirksam, ihre wahren Möglichkeiten aber erblühen erst, wenn die von ihr stimulierten Einsichten in Gegenwart eines mitfühlenden Menschenwesens ausgedrückt werden können. Mit anderen Worten: Vorrangig ist die Interaktion zwischen Patient und Therapeut.

Von frühester Kindheit sehnen die meisten Menschen sich danach, unter Menschen zu sein, die ihnen erlauben, genau so zu sein, wie sie sind, anstatt sie nur bedingt zu lieben, zum Beispiel wenn sie niedlich, schlau oder wohlerzogen sind. Ich entdeckte, daß man die alten und ungelösten emotionalen Probleme aufwecken kann, die bei so vielen Menschen der zentrale Grund für körperliche Beschwerden sind. Einfach, indem man sie durch die Augen – die Fenster der Seele – mit einer bestimmten Abfolge von Farben behandelt, für die sie *nicht* empfänglich sind.

Farbempfänglichkeit und die Chakras

Eine meiner wichtigsten Entdeckungen war die Tatsache, daß die Farben, für die Menschen unempfänglich sind, nach der Chakratafel (Abb. 8) in Kapitel 4 fast hundertprozentig mit den Körperteilen übereinstimmten, an denen sie sich verletzt hatten bzw. in denen Streß oder Krankheit saßen. Wenn jemand sich zum Beispiel beim Betrachten der Farbe Blau unwohl fühlte, stellte ich bei näherer Prüfung der Fallgeschichte fest, daß er unter chronischen Halsschmerzen, erheblichen Zahnproblemen und Schwierigkeiten im sprachlichen Ausdruck (einer Funktion von Kehle und Mund) litt. Außerdem hatte man ihm wahrscheinlich noch die Mandeln herausgenommen.

Auch bemerkte ich, daß die Patienten, sobald sie die durch die Farben ausgelösten emotional schmerzlichen Ereignisse verarbeitet hatten, nunmehr beim Betrachten dieser ursprünglich unangenehmen Farben Freude und Euphorie empfanden.

Der Fall Nancy

Nancy war 47 und hatte im Alter von 45 Jahren einen Nervenzusammenbruch erlitten. In den vier vorangegangenen Jahren waren ihre beiden Eltern und der Vater ihres Mannes gestorben. In der Folge verschlechterten sich die Beziehungen zu ihren vier Geschwistern. Alter, nie offen ausgesprochener Groll kam an die Oberfläche, es gab Machtkämpfe, falsche Anschuldigungen, gehässige Briefe. Nancy verfiel in eine tiefe Depression und fühlte sich wie besessen von einem unaufhörlichen inneren Dialog zwischen kaum zu bremsender Wut und intensivem Selbsthaß.

Zuerst ging Nancy zu einem Psychiater, der ihr Tabletten verschreiben wollte. Sie weigerte sich jedoch, Antidepressiva zu nehmen, weil sie wußte, daß sie ihre Probleme damit nur betäubt hätte. Ihr Psychiater wollte darauf hinarbeiten, daß sie sich innerlich von den Menschen, die ihr Schmerzen verursachten, distanzierte. Da sie spürte, daß ihr dieser Ansatz nicht weiterhalf, ging sie zu einem anderen Psychiater, der sich mehr auf die geistigen Aspekte der Situation konzentrieren wollte. Auch hier spürte sie, daß sie damit nicht den ungeheuren Haß und Groll in ihrem Inneren aufzulösen vermochte. In dieser Zeit traten bei ihr auch arthritische Symptome auf, Schmerzen in Armen, Beinen und Hüften, und sie bekam Menstruationsstörungen.

Sie suchte Spezialisten aller Art auf: Allgemeinärzte, Gynäkologen, Rheumatologen, einen Fachmann für Lyme-Borreliose, Akupunkteure, einen Chiropraktiker und einen Orthopäden. Die Ärzte kamen zu den unterschiedlichsten Diagnosen: Gebärmutterkrebs, Nierenstörungen, Lyme-Borreliose, rheumatoide Arthritis, Tennisellenbogen, Depressionen, Hormonstörungen infolge der Wechseljahre und schließlich das vernichtende Urteil, daß sie sich alle ihre Leiden nur einbildete. Zahlreiche Tests, Biopsien, Röntgenuntersuchungen und Blutanalysen hatte man durchgeführt. Der Befund war ausnahmslos negativ, aber die Schmerzen blieben. Es schien, als könnte niemand ihr helfen.

Also las Nancy Selbsthilfe-Bücher, belegte Kurse in einem nahe gelegenen Kloster und begann, viel zu schreiben. Dennoch fühlte sie sich weiterhin von ihrem körperlichen Schmerz und den Depressionen wie gelähmt. Zu diesem Zeitpunkt besuchte sie einen meiner Vorträge, fühlte sich trotz anfänglicher Skepsis zu meiner Methode hingezogen und kam zu einer Probesitzung in meine Praxis.

Ich spürte, daß ihre körperlichen Beschwerden vor allem von ungelösten emotionalen Problemen herrührten, und sagte ihr, wenn sie gesund werden wollte, müßte sie beide gleichzeitig in Angriff nehmen. Also schickte ich sie zu einem ganzheitlich orientierten Internisten, der ihr empfahl, ihre Ernährung umzustellen und auf alle Nahrungsmittel zu verzichten, die ihren Zustand verschlimmern könnten.

Beim ersten Besuch in meiner Praxis kamen auch diverse andere Aspekte aus Nancys medizinischer Vorgeschichte zur Sprache. Sie war stark kurzsichtig (ohne Brille hatte sie nur 10 Prozent Sehkraft auf dem rechten Auge und 7 Prozent auf dem linken), klagte über ständige Augenschmerzen, konnte nur sehr kurze Zeit lesen und kam mit ihren Zweistärkengläsern nicht zurecht. Außerdem hatte man sie dreimal am Augenmuskel operiert, um die Stellung eines Auges zu korrigieren, das seit frühester Kindheit nach außen verdreht war. Ich sah sofort, daß die Operationen erfolglos geblieben waren, da das Auge ständig nach außen abdriftete. Sie war vollkommen abhängig von ihrer Brille; schon der Gedanke, sie auch nur für kurze Zeit abnehmen zu müssen, ängstigte sie und stimmte sie gereizt. Während dieses ersten Besuches zeigte sich, daß Nancys körperlicher Schmerz schlimmer wurde, wenn sie auf gewisse Farben schaute, und abnahm, wenn sie andere Farben betrachtete. Außerdem war ihr Sehfeld weit kleiner als normal, besonders auf dem nach außen verdrehten linken Auge.

Da Nancy etwa 40 Minuten bis zu meiner Praxis brauchte, ließ ich sie nicht täglich, sondern nur einmal in der Woche kommen. Ich gab ihr ein Gerät mit und empfahl ihr für zu Hause tägliche Selbstbehandlungen mit Lichttherapie. Beim ersten Termin sagte sie: «Ich habe das Gefühl, daß meine Arme in Ellenbogenhöhe wie abgeschnürt oder gefesselt sind.» Da sie ständig – Tag und Nacht – unter Schmerzen litt, glaubte Nancy kaum noch daran, daß ihr

Leiden einmal wieder besser werden würde. Ich sagte ihr, die Symptome würden sich wahrscheinlich noch verschärfen, bevor sie abklingen würden, weil sie bei dieser Behandlung direkt zum Kern des Übels geführt würde. Damals konnte sie sich überhaupt nicht vorstellen, was ich damit meinte, beschloß aber, meinen Empfehlungen zu folgen.

Wir begannen die Behandlung mit einer Kombination von gelbgrünem und rotgelbem Licht. Dadurch wurden die Schmerzen schlimmer, für mich ein Hinweis, daß wir einen empfindlichen Bereich getroffen hatten. Immer wieder mußte ich sie daran erinnern, daß man erst durch die Dunkelheit gehen muß, bevor man das Licht am Ende des Tunnels erblickt. Ziel meiner Behandlung war nicht, daß sie sich möglichst schnell «gut fühlte», sondern die ungelösten Probleme ans Tageslicht zu bringen, die für mein Gefühl die Ursache ihrer körperlichen Beschwerden waren. Ich spürte, daß es da etwas gab, das sie nicht «sehen» wollte, und war sicher, daß es nur eine Frage der Zeit war, wann dieses Etwas an die Oberfläche kommen würde. Fraglich war nur, ob sie bereit sein würde, den Heilungsprozeß durchzuhalten.

Mit diesen Farben arbeiteten wir so lange, bis Nancy sich durch sie nicht mehr irritiert fühlte. Dann stiegen wir auf eine Kombination von Türkis und Indigo um, mit der sie zweimal täglich jeweils zehn Minuten bestrahlt wurde. Türkis war für sie kaum belastend, Indigo aber rief starke Reaktionen und in der Folge deutliche Veränderungen in ihr hervor. Anfangs machte sie diese Farbe noch nervöser und gereizter als die ersten Farben. Oft «rastete sie aus», weinte, ohne daß sie hätte sagen können, warum, und bekam gelegentlich Panikattacken. Diese Gefühle waren Nancy nicht fremd, sie erinnerten sie an ihren Nervenzusammenbruch vor zwei Jahren. Alte angsterfüllte Alpträume der Vergangenheit kamen wieder an die Oberfläche, sie war enttäuscht und verärgert, weil ihr Zustand sich durch die Behandlung nicht besserte. In einem der Alpträume zerhackte sie eines ihrer Geschwister. Wieder fühlte sie sich wie gelähmt vor Angst. Sie bezweifelte, ob sie es ertragen würde, alle diese Gefühle noch einmal zu erleben.

Zu diesem Zeitpunkt begann Nancy mit mir über den sexuellen Mißbrauch zu sprechen, dessen Opfer sie als Kind geworden war. Damals war sie nicht fähig, ihr Verlangen nach Hilfe auszudrücken. Sie dachte, sie könnte unmöglich ihrem Vater erzählen, daß sein eigener Vater sie jahrelang sexuell mißbraucht hatte. Jetzt wurde ihr klar, warum sie in dieser Periode ihres Lebens kurzsichtig geworden war. Offensichtlich konnte sie es nicht ertragen, diese Situation zu sehen. Wenn es uns nur gelänge, diese Erfahrung an die Oberfläche zu bringen, so daß Nancy sie wie von außen betrachten könnte, dachte ich. Vielleicht würde sich so die geistige Klammer lösen lassen, die ihr Sehvermögen lähmte. Was würde das für Folgen für ihr Sehvermögen im Alltag haben, fragte ich mich.

Obwohl sie nach den Ergebnissen einer nicht lange zurückliegenden Augenuntersuchung eine noch stärkere Brille als bisher gebraucht hätte, riet ich Nancy, sich eine Zweitbrille zu besorgen, die 20 Prozent schwächer war als ihre normale Brille, und gelegentlich diese schwächere Brille zu tragen. Außerdem empfahl ich ihr Sehübungen, damit die Augen sich daran gewöhnten, gemeinsam zu arbeiten. Während sie die Übungen lernte, sah sie plötzlich einen Augenblick lang alles ganz klar – ohne Brille! Danach kam es unmittelbar zu einer schweren Angstattacke, die sie in den nächsten 45 Minuten nicht losließ. Die Angst war so stark, daß sie buchstäblich umfiel und zu zittern begann. Ich deckte sie mit einer Jacke zu und verbrachte den Rest der Sitzung auf dem Boden neben ihr, um sie emotional zu unterstützen, während sie ihren Schmerz fühlte und ihre Gefühle ausdrückte. Die Erfahrung war äußerst angsterregend für sie. Ich erzählte ihr von den vielen Situationen, in denen ich selbst ähnliche Erfahrungen gemacht hatte. Dadurch fühlte sie sich etwas wohler bei dem Gedanken, ihre Gefühle herauszulassen, und gewann die Sicherheit zurück, daß sie das Ganze überleben würde. Sie wußte, daß sie nicht allein war.

Anfangs war die Umstellung auf die neue Brille sehr schwierig, nach zwei Wochen aber trug Nancy die schwächere Brille den ganzen Tag und bemerkte, daß sich ihre Augen damit besser fühlten, auch beim Autofahren.

Eines Morgens hatte sie sich zu Hause 20 Minuten lang mit Indigo behandelt. Danach fing sie plötzlich an, zu schreien und zu weinen, und verlor vollkommen die Kontrolle über sich. Eine Viertelstunde lang konnte sie das Gefühl, irgend etwas wahrzunehmen, nicht ertragen, weder durch Berühren, Schmecken, Hören, Riechen oder Sehen. Sie fühlte sich von ihren Sinnen überwältigt. Dann rief ihr Mann bei mir an und fragte besorgt, ob sie die Behandlung wirklich fortsetzen sollte. Da ich diese Reaktion auch vorher schon oft erlebt hatte (insbesondere bei mir selbst), wußte ich, daß wir auf dem richtigen Weg waren, solange ihre Symptome sich verschärften. *Ein wesentlicher Schlüssel zur Gesundheit besteht darin, daß wir uns mit den Aspekten unseres Lebens anfreunden, die uns bisher unangenehm waren.*

Je mehr Nancy mit dem Indigo-Licht arbeitete, desto mehr merkte sie, daß sich ihre Erfahrungen und Perspektiven verschoben. Drei Wochen nach dem morgendlichen hysterischen Ausbruch schrieb sie in ihr Tagebuch:

Ich kann es kaum glauben, aber in letzter Zeit wache ich euphorisch mit Freudentränen auf, und in mir ist ein unglaubliches Gefühl von Frieden, welches den ganzen Tag bei mir bleibt ... Das Indigo-Licht ist ein Symbol für ein Licht in meinem Inneren – ein Licht, das geduldig dort gewartet hat, in letzter Zeit aber zu einem winzigen Flackern erstorben war. Es war zu klein, um so viel Dunkelheit zu durchdringen, jetzt brennt es heller und beginnt mein Herz aufzutauen ... Ich bin voller Liebe und Dankbarkeit.

Nancy spürte, wie sie allmählich zu neuem Leben erwachte. Ihre Haltung veränderte sich. Sie sagte nicht mehr: «Ich *sollte*» oder «ich *muß* durch diesen Prozeß hindurch», sondern: «Ich will es, ich tue es gern, ich habe genügend Energie, um es zu schaffen.» Außerdem schrieb sie:

Der körperliche Schmerz tat sein Bestes, um mich endlich zu verlassen. Ich spürte, daß er eigentlich nicht mehr bei mir bleiben wollte, aber er wußte noch nicht recht, wie er sich davonmachen sollte. Schließlich hatte ich es ihm ja in mir recht eingerichtet und die Tür fest hinter ihm zugesperrt. Meine Beschwerden und Schmerzen sind entscheidend zurückgegangen – um etwa 85 Prozent.

Auch stellte sie fest, daß die Schmerzen dann schlimmer wurden, wenn sie unter Streß stand. Nach und nach gewann sie die Fähigkeit, ihrem Schmerz «ins Gesicht zu sehen», ihn sogar «zu umarmen», anstatt ihn zu ignorieren, zu fürchten oder wie einen Feind zu behandeln.

Nach etwa drei weiteren Monaten hatte sich Nancys Sehfähigkeit ohne Brille bei beidseitig geöffneten Augen von den ursprünglichen 10 Prozent auf etwa 50 Prozent verbessert. Deshalb empfahl ich ihr erneut, sich eine schwächere Brille machen zu lassen, die nur noch halb so stark wie die ursprüngliche sein sollte. Nach einer zweiwöchigen Eingewöhnungszeit stellte sie fest, daß sie mit dieser Brille entschieden besser sah als mit den beiden anderen Brillen. Plötzlich konnte sie ganz ohne Brille ein Buch lesen und ließ die alte Zweistärkenbrille völlig beiseite. Alle Beschwerden, die bisher aufgetreten waren, wenn sie keine Brille trug – Desorientierung, Schwerhörigkeit und Panikattacken –, waren wie weggeblasen. Nie zuvor hatte sie so viel Freude und Energie verspürt. Sie berichtet:

Ich habe in dieser kurzen Zeit gelernt, daß Freude, Glück und Heiterkeit nicht unbedingt nur in kurzen vergänglichen Augenblicken da sein müssen, sondern daß diese Gefühle auch über längere Zeit anhalten können. Ich weiß es aus unmittelbarer eigener Erfahrung. Und noch vor zweieinhalb Jahren wurde ich von einer Depression überwältigt, die überhaupt nicht mehr aufzuhören schien. Im Grunde genommen befinde ich mich auf einer spirituellen Reise – erlebe eine Erfahrung zunehmender Gnade. Eine Erfahrung des Herzens, nicht des Verstandes.

Nancy und ich haben die Arbeit bis heute fortgesetzt und machen wunderbare Fortschritte. Der folgende Ausschnitt aus dem Buch *I Come as a Brother* (1984, dt.: «Ich komme als ein Bruder»), das angeblich per Channeling von einer Wesenheit namens Bartholomew übermittelt wurde, liefert eine Bestätigung für die positiven Erfahrungen, die Nancy machte, als sie begann, sich mit ihrer Angst und ihrem Schmerz anzufreunden und sie zu umarmen:

Sobald du dieses schmerzhafte Gefühl in dir spürst, sprich zu dir selbst: «Ich liebe dieses Gefühl. Ich heiße es willkommen. Es muß nicht fortgehen oder anders werden. Es ist ein Teil von mir. Ich akzeptiere dieses Gefühl.» Und schon begibt sich die Wärme, die immer da ist, zu diesem «Fels» und beginnt, ihn zu glätten, zu umhüllen und porös zu machen. So übernimmt durch die Kraft deiner Liebe zu ihm der «Fels» schließlich die Kraft deiner Liebe. Er wird von deiner Liebe erfüllt. Liebe strömt durch diese zunächst leblose und lieblose Gefühlsmasse, umhüllt sie, erhebt sie, so daß sie liebenswert wird. Und du stellst fest, daß du in der Lage bist, zwei Dinge gleichzeitig in dir zu haben: *deine Liebe und jene Qualen.* Deine Liebe ist so unermeßlich, daß es nichts gibt, das sie nicht erfassen könnte. Du mußt lernen, dir diese Unermeßlichkeit zunutze zu machen. Kein Kummer ist so groß, daß du ihn nicht in dich aufnehmen und dennoch gleichzeitig die unermeßliche Macht deiner Liebe in dir haben könntest. Du bist nicht gezwungen, dich für das eine oder andere zu entscheiden. In dir ist Platz für allen Kummer, alle Krankheiten, alle Sorgen, alle Reue, alle Schuld. Du brauchst dir keine Sorge zu machen, daß der Platz nicht ausreicht, denn die Liebe in deinem Herzen ist so unermeßlich, daß sie alles auf der Welt umfaßt. *Diese Gefühle sind deine Kinder!* Sobald du dich dafür entscheidest, daß du alles auf der Welt umfassen kannst, wirst du furchtlos. Furchtlos, weil du gelernt hast, daß dir auf dieser Welt nichts geschehen kann, das du nicht umfassen kannst. Kein Kummer ist groß genug und kein Ereignis so schrecklich, daß du sie nicht in dir halten könntest, sie glätten, sie wärmen, dich für sie öffnen und sie lieben. Die unter euch, die eine traumatische Erfahrung durchgemacht haben, müssen nicht weglaufen. Liebt diese Erfahrungen. *Versucht nicht, die Menschen zu lieben. Liebt die Gefühle.*[2]

Nancy war am wenigsten empfänglich für die Farben Rot-Orange und Blau-Indigo. Rot-Orange gehört zu den für Überleben und Sexualität zuständigen Chakras, während Blau-Indigo zu jenen Chakras gehört (Kehle und Hypophyse), die für Sichausdrücken und Sehen auf der körperlichen Ebene liegen. Verschiedene Bereiche ihres Körpers hatten sich verschlossen. Gründe waren die frühen traumatischen Eingriffe am Auge (drei Operationen), die sexuellen Mißbraucherlebnisse, die sie nicht sehen wollte (eine Funktion der Augen) und vor Angst nicht auszusprechen wagte (eine Funktion der Kehle). Während der Behandlung mit diesen Farben kamen die mit diesen Ereignissen verbundenen Erinnerungen hoch, und ihre körperlichen Leiden wurden endlich geheilt oder zumindest entscheidend gelindert.

Das Wunder Kay

1989 kam die 41jährige Therapeutin Kay in meine Praxis. Sie hoffte, durch Lichttherapie ihr zunehmend schwächer werdendes Augenlicht erhalten zu können. Kay hatte viele Jahre in der Notfallmedizin gearbeitet und trug eine Zweistärkenbrille. Ohne Brille konnte sie nur noch die Dinge klar erkennen, die sich wenige Zentimeter vor ihrer Nase befanden.

Obwohl Kay eigentlich nur eine Verbesserung ihrer Sehfähigkeit erwartete, ging aus ihrer persönlichen und medizinischen Geschichte hervor, daß ihr bisheriges Leben eine Folge von immer neuen emotionalen und körperlichen Zusammenbrüchen gewesen war.

Kays Mutter, eine begabte Künstlerin, hatte viele Jahre lang Tag für Tag unter erheblichen unberechenbaren Stimmungsschwankungen gelitten, unterbrochen von Zeiten

tiefer Depression. Die ärztliche Diagnose lautete: para-
noide Schizophrenie bzw. Paraphrenie. Außerdem hatte die
Mutter 33 Jahre lang unter starken rheumatischen Herzbe-
schwerden gelitten. Sie steckte voller Ängste, war äußerst
launisch und neigte zu Wutanfällen. Oft hatte sie zu Kay gesagt: «Schade, daß du kein Junge geworden bist.» Die Mutter war als Kind mißbraucht und vernachlässigt worden. Sie
hatte einen Mann geheiratet, der Frauen haßte und sie auf
die Straße gesetzt hatte, als Kay elf Jahre alt war. Zwei Jahre
später hatte die Mutter Selbstmord begangen.

Kays Vater hatte sich in seiner Jugend ständig um seine
fünf jüngeren Geschwister kümmern und auch die emotionalen Bedürfnisse seiner sehr jungen Mutter befriedigen
müssen. So entwickelte er einen Haß gegen Frauen und
Kinder. Dieser Haß wurde durch seine Offiziersausbildung
weiter genährt, so daß er Frau und Tochter wie Sklavinnen
behandelte. Häufig bekamen sie zu hören: «Alle Frauen
sind faul und taugen nichts.» Er zwang sie, Wände und Fuß-
boden mit einer Zahnbürste zu schrubben. Ausruhen oder
lesen war nicht erlaubt. «Jede Begegnung mit ihm war er-
niedrigend und herabwürdigend. Mein größter Fehler war
offenbar, überhaupt auf der Welt zu sein», berichtete Kay.

Nach dem Selbstmord ihrer Mutter sagte der Vater zu
Kay: «Ich erwarte Gehorsam von dir. Hast du verstanden?
Ich möchte von dir keinen Mucks hören. Wenn du den Namen dieser Person noch einmal erwähnst, wirst du was erleben!» Als Kay sich während der Behandlung an diese Szene
erinnerte, wurde ihr manches bewußt: «Da ich nicht weinen
durfte, bekam ich Asthma und schlimme Allergien … Ich
hatte versagt, weil ich meine Mutter nicht gerettet hatte. Dabei hatte sie doch immer nur eins von mir verlangt: sie vor
Papa zu retten. Ich machte mir Vorwürfe, sie im Stich gelassen zu haben.»

In den fünf Jahren vor meiner Behandlung war Kay wegen Immunschwäche alle zwei Wochen zum Arzt gegangen. Drei- oder viermal in der Woche bekam sie Injektionen mit Milzextrakt, hochdosierte Vitamine, ein Antidepressivum und homöopathische Mittel. Antibiotika halfen nicht, weil sie schon so viele genommen hatte, daß sie bei ihr kaum noch oder gar nicht wirkten. Sie litt unter chronischen Nebenhöhleninfektionen, schwerer chronischer Bronchitis und Asthma. Im Alter von 24 Jahren hatte man ihre Gebärmutter entfernt. Bald danach bekam sie eine Endometriose (Infektion der Gebärmutterschleimhaut) und eine fibrozystische Brusterkrankung. Ihre Lungenfunktion war nach einer durch Chemikalieneinfluß hervorgerufenen Lungenentzündung seit 1982 stark herabgesetzt. Im Sommer 1988 hatte man ihr gesagt, beide Brüste müßten entfernt werden. Vor kurzem hatte man sie wegen einer degenerativen Bandscheibenerkrankung am Rücken operiert. Die Behörden des Bundesstaates Colorado hatten sie als erwerbsunfähig eingestuft.

Während der Lichttherapie tauchten häufig alte Erinnerungen auf. Gewisse Farben, insbesondere Rot und Gelb, lösten schwere Angstzustände und körperliche Symptome wie Kopfschmerzen, Schwindel und Asthma aus, die besonders im Zusammenhang mit den Rückblenden zu den schrecklichen Ereignissen ihrer Kindheit auftraten. Außerdem erinnerte sie sich deutlich an verschiedene Erlebnisse, die sie vollkommen vergessen oder nur fragmentarisch in Erinnerung hatte, zum Beispiel an ein Erlebnis im Alter von acht Jahren, bei dem die Mutter sie mit Fußtritten quer über den Linoleumboden der Küche gegen den Herd getrieben hatte:

Plötzlich sah ich als außenstehender Beobachter, wie meine Mutter mit einem Holzlöffel auf mich einschlug. Dann durchlebte ich die folgende Szene: Meine Mutter betrachtete meinen Körper, schüttelte den Kopf, als ob sie zu klarem Verstand zurückfinden wollte, und ging weg. Ich blieb bewußtlos und blutend zurück, während die Fliegen auf mir herumkrabbelten. Als nächstes erinnere ich mich, wie sie mich in eine rosa Badewanne setzte und sagte: «Wenn du irgendwem davon erzählst, bringe ich dich um.» Jetzt weiß ich, warum ich immer Panik kriege, wenn ich in meiner Wohnung das Brummen einer Fliege höre. Ich hatte die ganze Geschichte verdrängt, aber sie paßt genau zu den Gefühlen von Furcht, Verwirrung, Schrecken und Scham, die ich so oft hatte.

Manche Kindheitserinnerungen standen eindeutig im Zusammenhang mit der Verschlechterung von Kays Augenlicht. In der Schule hatte sie Schwierigkeiten mit Mathematik, Lesen und Buchstabieren. Selbst aus der ersten Reihe konnte sie nicht erkennen, was an der Tafel stand. Sie erinnerte sich, daß man sie als langsam und faul beschimpft hatte. «Wenn du dir nur ein bißchen Mühe geben würdest, dann würdest du nicht immer so einen schrecklich dummen Eindruck machen», hatte man gesagt, bis sie völlig verzweifelt war:

Mein Verstand setzte völlig aus. Sollte ich genauso verrückt und wertlos werden wie Mama? Ich wußte nicht, was da ablief, ich wußte nur, daß ich meinem Verstand und meinen Augen nicht trauen konnte. Sie versagten mir den Dienst, also hatte ich es verdient, daß Mama und Papa, die Lehrer und die anderen Schüler mich ständig runtermachten und bestraften.
Ich wußte, daß meine Mutter ein geheimes Verhältnis mit meinem Mathematiklehrer hatte. Aber erst heute erkenne ich, wie tief mich das getroffen hat. Man erlaubte mir nicht, meine Verwirrung irgend jemandem mitzutei-

len. Also wurde das Wissen einfach verdrängt. Ich sollte nicht *sehen*, was da vor sich ging, also konnte ich plötzlich gar nichts mehr sehen. Ich sollte nicht *wissen*, was vor sich ging, also wußte ich nichts mehr, konnte nicht mehr klar denken oder lesen. Die Regeln wurden von Eltern gemacht. Regeln waren dazu da, daß man ihnen gehorchte. Was die Eltern taten, war richtig. Was die Eltern taten, war gut. Und das war meine gefühlsmäßige Logik: Ich *fühlte* mich schlecht, also mußte ich auch ein schlechter Mensch sein ...

Während einer anderen Lichtbehandlung kam eine Situation hoch, in der ich auf dem Fahrrad fuhr. Es war ein heißer Tag. Mein Haar war zu einem Pferdeschwanz gebunden ... Als ich zu Hause ankam, lief ich schnell hinein, um mich umzuziehen und die Hausaufgaben zu machen. Während ich das Hemd über den Kopf zog, hörte ich plötzlich das wütende Summen einer Wespe. Ich schrie, aber es war zu spät. Ich wurde achtmal in den Rücken gestochen. Dann kam Mama den Flur entlang. Zornentbrannt schlug sie auf mich ein und sagte: «Wie kannst du es wagen, so zu schreien? Was denkst du überhaupt, wer du bist, daß du mich so aufregen kannst? Ich werde dir eine Lektion verpassen, die du nie vergißt.»

Sie schlug mit den Fäusten auf meinen Kopf und auf die Schultern ein und trat mir, während ich versuchte, mich an der Bettkante festzuhalten, in den Bauch. Ich bekam keine Luft mehr. Als ich röchelnd nach Luft schnappte, schlug sie mich noch fester, damit ich still sein und nicht mehr so schreckliche Geräusche von mir geben sollte. Dann legten sich ihre Hände um meine Kehle, um mich zu würgen, damit ich endlich still war ... Schließlich ging sie mit angeekeltem Gesichtsausdruck aus dem Haus und ließ mich keuchend und fast bewußtlos auf dem Schlafzimmerfußboden zurück.

Als Teenager fühlte sich Kay für alles verantwortlich und trieb sich gnadenlos zu Höchstleistungen, um sich die Liebe des Vaters zu verdienen. Trotz ihrer Lese- und Rechtschreibschwäche erreichte sie ein Stipendium der National Honor Society. Mit 19 heiratete sie, nur um ein weiteres Mal eine nichtfunktionierende Beziehung zu erleben. Zwei Jahre später endete die Ehe mit Scheidung. Ihr kleiner Sohn war die einzige Freude ihres Lebens, bis er sich beim Spielen an einem Stück kandiertem Apfel verschluckte und starb. Ein ganzes Jahr war sie vor Kummer wie betäubt, doch sie verdrängte die Schmerzen durch krankhafte Arbeitssucht:

Irgendwann war ich völlig ausgebrannt. Mein Herz war zerbrochen . . . Man gab mir nur noch vier Tage zu leben. In einer Therapiesitzung bei einer Freundin entschied ich mich, daß ich nicht an einem Ort sterben wollte, an dem mein Vater noch einmal Gelegenheit hätte, mich zu berühren . . . Dann schmuggelten mich meine Kumpel vom Pflegepersonal zusammen mit einer Sauerstoffflasche aus dem Krankenhaus und brachten mich in eine Hütte hoch in den Bergen.
Dort lebte ich sechs Jahre allein; meine einzige Kontaktperson war der Abt des nahe gelegenen Klosters. Er ließ mich sprechen, ohne über mich zu richten. Er half mir, meine Wut und meine Verletzungen zu spüren. Er lehrte mich, fair zu kämpfen, mich nicht mehr selbst zu bemitleiden und mir Selbstbestätigung zu verschaffen. Er gab mir Bücher zu lesen und bestand darauf, daß ich in jeder wachen Minute Tagebuch schrieb. Ich war zu krank, um das Bett zu verlassen, allmählich aber ging es mir besser.

Nach dreimonatiger Lichttherapie hatte sich Kays Sehfähigkeit so weit verbessert, daß sie mit einer 17 Jahre alten

Brille Auto fahren und Dinge in drei bis vier Meter Entfernung ohne Brille klar erkennen konnte. Auch in gefühlsmäßiger Hinsicht ging es ihr viel besser, und sie fühlte sich nicht mehr wie ein hilfloses, im Stich gelassenes Opfer. Ihre Nebenhöhlenbeschwerden, die Bronchitis und das Asthma verschwanden, und beim Röntgen der Lungen erwies sich, daß auch diese vollkommen verheilt waren. Seit jener Zeit war sie nie mehr beim Arzt, bekommt keinerlei Medikamente oder Spritzen mehr und fühlt sich nach eigenen Angaben «gesund wie ein Pferd». Bei der Behandlung mit einer Kombination von rotem und gelbem Licht kamen anfangs noch intensive Angstgefühle an die Oberfläche, und viele der körperlichen Symptome verschärften sich. Gegen Ende der Behandlung aber rief das Betrachten derselben Farben in Kay Gefühle von überschwenglicher Freude hervor.

Zur Zeit arbeitet Kay ganztags als Therapeutin und Collegelehrerin für kognitive Psychologie. Nach Abschluß der Behandlung schrieb sie mir:

Eigentlich wollte ich nur meine Augen behandeln lassen. Doch als die Behandlung abgeschlossen war, hatte ich *mich selbst* und meine Augen wiedergefunden. Ich war in der Lage, meinen alten Schmerz bis zu dem Grad zu verarbeiten, daß ich das Ganze fast wie eine Geschichte nehme, die einem anderen Menschen geschehen ist. Ich habe mich endlich aus diesem Drama gelöst. Ich bin nicht mehr das hilflose kleine Kind. Ich habe alles überstanden! Jetzt lerne ich, in der Gegenwart zu leben, ohne mir gleich über den nächsten Tag Gedanken zu machen.

Im Hinblick auf die Beziehung zu meiner Mutter bin ich fast geheilt, und letzte Woche hat es Papa das erste Mal geschafft, zu mir zu sagen: «Ich liebe dich», und die

Liebe war in seinen Augen zu lesen. Ich bin so dankbar, daß ich Gelegenheit hatte, Schmerz zu erfahren, zu kämpfen, stark zu werden, auch äußerst schwierige Situationen erfolgreich zu überstehen und schließlich aus der ganzen Misere heil herauszukommen. Wenn *ich* das geschafft habe, kann es jeder. Ich fühle in mir ein tiefes Verständnis und Mitgefühl, das mir keine Ausbildung jemals hätte vermitteln können. Ich muß meinen Klienten nicht sagen: «Ich weiß nicht, wie Sie sich fühlen, weil ich so etwas selbst noch nie erlebt habe.» Denn ich habe es erlebt! Ich verfüge jetzt über die beste denkbare Ausgangsposition, um andere in ihrem Heilungsprozeß zu unterstützen. Da ich mein eigenes unmögliches Leben in den Griff bekommen habe, weiß ich, daß nichts unmöglich ist.

Ich bin der festen Überzeugung, daß die Therapie mit farbigem Licht schon bald «das Mittel der Wahl» sein wird! Lichttherapie löst die geistigen Blockaden auf, die Kinder aufbauen, um in gestörten Verhältnissen ihr inneres Gleichgewicht zu bewahren. Die Methode ist sanft, die Wirkung tiefgreifend.

Kays Heilung ist wahrlich ein Wunder. Diese Form der Lichttherapie, in einer sicheren Umgebung eingesetzt, gibt Menschen Gelegenheit, ihre Angst, ihren Schmerz, ihre Wut zu spüren, auszudrücken und loszulassen – so wie diese Gefühle nach und nach aus dem Unterbewußten hochkommen. Das Ergebnis ist häufig eine sehr tiefgehende *Transformation auf der Zellebene.* Körper und Geist werden von alten schmerzhaften Erinnerungen befreit, das Unkraut, das wir Krankheit nennen, wird mitsamt den Wurzeln entfernt. Der Grundstein für jene inneren Fixierungen, die uns an einen Zustand chronischen Ungleichgewichts fesseln, wird durch frühe schmerzliche Erfahrungen gelegt. Wenn wir diese Erfahrungen vermehrt ins Bewußtsein heben, werden unsere Körper automatisch wieder ihr Gleichgewicht finden und sich selbst heilen, so wie es ihrer genetischen Programmierung entspricht.

15
Das Zeitalter des Lichts

Licht ist im Grunde eine energetische Erfahrung. Alle menschlichen Interaktionen und alle unsere physiologischen Funktionen haben einen Schwingungscharakter. Die Schwingungsenergie der Sonne ist die kraftvollste, die lebenserhaltende Quelle in unserem unmittelbaren Universum. Nicht umsonst nennen wir es *Sonnen*system. Es steht heute fest, daß verschiedene Aspekte oder Frequenzen dieser Energie unterschiedlich auf unsere Stimmung, unser Verhalten und unsere Vitalfunktionen wirken. Deshalb entscheidet die biologische Empfänglichkeit eines Organismus für diese unterschiedlichen Frequenzen, welche Aspekte seiner Funktionen und seines Bewußtseins angeregt und genährt werden. Jede Frequenz bzw. jede Farbe des Spektrums hat einen *Nährwert* und dient als Nahrung für die Entstehung und kontinuierliche Weiterentwicklung bestimmter Aspekte unseres Seins. Zusammengenommen vereinen sich diese Frequenzen zu einem Regenbogen ausgewogener Nahrung, der die Vitalfunktionen aller Organismen mit den natürlichen Zeitabläufen des Kosmos verbindet und synchronisiert.

Nach meiner Erfahrung entscheiden unsere ständig im Wandel befindlichen Bewußtseinszustände darüber, inwieweit wir emotional und biologisch empfänglich sind. Dadurch wiederum wird unsere Schwingungserfahrung bestimmt: auf welche Anteile des Spektrums wir eingestimmt sind, für welche Anteile wir empfänglicher sind.

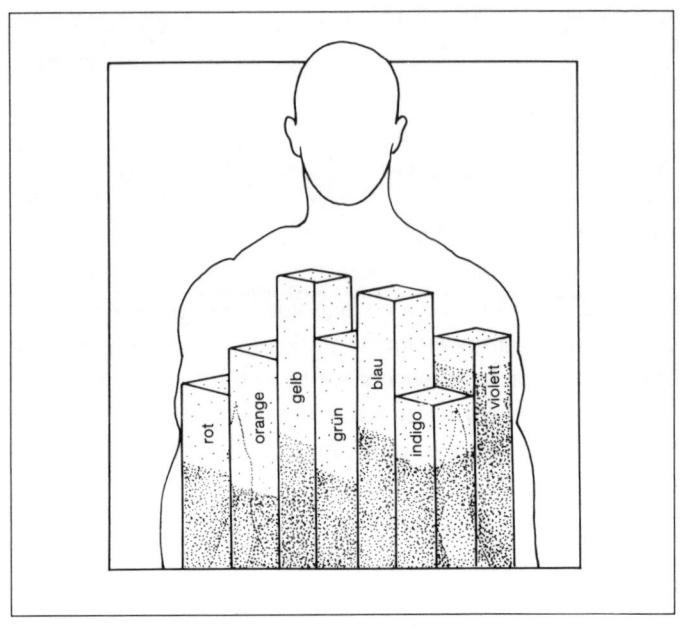

Abbildung 12: Säulendiagramm der Farbempfänglichkeit.

Unsere gesamte Entwicklung hängt von der Lichtqualität und den spezifischen Lichteigenschaften ab, für die wir empfänglich sind. Licht ist jene überirdische natürliche Kraft, unter der alles Leben auf der Erde entsteht und sich entwickelt.

Wie fühlen Sie sich jetzt?

Sie können Ihre biologische Empfänglichkeit verändern, indem Sie das Licht hineinlassen. Stellen Sie sich ein durchsichtiges Säulendiagramm vor, das in etwa in Ihren

Oberkörper hineinpaßt. Es besteht aus sieben senkrechten Farbsäulen, die von links nach rechts in der folgenden Reihenfolge geordnet sind: Rot, Orange, Gelb, Grün, Blau, Indigo und Violett. Jetzt stellen Sie sich vor, wie Sie sich selbst im Spiegel betrachten. Das durchsichtige Säulendiagramm befindet sich auf der Oberfläche des Spiegels, so daß das Bild Ihres Körpers davon überlagert wird.

Schließen Sie jetzt die Augen und visualisieren Sie einen weißen Lichtstrahl, der von oben durch Ihren Kopf eintritt. Achten Sie darauf, wie der weiße Strahl irgendwo in Ihrem Kopf prismatisch gebrochen wird und sich in die sieben Farben des Regenbogens verwandelt, so daß jede Farbe die ihr zugedachte Säule des Diagramms nach und nach anfüllt wie eine flüssige Malfarbe. Warten Sie, bis sich jede Säule bis zu der Höhe gefüllt hat, die Ihnen richtig vorkommt, und beobachten Sie dann, wie hoch die einzelnen Farben in ihren Säulen reichen. Welche dieser nährenden Farbsäulen sind voll, in welchen fehlt etwas? Wie fühlen Sie sich dabei?

Die Farben, die niedrig stehen, sind wie Nährstoffpräparate, die Sie brauchen, um einen Mangel zu beheben. Visualisieren Sie diese Farben eine nach der anderen und stellen Sie sich vor, daß Sie sie durch die Schädeldecke in den Körper einatmen, bis jede Säule voll ist. Wie fühlen Sie sich jetzt?

Immer wenn Sie körperlich krank, emotional erregt oder müde sind, können Sie diese kleine Visualisationsübung machen. Beobachten Sie, welche Farben fehlen, und tanken Sie entsprechend nach. Wahrscheinlich fühlen Sie sich danach besser. Wenn Sie unter großem Streß stehen, machen Sie diese Übung mindestens einmal täglich. Auch sonst können Sie sie gelegentlich machen, um zu überprüfen, wie gut Sie das Licht gerade in sich aufnehmen.

Zu neuen Ufern

In diesem Buch ging es um die Reise des Menschen zum Licht. Die Reise begann mit den Entdeckungen und dem intuitiven Wissen der Pioniere unter unseren Vorfahren, die, nach ihren Schriften zu urteilen, mit Licht wahre Wunder vollbrachten. Ihre Weisheit legte den Grundstein für viele moderne wissenschaftliche Entdeckungen. Einst wurde die Sonne als Allheilmittel zur Behandlung nahezu sämtlicher Beschwerden eingesetzt. Heute werden Licht und die Farben, aus denen es besteht, in fast allen Bereichen von Wissenschaft und Medizin genutzt. Ärzte, die vor kurzem noch glaubten, daß nur starke, invasive Medikamente und Behandlungstechniken einen Wert hätten, beginnen, die sanfte Macht des Lichts zu schätzen. Die «neuesten Errungenschaften der Technik» könnten im Rückblick schon bald als «barbarisch» gelten. Im *Zeitalter des Lichts* werden invasive Therapieverfahren überholt sein. Skalpelle werden durch Laser ersetzt, Chemotherapie durch Phototherapie, verschreibungspflichtige Medikamente durch Farben auf Rezept, Akupunkturnadeln durch Nadeln aus Licht, Brillen durch gesunde Augen. Die Krankheit Krebs wird der Vergangenheit angehören; Gesundheit und Langlebigkeit werden die Norm der Zukunft sein.

In unseren Schulen und Universitäten werden wir in anregenden, mit bunten Farben gestrichenen Räumen bei reichlich frischer Luft und Sonnenlicht lernen und nicht mehr in den fensterlosen, eintönig gestrichenen und unzureichend beleuchteten Bunkern von heute. Unsere Kinder werden körperlich und seelisch gesünder sein, mehr Kreativität entwickeln und mit Freude lernen.

Unsere Arbeitsplätze werden zu Orten der Heilung werden, wenn die großen Unternehmen und Industriefirmen erst erkennen, daß glückliche, gesunde Menschen produktiver sind. Die heute üblichen Leuchtstoffröhren wird man durch Lampen ersetzen, die das Spektrum des Sonnenlichts simulieren. Man wird die gesundheitsfördernden Qualitäten des Sonnenlichts erkennen und im Rahmen eines Arbeitstages längere Sonnenbäder einplanen.

Die gegenwärtigen Ansätze zur Behandlung seelischer Störungen (wie etwa die traditionelle Psychoanalyse, Gesprächstherapie und Psychopharmakabehandlung), die meist nur darauf abzielen, «die gröbsten Beschwerden zu beseitigen», werden abgelöst werden. Statt dessen wird man mit Hilfe einer speziell auf das Zutagefördern ungelöster emotionaler Probleme zugeschnittenen Lichttherapie lange blockierten Schmerzen zu gesundem Ausdruck verhelfen, so daß mehr Selbstachtung, Kreativität, gesündere zwischenmenschliche Beziehungen und ein höheres Niveau körperlicher Gesundheit erreichbar werden. Geist und Körper werden nicht mehr als zwei voneinander getrennte Dinge gelten. Unsere Behandlungstechniken werden Geist und Körper als ein einziges Funktionssystem begreifen. Diese Integration wird die Menschheit zu einem gesteigerten Gefühl von Ganzheit, Einheit und gemeinsamer Zielrichtung führen.

In der kritischen Periode der neunziger Jahre wird sich das Bewußtsein über alle Phasen der menschlichen Evolution beschleunigen. Sorgen um die Umwelt, um die Rechte von Mensch und Tier, um die Gesundheitsversorgung und um den Weltfrieden zwingen die Menschen, Augen, Herzen und Geist weiter zu öffnen als je zuvor. Es ist Zeit, daß wir aufhören, die Erde und einander zu vergewaltigen. Wir müssen erkennen, daß wir alle miteinander verbunden sind. Es kann nicht mehr hingenommen werden, daß wir die Wälder niederwalzen, die Tiere töten und den menschlichen Körper wie eine Maschine mit jederzeit austauschbaren Einzelteilen behandeln. Eine Hand muß die andere unterstützen. Die Probleme sind zu groß, als daß wir sie allein als Individuum bewältigen könnten. Aber jeder von uns kann zum lebenden Beispiel für Ganzsein, Gesundheit, Mitgefühl und Liebe werden und so eine wichtige Rolle bei der Heilung unseres Planeten spielen.

Die *wirkliche* Medizin der Zukunft wird die Beziehung zwischen Geist, Körper und Seele erkennen und sie als Einheit behandeln. Die neuen Techniken werden direkt auf den Kern des Körpers zielen, so daß unsere Weisheit zur Grundlage für seine Heilung werden kann. Die neue Medizin wird nicht Krankheiten behandeln, sondern Menschen. Sie wird ihr Augenmerk nicht auf einen Teil, sondern auf das Ganze richten.

Anstatt unsere Augen *nach außen* zu richten und nach äußeren Ursachen für unser inneres Ungleichgewicht zu suchen, ist es Zeit, daß wir *innen* nach den Teilen von uns suchen, die unempfänglich für gewisse Aspekte des Lebens waren, so daß wir uns abgeschottet haben und krank wurden. Die neue Medizin wird nicht mehr invasiv sein. Sie wird Körper und Geist auf energetischer Ebene zum Aufwachen auffordern. Sie wird die Bereiche in uns erwecken, die bisher geschlafen haben, und uns auf diese Weise die Werkzeuge in die Hand geben, die unser Körper zur Heilung braucht.

Wer sich mit den besonderen Eigenschaften des Lichts befaßt, findet die gegenseitige Verbundenheit aller Dinge bestätigt. Licht ist ein Paradigma für die Balance zwischen außen und innen und insofern gar nicht so verschieden von der Zellphysiologie des Menschen oder den menschlichen Beziehungen. Wer sich mit einer Energiequelle befaßt, die gleichzeitig sichtbar und unsichtbar ist, wird erinnert, daß beide Seiten des Lebens – das Sichtbare und das Unsichtbare – gleichermaßen wichtig für unsere Entwicklung, unser Wachstum und unsere Evolution sind. Was wirklich in unserem Leben geschieht, wird oft erst dann verständlich, wenn man eine Perspektive einnimmt, die von der normalen Logik abweicht.

Viel Schmerz und auch viel Freude – das war der Stoff, mit dem ich die Wunden meines Lebens gewaschen und meinen Augen zu klarerer Sicht verholfen habe. Wir befinden uns in einem Zeitalter, in dem wir die Dinge aus dem *Nirgendwo* betrachten müssen, anstatt sie nur von unserem eigenen Standpunkt aus zu erfahren und so unsere Wirklichkeit künstlich zu verfärben. Zu dieser Vision bin ich durch viele Jahre persönlicher Erfahrung gelangt.

> Die Augen sind bestimmt zum Sehen.
> Gib ihnen eine Chance.
> Laß sie frei.
> Laß sie sehen.
> Laß dich leben.
> Laß das Licht herein!

Anhang

A: Bezugsquellen für Vollspektrumlicht und
Verwandtes

In Deutschland werden Vollspektrumlampen (der Firma
Duro-Test) über folgende Firmen vertrieben:

Alterna
Fachhandel und Beratungsbüro
für Biologisches Bauen und Solartechnik GmbH
Rastenweg 15
5300 Bonn 3
Telefon 02 28/44 42 44
Telefax 02 28/44 42 46

Bio-Licht
Gerold Kurz von Schmeling
Obergünzlstraße 46
8261 Unterneukirchen bei Altötting
Telefon und Telefax 0 86 34/50 02
Diese Firma betreibt Groß- und Einzelhandel und vermit-

telt auf Anfrage Adressen von Händlern in ganz Deutschland, die sie vertreten. Gerold Kurz von Schmeling will bis Ende 1993 eine gegenüber der Röhre von Duro-Test weiter verbesserte Eigenentwicklung auf den Markt bringen.

Ross
Elektrotechnik & Gesundheit
Hof Däbel
2251 Bohmstedt
Telefon 0 46 71/18 26
Telefax 0 46 71/18 58

Empfehlungen für die Installation von Vollspektrum-Leuchtstoffröhren

1. Schirmen Sie die Kathoden (also die Röhrenenden) mit bleihaltigem Klebeband ab, um die Emission von Röntgenstrahlen zu vermeiden. Nach Auskunft Gerold Kurz von Schmelings von der Firma Bio-Licht in Unterneukirchen hat sich in neueren Untersuchungen allerdings nicht bestätigt, daß von den Enden der Leuchtstoffröhren eine Gefahr durch Röntgenstrahlung ausgeht.
2. Stellen Sie, falls möglich, das Vorschaltgerät von Wechselstrom auf Gleichstrom um, um das 50-Hertz-Flimmern zu vermeiden. Falls dies nicht möglich ist, erhöhen Sie die Frequenz mit Hilfe eines elektronischen Vorschaltgeräts auf 25 000 Hertz. Dadurch nehmen die Augen das Flimmern weniger wahr, und Sie sparen Energie.
   In Deutschland wurden die erwähnten Gleichrichter bis vor einigen Jahren unter anderem von der Firma Bio-Licht geliefert. Da es aber beim Betrieb der Geräte zu diversen Schwierigkeiten kam, insbesondere immer

noch ein Restflimmern blieb, benutzen die Firma Bio-Licht und andere Firmen, die mit Vollspektrumlampen handeln, mittlerweile ein eigenentwickeltes elektronisches Vorschaltgerät, das den Energieverbrauch senkt, die Lebensdauer der Lampen erhöht, das Flimmern auf unter 3 Prozent vermindert und die Frequenz auf über 30 000 Hertz erhöht.

3. Wenn Sie diffuses Licht wünschen, benutzen Sie UV-durchlässige Abdeckungen, offene Abdeckungen mit Lamellen, oder verzichten Sie ganz auf Abdeckungen. Die handelsüblichen Abdeckungen absorbieren den UV-Anteil des Spektrums.

B: Adressen von Syntonics-Therapeuten

Leider gibt es in Deutschland bisher keine Syntonics-Therapeuten und auch in Europa nur wenige. Die amerikanische Ausgabe dieses Buches enthält eine lange Liste von Therapeuten in verschiedenen US-Staaten. Im folgenden werden nur die Adressen der europäischen Therapeuten sowie die Adresse des Autors Jacob Liberman genannt.

Belgien
Bernard Cassiers, Augenarzt
Lange Leemstraat 142
B 2078 Antwerpen 7
Telefon 03/2 30–97 99

Niederlande
Jan W. Dijkhof, Augenarzt
Dijk 46
NL 1811 MC. Alkmaar
Telefon 0 72/11 72 35

USA
Jacob Liberman, O. D., Ph. D.
P. O. Box 40 58
Aspen, Co. 8 16 12/40 58
Telefon 3 03–9 20–44 13

C: Die Wandfarben von Professor Wohlfarth

Professor Dr. Harry Wohlfarth benutzte bei seinen Untersuchungen die folgenden Farben:
1. Warmes Hellgelb auf den drei Wänden vor den Schülern und seitwärts von ihnen.
2. Warmes Hellblau auf der Rückseite des Klassenraums und auf den dem Lehrer zugewandten senkrechten Flächen der Schulbänke.
3. Blau für die Tafeln.
4. Warmes Hellgelb zur Anregung langsamerer Schüler; warmes Hellblau zur Entspannung hyperkinetischer Schüler in Sonderschuleinrichtungen, Förderklassen usw.
5. Warmes Goldgrau für den Teppichboden.

Anmerkungen und Quellen

Kapitel 1

1 D. Bohm: «Of Matter and Meaning: The Super-Implicate Order», in *Re Vision*, Frühjahr 1983.
2 E. Keister Jr.: «Living without Light», in *Science Illustrated*, 2, Nr. 7, 1989, S. 26 ff.
3 L. Clark: *Ancient Art of Color Therapy*, New York 1975.
4 Z. Kime: *Sonnenlicht und Gesundheit*, Ritterhude 1989.
5 Ebd.
6 A. Szent-Györgyi: *Introduction to a Submolecular Biology*, New York 1960.
7 A. Szent-Györgyi: *Bioelectronics*, New York 1968.
8 K. Martinek u. I. V. Berezin: «Artificial Light-Sensitive Enzymatic Systems as Chemical Amplifiers of Weak Light Signals», in *Photochemistry and Photobiology*, 29. März 1979, S. 637–650.
9 Z. Kime, siehe Nr. 4.

Kapitel 2

1 P. Webbink: *The Power of the Eyes*, New York 1986.
2 A. Wimmer: «Der Einfluß der Erblindung in der Kindheit auf die Entwicklung des Körpers, auf das Gemüt und den Geist», in Jahresbericht der Königl. Blindenanstalt München, 1856.
3 B. Jensen: *The Science and Practice of Iridology*, Excondido/ Kalif. 1974.
4 R. B. Morgan: «Nutrition, Stress and the Visual Pathway». Vortrag auf der 2. South Eastern Conference, Atlanta 1981.
5 P. Buffington: «The Psychology of Eyes», in *Sky*, Februar 1984.
6 R. Bandler u. J. Grinder: *Neue Wege der Kurzzeit-Therapie*, Paderborn 1981.

7   B. Jensen, siehe Nr. 3.

8   F. Hollwich: *Ophthalmology*, Stuttgart – New York 1979.

9   B. Jensen, siehe Nr. 3.

10 F. Hollwich: *The Influence of Ocular Light Perception on Meta-bolism in Man and in Animal*, New York 1979.

11 R. Greving: «Beiträge zur Anatomie des Zwischenhirns und sei-ner Funktion. Der anatomische Verlauf eines Faserbündels des N. opticus beim Menschen ...», in *Graefes Archiv*, 115, 1925, S. 523.

12 E. Frey: «Mitteilung über die Existenz eines hypothalamisch-optischen Bündels», Sitzungsberichte II des Internat. Neurolog. Kongresses, London 1935, in *Review of Neurology*, 1935, S. 2.

13 E. Frey: «Über die hypothalamische Optikuswurzel des Hun-des», in *Bulletin der Schweiz. Akad. d. Med. Wiss.*, 7, 1951, S. 115.

14 E. Frey: «Neue anatomische Ergebnisse zur Phylogenie der Seh-funktion», in *Beiheft zu Klin. Monatsblätter der Augenheil-kunde*, 23, 1955, S. 23.

15 H. Becher: «Über ein vegetatives Kerngebiet und neurosekretori-sche Leistungen der Ganglienzellen der Netzhaut», in *Beiheft zu Klin. Monatsblätter der Augenheilkunde*, 23, 1955, S. 1.

16 H. Knoche: «Die Verbindung der Retina mit den vegetativen Zen-tren des Zwischenhirns und der Hypophyse», in *Verh. d. Anat. Ges. Stockholm*, 103, 1956, S. 140.

17 S. Blumcke: «Zur Frage einer Nervenfaserverbindung zwischen Retina und Hypothalamus», in *Zeitschrift f. Zellforschung*, 48, 1958, S. 261.

18 A. E. Hendrickson u. a.: «An Autoradiographic and Electron Mi-croscopic Study of Retino-Hypothalamic Connections», in *Zeit-schrift f. Zellforschung*, 135, 1972, S. 1.

19 R. Y. Moore: «Retinohypothalamic Projection in Mammals. A Comparative Study», in *Brain Research*, 49, 1973, S. 403.

20 H. G. Hartwig: «Electron Microscopic Evidence for a Retinohy-pothalamic Projection to the Suprachismatic Nucleus of Passer Domesticus», in *Cell Tissue Research*, 153, 1974, S. 89.

21 J. Lopiparo: «Phototherapy: Will Color Be the Next Medical Frontier?» in *OP – The Osteopathic Physician*, Juli 1978, S. 36 ff.

22 E. W. Bovard: «A Concept of Hypothalamic Functioning», in *Perspective on Biological Medicine*, 5, S. 52 ff.

23 S. Fulder: *Das Tao der Medizin*, Basel 1985.

Kapitel 3

1 B. Fellman: «A Clockwork Gland», in *Science*, Mai 1985, S. 76 ff.
2 J. A. Kappers: «A Survey of Advances in Pineal Research», in R. J. Reiter (Hrsg.): *The Pineal Gland*, Bd. 1, Boca Raton/Florida 1981, S. 1–25.
3 S. S. Erlich u. J. L. J. Apuzzo: «The Pineal Gland: Anatomy, Physiology, and Clinical Significance», in *Journal of Neurosurgery*, 1985, S. 321–341.
4 R. J. Reiter: «The Pineal Gland: An Important Link to the Environment», in *NIPS*, 1, Dezember 1986, S. 202 ff.
5 D. Benningfield: «Spring Forward», in *Spirit*, Januar 1990.
6 B. Rensberger: «Biological Clock Clue in Brain», in *The Washington Post*, 17.10.1988.
7 D. C. Klein: «Direct Tie Discovered Between Pineal, Brain», in *Brain/Mind Bulletin*, 11, Nr. 8, 1986, S. 1.
8 I. McIntyre: «Small Amount of Light Shown Capable of Diminishing Body's Melatonin Level», in *Brain/Mind Bulletin*, 15, Nr. 4, 1990, S. 7.
9 L. Lohmeier: «Let the Sun Shine In», in *East West*, Juli 1986, S. 36 ff.
10 F. Hollwich, siehe Kap. 2, Nr. 10.
11 F. Hollwich u. B. Dieckhues: «Endocrine System and Blindness», in *German Medical Monthly*, 1, 1971, S. 22.
12 R. Relkin: «Miscellaneous Effects of the Pineal», in R. Elkin (Hrsg.): *The Pineal Gland*, New York 1983, S. 247–272.
13 H. Samis u. a.: «Aging and Temporal Organization», in R. Walker u. R. Cooper: *Interventions in Aging*, N. Y. 1983, S. 1 u. 8.
14 W. Pierpaoli: «Melatonin Extends Rat Lives», in *Brain/Mind Bulletin*, 13, Nr. 9, 1988, S. 397–419.
15 Anonymer Verfasser: «The Pineal Gland and Aging», in *Complementary Medicine*, November/Dezember 1986, S. 47 ff.

Kapitel 4

1 J. W. v. Goethe: *Zur Farbenlehre*, 2 Bde., Tübingen 1810.
2 R. Steiner: «Farbenerkenntnis», in Gesamtausgabe seiner Werke, Nr. 291a, Dornach 1990, S. 343.

3 F. Birren: *Color Psychology and Color Healing*, Secaucus/New Jersey 1961.

4 M. Lüscher: *Der Vier-Farben-Mensch oder Der Weg zum inneren Gleichgewicht*, München 1977.

5 R. M. Hill u. E. Marg: «Single-Cell Responses of the Nucleus of the Transpeduncular Tract in Rabbit to Monochromatic Light on the Retina», in *Journal of Neurophysiology*, 26, 1963, S. 249.

6 S. V. Kravkov: «Color Vision and Autonomic Nervous System», in *Journal of the Optical Society of America*, Juni 1942.

7 R. M. Gerard: *Differential Effects of Colored Lights on Psychophysiological Functions*, Phil. Diss. UCLA, Los Angeles 1958.

8 H. Wohlfarth: «Psychological Evaluation of Experiments to Assert the Effects of Color-Stimuli upon the Autonomous Nervous System», in *Excerpta Medica, Neurology and Psychiatry*, 2, Nr. 4, 1958.

9 B. S. Aaronson: «Color Perception and Affect», in *American Journal of Clinical Hypnosis*, 14, 1971, S. 38 ff.

10 J. J. Plack u. J. Schick: «The Effects of Color on Human Behavior», in *Journal of the Association for Study in Perception*, 9, 1974, S. 4–16.

11 G. Trexler: *The World of Light, Color and Health*, Fairfield/Iowa 1985 (Selbstverlag).

12 R. Hodr: «Phototherapy of Hyperbilirubinemia in Premature Infants», engl. Übersetzung aus *Ceskoslovenska Pediatrie*, 26, Februar 1971, S. 80 ff.

13 R. J. Cremer, P. W. Perrman u. D. H. Richards: «Influence of Light on Hyperbilirubinemia in Infants», in *Lancet*, 1, 1958, S. 1094.

14 J. R. Lucey: «Neonatal Jaundice and Phototherapy», in *Clinics of North America*, 19, Nr. 4, 1972, S. 1 ff.

15 R. Hodr, siehe Nr. 12.

16 C. Houck: «The Case against Artificial Light», in *New York*, 4.12.1978.

17 S. F. McDonald: «Effect of Visible Light Waves on Arthritis Pain. A Controlled Study», in *International Journal of Biosocial Research*, 3, Nr. 2, 1982, S. 49 ff.

18 J. Anderson in *Brain/Mind Bulletin*, 15, Nr. 4, 1990, S. 1.

19 A. G. Schauss: «Tranquilizing Effect of Color Reduces Aggressive Behavior and Potential Violence», in *The Journal of Orthomolecular Psychiatry*, 8, Nr. 4, 1979, S. 218 ff.

20 R. J. Pellegrini, A. G. Schauss u. T. J. Birk: «Leg Strength as a Function of Exposure to Visual Stimuli of Different Hues», in *Bulletin of The Psychonomic Society*, 16, Nr. 2, 1980, S. 111 f.

21 L. Gruson: «Color Has Powerful Effect on Behavior, Researchers Assert», in *The New York Times*, 19.10.1982.

22 K. Costigan: «How Color Goes to Your Head», in *Science Digest*, Dezember 1984.

23 A. G. Schauss: «The Physiological Effect of Color on the Suppression of Human Aggression: Research on Baker-Miller Pink», in *International Journal of Biosocial Research*, 7, 1985, S. 55–64.

24 G. Legwold: «Color-Boosted Energy: How Lights Affect Muscle Action», in *American Health*, Mai 1988.

25 J. N. Ott: «Color and Light: Their Effects on Plants, Animals and People», Teil 1, in *International Journal of Biosocial Research*, 7, 1985.

26 A. Fisher: «Light: Nature's Mysterious Essential Gift», in *Geo Magazine*, 3, Oktober 1981, S. 66–78.

Kapitel 5

1 D. B. Harmon: *The Coordinated Classroom*, Grand Rapids/Michigan 1951.

2 J. N. Ott: *Exploring the Spectrum* (Film).

3 J. N. Ott, siehe Kap. 4, Nr. 25.

4 I. M. Sharon, R. P. Feller u. S. W. Burney: «The Effects of Lights of Different Spectra on Caries Incidence in the Golden Hamster», in *Archives of Oral Biology*, 16, Nr. 12, 1971, S. 1427 ff.

5 E. C. McBeath u. T. F. Zucker: «The Role of Vitamin D in the Control of Dental Caries in Children», in *Journal of Nutrition*, 15, 1938, S. 547.

6 B. R. East: «Mean Annual Hours of Sunshine and Incidence of Dental Caries», in *American Journal of Public Health*, 29, 1939, S. 777.

7 L. Hays: «Which Came First, Low Cholesterol Egg or Happier Chicken?», in *The Wall Street Journal*, 210, Nr. 113, 8.12.1987.

8 J. N. Ott, siehe Kap. 4, Nr. 25.

9 R. Altschul u. I. H. Herman: «Ultraviolet Irradiation and Cholesterol Metabolism». Seventh Annual Meeting of the American

Society for the Study of Arteriosclerosis, Circulation 8, 1953, S. 438.

10 Z. Kime, siehe Kap. 1, Nr. 4.
11 F. Hollwich u. B. Dieckhues: «The Effect of Natural and Artificial Light Via the Eye on the Hormonal and Metabolic Balance of Animal and Man», in *Ophthalmologica*, 180, Nr. 4, 1980, S. 188–197.
12 Persönliche Korrespondenz mit D. A. Bernoff, 11. 11. 1989.
13 Persönliche Gespräche mit Orie Bachechi von 1986 bis 1990.

Kapitel 6

1 F. Birren, siehe Kap. 4, Nr. 3.
2 A. Fisher, siehe Kap. 4, Nr. 26.
3 A. J. Pleasanton: *Blue and Sun-Lights*, Philadelphia 1876.
4 S. Pancoast: *Blue and Red Lights*, Philadelphia 1877.
5 E. D. Babbitt: *The Principles of Light and Color*, New York 1878.
6 Z. Kime, siehe Kap. 1, Nr. 4.
7 Ebd.
8 L. Lohmeier, siehe Kap. 3, Nr. 9.
9 Z. Kime, siehe Kap. 1, Nr. 4.
10 D. P. Ghadiali: *Spectro-Chrome Metry Encyclopedia*, Malaga/ New Jersey 1933.
11 D. Dinshah: *Let There Be Light*, Malaga/New Jersey 1985.
12 E. O. Sterzer in *Bulletin of the College of Syntonic Optometry*, Januar 1936.
13 H. R. Spitler: *The Syntonic Principle*, College of Syntonic Optometry, Eaton/Ohio 1941.
14 E. O. Sterzer, siehe Nr. 12.

Kapitel 7

1 Z. Kime, siehe Kap. 1, Nr. 4.
2 T. A. Brombach: *Visual Fields*. Vortragsmanuskript, 1936.
3 T. H. Eames: «Restrictions of the Visual Field as Handicaps in Learning», in *Journal of Educational Research*, 19, Februar 1936, S. 460 ff.

4 T. H. Eames: «The Speed of Picture Recognition and the Speed of Word Recognition in Cases of Reading Difficulty», in *American Journal of Ophthalmology*, 21, 1938, S. 1370 ff.

5 T. H. Eames: «The Relationship of the Central Visual Field to the Speed of Visual Perception», in *American Journal of Ophthalmology*, 43, 1957, S. 279 f.

6 V. I. Shipman: *A Constriction of the Perceptual Field under Stress.* Aufsatz für die Eastern Psychological Association, Philadelphia 1954.

7 M. D. Anderson u. J. M. Williams: «Seeing Too Straight: Stress and Vision», in *Longevity*, August 1989.

8 «Noise Causes Bad Eyes», in *Popular Science*, April 1931, S. 33.

9 R. Kaplan: «Changes in Form Visual Fields in Reading Disabled Children Produced by Syntonic Stimulation», in *International Journal of Biosocial Research*, 5, Nr. 1, 1983, S. 20–33.

10 J. Liberman: «The Effect of Syntonic Colored Light. Stimulation on Certain Visual and Cognitive Functions», in *Journal of Optometric Vision Development*, 17. Juni 1986.

Kapitel 8

1 H. Wohlfarth u. S. C. Wohlfarth: «The Effect of Color-Psychodynamic Environmental Modification upon Psychophysiological and Behavioral Reactions of Severely Handicapped Children», in *International Journal of Biosocial Research*, 3, Nr. 1, 1982, S. 10–38.

2 H. Ertel: *Kinder-Farbstudien*, München 1978.

3 H. Wohlfarth u. A. Schultz: «The Effects of Color-Psychodynamic Environment Modification on Sound Noise Levels in Elementary Schools», in *International Journal of Biosocial Research*, 5, Nr. 1, 1983, S. 12 ff.

4 H. Wohlfarth: «The Effects of Color-Psychodynamic Environmental Modification on Disciplinary Incidences in Elementary Schools over One School Year. A Controlled Study», in *International Journal of Biosocial Research*, 6, Nr. 1, 1984, S. 44 ff.

5 H. Wohlfarth: «The Effects of Color-Psychodynamic Environmental Modification on Absences Due to Illness in Elementary Schools. A Controlled Study», in *International Journal of Biosocial Research*, 6, Nr. 1, 1984, S. 54 ff.

6 H. Wohlfarth: «The Effects of Color-Psychodynamic Color and Lighting Modification of Elementary School on Blood Pressure and Mood. A Controlled Study», in *International Journal of Biosocial Research*, 7, Nr. 1, 1985, S. 9 ff.

7 H. Irlen: *Successful Treatment of Learning Disabilities*, Vortrag beim 91. Annual Convention of the American Psychological Association, Anaheim/Kalif., August 1983.

8 P. Whiting: «How Difficult Can Reading Be? New Insights into Reading Problems», in *Journal of English Teacher's Association*, 49, Oktober 1985, S. 49 ff.

9 P. Whiting: «Improvements in Reading and Other Skills Using Irlen Colored Lenses», in *Australian Journal of Remedial Education*, 20, 1987, S. 13 ff.

10 G. L. Robinson: *Improvements in Reading Skills Using Irlen Colored Lenses. A Replication Survey*. Hunter Institute of Higher Education, Newcastle (unveröffentlichtes Manuskript).

11 G. Hannell u. a.: «Reading Improvement with Tinted Lenses. A Report of Two Cases», in *Clinical and Experimental Optometry*, 72, 5, September/Oktober 1989.

Kapitel 9

1 J. N. Ott, siehe Kap. 4, Nr. 25.

2 Ebd.

3 J. Smith-Sonneborn: «DNA Repair and Longevity Assurance in Paramecium Tetraurelia», in *Science*, 203, 16.3.1979, S. 1115 ff.

4 J. Smith-Sonneborn: «Aging in Protozoa», in *Review of Biological Research in Aging*, 1, 1983, S. 29 ff.

5 J. Smith-Sonneborn: «Genetics and Aging in Protozoa», in *International Review of Cytology*, 73, 1983.

6 C. Raab: «Über die Wirkung fluoreszierender Stoffe auf Infusoria», in *Zeitschrift für Biologie*, 39, 1900, S. 534.

7 T. J. Dougherty: «The Bright Lights of Laser», in *The Saturday Evening Post*, Dezember 1981, S. 16–18 u. 120.

8 M. Shodell: «The Curative Light», in *Science*, April 1982, S. 47 ff.

9 Z. Kime, siehe Kap. 1, Nr. 4.

10 R. L. Lipson, E. J. Baldes u. A. M. Olson: «The Use of a Derivative of Hematoporphyrin in Tumor Detection», in *Journal of National Cancer Institute*, 26, 1961, S. 1 ff.

11 T. J. Dougherty u. a.: «Photoradiation Therapy II: Cure of Animal Tumors with Hematoporphyrin and Light», in *Journal of National Cancer Institute*, 55, 1975, S. 115.
12 T. J. Dougherty: «Photoradiation Therapy for the Treatment of Malignant Tumors», in *Cancer Research*, 38, August 1978, S. 2628 ff.
13 T. J. Dougherty: «Hematoporphyrin Derivative for Detection and Treatment of Cancer», in *Journal of Surgical Oncology*, 15, 1980, S. 209 f.
14 M. Moneysmith: «Lasers: New Light on Cancer», in *The Saturday Evening Post*, November 1981, S. 52 ff.
15 T. J. Dougherty: «Photoradiation Therapy – New Approaches», in *Seminars in Surgical Oncology*, 5, 1989, S. 6 ff.
16 M. Moneysmith, siehe Nr. 14.
17 E. Rosenthal: «Light-Sensitive Chemicals Join Arsenal of Anti-Cancer Weapons», in *The New York Times*, 26. 9. 1989, Medical Science section.
18 T. J. Dougherty: «Photosensitization of Malignant Tumors». Abdruck eines Kapitels aus St. Economou (Hrsg.): *Adjuncts to Cancer Therapy*, Philadelphia 1990.
19 E. Rosenthal, siehe Nr. 17.
20 M. Shodell, siehe Nr. 8.
21 T. J. Dougherty, siehe Nr. 15.
22 Persönliche Gespräche mit Dr. Dougherty im Januar 1990.
23 E. Rosenthal, siehe Nr. 17.
24 Persönliches Gespräch mit Dr. Stuart Marcus, stellvertretender Forschungsleiter der Clinical Research Oncology in den American Cyanamid Company's Lederle Laboratories, im Februar 1990.
25 Siehe Nr. 22.
26 J. Graverholz: «SDI Lasers Inactivate the AIDS Virus. An Interview with Lester Mathews, Ph. D.», in *Science and Technology*, EIR, 29. 1. 1988.
27 J. T. Newman u. a.: «Photodynamic Inactivation of Viruses and Its Application for Blood Banking», in *Baylor University Medical Center Proceedings*, 1, Nr. 2, April 1988, S. 2 ff.
28 M. M. Judy: «Photodynamic Inactivation of Viruses and Its Potential Application for Blood Banking», in *Bio-Laser News*, Oktober 1989.
29 R. Engelman: «Light Kills AIDS Virus in Blood», in *Scripps Howard News Service*, 13. 1. 1988.

30 J. Graverholz, siehe Nr. 26.

31 A. Ramirez: «A Star Wars Laser Comes to Earth», in *Fortune*, 15.8.1988.

Kapitel 10

 1 N. E. Rosenthal: *Seasons of the Mind*, New York 1989.

 2 S. Rovner: «Treating SADness with Light», in *Washington Post*, 19.9.1989.

 3 N. E. Rosenthal u. T. A. Wehr: «Seasonal Affective Disorders», in *Psychiatric Annals*, 17, Nr. 10, Oktober 1987, S. 670 ff.

 4 N. E. Rosenthal, siehe Nr. 1.

 5 J. F. Cauvin: *Des Bienfaits de l'Isolation*, Paris 1815.

 6 A. Lewy u. a.: «Light Suppresses Melatonin Secretion in Humans», in *Science*, 210, 1980, S. 1267 ff.

 7 N. E. Rosenthal u. a.: «Seasonal Affective Disorder. A Description of the Syndrome and Preliminary Findings with Light Therapy», in *Archives General Psychiatry*, 41, 1984, S. 72 ff.

 8 M. Cross: «New Techniques Help Cure Winter Blues», in *Valley Vantage*, 1.2.1990, S. 5.

 9 N. E. Rosenthal in *Brain/Mind Bulletin,* 11, Nr. 13, 28. Juli 1986, S. 3.

10 M. Terman u. a. in *Brain/Mind Bulletin*, 15, Nr. 5, Februar 1990, S. 3.

11 M. Terman u. a.: «Dawn and Dusk Simulation as a Therapeutic Intervention», in *Biological Psychiatry*, 25, 1989, S. 966 ff.

12 N. E. Rosenthal, siehe Nr. 1.

13 P. Mueller u. R. Davies in *Brain/Mind Bulletin*, 11, Nr. 11, Juni 1986, S. 2.

14 D. F. Kripke: «Therapeutic Effects of Bright Light in Depression», in *Annals of New York Academy of Science*, 453, 1985.

15 N. E. Rosenthal, siehe Nr. 1.

16 «Alcohol Treatment Helped by Light Treatment», in *Nutrition Health Review*, Herbst 1988.

17 I. Geller in *International Journal of Biosocial Research*, 8, Sonderausgabe; 1986, S. 65 f.

18 R. J. Reiter: *Light as a Drug*. Vortrag auf der 56. Annual College of Syntonic Optometry Conference, Estes Park/Colorado, Mai 1988.

19 R. J. Reiter, siehe Kap. 3, Nr. 4.
20 I. Geller, siehe Nr. 17.
21 Ebd.
22 Ebd.
23 C. A. Czeisler u. a.: «Bright Light Induction of Strong (Type O) Resetting of Human Circadian Pacemaker», in *Science*, 244, 16. Juni 1989, S. 1328 f.
24 R. Pool: «Illuminating Jet Lag», in *Science*, 244, 1989, S. 1256.
25 S. Campbell u. a. in *Brain/Mind Bulletin*, 14, Nr. 4, 1989, S. 8.
26 M. Jenkins: «Jet Lag Breakthrough: The Key Is when to Turn on the Bright Light», in *The Condé Nast Traveler*, September 1989, S. 35 f.
27 J. Gross u. L. Malcmacher: «Advances in Denture Reline», in *Dentistry Today*.
28 Persönliche Gespräche mit Dr. Joshua Friedman von der Demetron Research Corporation, im Januar 1990.
29 R. Gerber: *Vibrational Medicine*, Santa Fe/New Mexico 1988.
30 Persönliche Gespräche sowie Korrespondenz mit Dr. Hazel Parcells im Januar 1990.
31 R. E. Frenkel: «Controlling Human Stress by Imageoscopy», in *The Journal for Better Living*, Sommer 1985.
32 R. E. Frenkel: «Light Therapy. The Prevention, Control, and Treatment of Suicide», in *The Journal for Better Living*, Frühjahr 1987.
33 Persönliche Gespräche sowie Korrespondenz mit Dr. Richard Frenkel im Hinblick auf den Inhalt seines noch nicht veröffentlichten Buches (Arbeitstitel: Overcoming Stress).
34 B. L. Parry u. a.: «Morning Versus Evening Bright Light Treatment of Late Luteal Phase Dysphoric Disorder», in *American Journal of Psychiatry*, 146, September 1989, S. 9.
35 Rainbow Canyon; persönliche Korrespondenz mit dem Verfasser im Februar 1990.
36 T. McCarroll: *Notes from the Song of Life*, Berkeley/Kalif. 1977, 1987.

Kapitel 11

1 E. Caldwell: «Liquid Sunglasses», in *Hippocrates*, Nov./Dez. 1989.

2 A. P. Sabalujewa: «The Mechanism of Adaptiogenic Effect of Ultraviolet», in *Vestnik Akad. Med. Nauk,* 3, 1975, S. 23.

3 G. Frick: «Effect of UV of Blood on Blood Picture», in *Folia Haemat,* 101, 1974, S. 871.

4 F. Hollwich, siehe Kap. 2, Nr. 10.

5 J. N. Ott, siehe Kap. 4, Nr. 25.

6 Z. Kime, siehe Kap. 1, Nr. 4.

7 *The Swannanoa Health Report,* 2 u. 3, Charlottesville/Virginia 1989.

8 A. Armagnal: «Find Ways to Tune Rays of Ultra Violet», in *Popular Science Monthly,* Apr. 1931, S. 42 f. u. 132 f.

9 M. F. Holick u. M. B. Clark: «The Photobiogenesis and Metabolism and Vitamin D», in *Federal Proceedings,* 37, 1978, S. 2567.

10 M. F. Holick u. a.: «Advances in the Photobiology of Vitamin D-3», in *CALCIF Tissue International,* 31, Nr. 1, 1980, S. 79.

11 M. F. Holick u. a.: «Photosynthesis of Previtamin D-3 in Human Skin and the Physiologic Consequences», in *Science,* 210, 1980, S. 203 ff.

12 M. F. Holick, J. A. MacLaughlin u. S. H. Doppelt: «Regulation of Cutaneous Previtamin D-3 Photosynthesis in Man: Skin Pigment Is not an Essential Regulator», in *Science,* 211, 1981, S. 590 ff.

13 J. A. MacLaughlin, R. R. Anderson u. M. F. Holick: «Spectral Character of Sunlight Modulates Photosynthesis of Previtamin D-3 and Its Photoisomers in Human Skin», in *Science,* 216, 1982, S. 1001 ff.

14 R. M. Neer u. a.: «Stimulation by Artificial Lighting of Calcium Absorption in Elderly Human Subjects», in *Nature,* 229, 1971, S. 255.

15 J. R. Johnson: «The Effect of Carbon Arc Radiation on Blood Pressure and Cardiac Output», in *American Journal of Physiology,* 114, 1935, S. 594.

16 Ebd.

17 L. Lohmeier, siehe Kap. 3, Nr. 9.

18 L. A. Kunitsina u. a.: «Therapeutic Action of Ultraviolet Irradiation in a Complex Treatment of Patients with Initial Cerebral Atheriosclerosis», *Sow. Med.,* 33, 1970, S. 89.

19 V. A. Michailow: «Influence of Graduated Sunlight Baths on Patients with Coronary Atheriosclerosis», *Sow. Med.,* 29, 1966, S. 76.

20 A. I. Pertsowskij u. a.: «Preventive Activity of Ultraviolet Rays in the Presence of Experimental Atheriosclerosis», in *Vop Kurort Fizioter*, 36, 1971, S. 203.

21 R. Altschul u. I. H. Herman: «Ultraviolet Irradiation an Cholesterol Metabolism». Seventh Annual Meeting of the American Society for the Study of Arteriosclerosis, Circulation 8, 1953, S. 438.

22 L. Lohmeier, siehe Kap. 3, Nr. 9.

23 Ebd.

24 I. I. Beljajev u. a.: «Combined Use of Ultraviolet Radiation to Control Acute Respiratory Disease», in *Vestnik Akad. Med. Nauk*, 3, 1975, S. 37.

25 N. M. Dantsig: *Ultraviolette Strahlung*, Moskau 1966 (Buch in russ. Sprache).

26 A. P. Sabalujewa: «General Immunological Reactivity of the Organism in Prophylactic Ultraviolet Irradiation of Children in Northern Regions», in *Vestnik Akad. Med. Nauk*, 3, 1975, S. 23.

27 T. K. Gupta u. J. Terz: «Influence of Pineal Gland on the Growth and Spread of Melanoma in the Hamster», in *Cancer Research*, 27, 1967, S. 1306.

28 W. Stumpf u. a. in *Brain/Mind Bulletin*, 15, Nr. 1, 1989, S. 2.

29 Dieser sowie andere Abschnitte von Kap. 11 sind Auszüge aus Heft 2 u. 3 des *Swannanoa Health Report*: «The Miraculous Health Benefits of Ultraviolet Light!»

30 J. N. Ott, siehe Kap. 4, Nr. 25.

31 Ebd.

32 W. T. Ham u. a.: «Action Spectrum for Retinal Injury from Near-Ultraviolet Radiations in the Aphakic Monkey», in *American Journal of Ophthalmology*, März 1982.

33 J. N. Ott, siehe Kap. 4, Nr. 25.

34 Z. Kime, siehe Kap. 1, Nr. 4.

35 J. Marshall: «Light and the Ageing Eye», in *The RSA Journal*, 138, Nr. 5406, 1990, S. 406 ff.

36 V. Beral u. a.: «Malignant Melanoma and Exposure to Fluorescent Lighting at Work», in *Lancet*, 2, 1982, S. 290 ff.

37 B. S. Pasternak, N. Dubin u. M. Moseson: «Malignant Melanoma and Exposure to Fluorescent Light at Work», in *Lancet*, 1, 1983, S. 704.

38 D. S. Rigel u. a.: «Malignant Melanoma and Exposure to Fluorescent Light at Work», in *Lancet*, 1, 1983, S. 704.

39 W. Allen: «Suspected Carcinogen Found in 14 of 17 Sun-screens», in *St. Louis Post Dispatch*, 9.3.1989.
40 Z. Kime in *Swannanoa Health Report*, 2/3.

Kapitel 12

1 J. N. Ott: *Light Radiation and You*, Greenwich/Connecticut 1982.
2 J. N. Ott: «Color and Light: Their Effects on Plants, Animals, and People», Teil 4, in *International Journal of Biosocial Research*, 10, 1988, S. 111 ff. u. 126 f.

Kapitel 13

1 F. Popp in *Brain/Mind Bulletin*, 10, Nr. 14, 1985, S. 1.
2 H. Pohl in *Brain/Mind Bulletin*, 10, Nr. 14, 1985, S. 1.
3 P. Narendra in *Brain/Mind Bulletin*, 9, Nr. 9, 1984, S. 2.
4 D. Cooper: «The Physics of Light», in *College of Syntonic Optometry Journal*, März 1990, S. 2.
5 D. Ullman: *Homöopathie. Die sanfte Heilkunst*, Bern 1989.
6 R. Leviton: «Homeopathy», in *Yoga Journal*, 85, März/April 1989, S. 42 ff., 97 ff. u. 105.
7 Ebd.

Kapitel 14

1 T. Bearden: «AIDS – Urgent Comments on Mankind's Threat and the Secrets of Electromagnetic Healing», in *Journal of the U.S. Psychotronics Association*, 1, November 1988.
2 Bartholomew: *I Come as a Brother*, Taos/New Mexico 1984, S. 38 f.

Empfohlene Literatur in
deutscher Sprache

Bandler, Richard/Grinder, John: *Neue Wege der Kurzzeit-Therapie*, Paderborn 1981.

Birren, Faber: *Schöpferische Farbe*, Winterthur 1971.

Bos, Nico: *Die Kunst der Irisdiagnose*, Bern – München – Wien 1990.

Brennan, Barbara: Licht-Arbeit. *Das große Handbuch der Heilung mit körpereigenen Energiefeldern*, München 1989.

Frieling, Heinrich: *Mensch und Farbe*, München 1972.

ders.: *Farbe im Raum. Angewandte Farbenpsychologie*, München 1979 (2. Aufl.).

Goethe, Johann Wolfgang von: *Zur Farbenlehre*; in Werkausgaben sowie in Einzelausgaben.

Kaplan, Robert-Michael: *Spielend besser sehen*, München 1989.

Kime, Zane: *Sonnenlicht und Gesundheit*, Ritterhude 1989.

Lüscher, Max: *Der 4-Farben-Mensch oder Der Weg zum inneren Gleichgewicht*, München 1977 u. ö.

Ott, John N.: *Risikofaktor Kunstlicht*, München 1989.

Rollier, August: *Die Heliotherapie*, München 1951.

Steiner, Rudolf: «Farbenerkenntnis», in Gesamtausgabe der Werke, Nr. 291a, Dornach 1990.

Vitale, Barbara Meister: *Frei fliegen*, Berlin 1988.

dies.: *Lernen kann phantastisch sein*, Berlin 1988.

Danksagung

Eine Vielzahl von Personen hat auf verschiedene Weise zu diesem Buch und den darin vermittelten Gedanken beigetragen. Zunächst einmal möchte ich Dr. Harry Riley Spitler, Dinshah P. Ghadiali und Dr. John Ott für den Mut danken, mit dem sie in dunkle Nacht vorgestoßen sind, um dort den Regenbogen der Natur zu finden.

Ich stehe auch tief in der Schuld von Dr. Larry Jebrock, der mir als erster von der neuen Wissenschaft Syntonics erzählte und mich dazu überredete, die Grundausstattung zu kaufen, die man braucht, um diesen neuen Weg einzuschlagen. Dem College of Syntonic Optometry bin ich dankbar dafür, daß es meinen Geist für das Wunder des Lichts geöffnet und mich gelehrt hat, den Zauber des Lichts einzusetzen.

Während der Arbeit an diesem Buch haben mir mit Rat und Tat zur Verfügung gestanden: Dr. Ray Gottlieb, Dr. Robert-Michael Kaplan, Dr. John Downing, Dr. Charles Butts, Dr. Lowell Becraft, Dr. Christopher Hills, Dr. John Searfoss, Dr. Fritz Hollwich, Dr. Elliott Forrest, Dr. Amorita Treganza, Dr. Martin Birnbaum, Darius Dinshah, Dr. Bruce Rosenfeld, Dr. Russell Reiter, Dr. Gary Trexler, Dr. Alexander Styne, Dr. Dhavid Cooper, Dr. June Robertson, Dr. Richard Frenkel und Dr. Larry Wallace.

Ferner möchte ich all den wunderbaren Menschen danken, die mich beruflich um Hilfe gebeten und ihr Leben mit mir geteilt haben, so daß ich von ihrer Erfahrung lernen konnte.

Besonders verbunden fühle ich mich mit den engen persönlichen Freunden, die mir dazu verhalfen, mich zu meinen vollen Möglichkeiten zu entwickeln: Eva und Herb Finkel, Buzzy und Gayle Kaufman, Herb Ross, Frank Levinson, David («Ili Ili») Kapralik, Paul und Myra Berger, Stephen Feig, Suzy Hailperin, Elio Penso, Jacqueline Valdespino, George Robinson, Truth Paradise, Brendan Roberts, Ron Lemire, Rose Kahn, Margaret MacCarron, Rainbow Canyon, Terry Levy, Vittor and Pat Weinman, Mona Naimark, Carmen DeBernardi und Eli Muller.

Meine besondere Wertschätzung gilt Dorothy und Louis Bernoff für die verständnisvolle Unterstützung und fachliche Kompetenz bei der Redaktion des Manuskripts.

Und schließlich eine zärtliche Umarmung für Sky Canyon, die mich überzeugte, *daß* ich es schaffen kann, und mir zeigte, *wie* ich es schaffen kann.

Abdruckgenehmigungen

Ich danke Dorothy A. Bernoff und Rainbow Canyon für die Erlaubnis, aus meiner persönlichen Korrespondenz mit ihnen zu zitieren, dem Verlag Richard & Steirman, Inc., New York, für die Genehmigung, Ausschnitte aus Richard Frenkels demnächst erscheinendem Buch mit dem Arbeitstitel *Overcoming Stress* zu zitieren, dem Verlag Celestial Arts, Berkeley/Kalifornien, für die Erlaubnis, einige Absätze aus *Notes from the Song of Life* von Tolbert McCarroll (1977 und 1987) abzudrucken, Sam Biser vom Swannanoa Institute für die Genehmigung, Passagen aus dem *Swannanoa Health Report* Nr. 2 und 3 mit dem Titel *The Miraculous Health Benefits of Ultraviolet Light* («Die wunderbaren Heilkräfte des ultravioletten Lichts») wiederzugeben, und schließlich Joy Franklin vom Verlag High Mesa Press, Taos/New Mexico, für die Genehmigung, einen Auszug aus *I Come as a Brother* (1984) von Bartholomew zu bringen.